The 12-Lead ECG in Acute Coronary Syndromes 4th EDITION

急性冠状动脉综合征心电图精析

（第 4 版）

主编　［美］Tim Phalen
　　　［美］Barbara Aehlert
主审　葛均波
主译　孔令秋　蔡星星

山东科学技术出版社

图书在版编目（CIP）数据

急性冠状动脉综合征心电图精析：第4版/（美）蒂姆·法伦(Tim Phalen)，(美)芭芭拉·艾勒特(Barbara Aehlert)主编；孔令秋，蔡星星主译．-- 济南：山东科学技术出版社，2023.11
ISBN 978-7-5723-1418-6

Ⅰ.①急… Ⅱ.①蒂… ②芭… ③孔… ④蔡… Ⅲ.①冠心病－心电图 Ⅳ.①R541.404

中国版本图书馆CIP数据核字(2022)第183672号

急性冠状动脉综合征心电图精析（第4版）
JIXING GUANZHUANG DONGMAI ZONGHEZHENG XINDIANTU JINGXI（DI 4 BAN）

责任编辑：冯 悦
装帧设计：李晨溪

主管单位：山东出版传媒股份有限公司
出 版 者：山东科学技术出版社
地址：济南市市中区舜耕路517号
邮编：250003 电话：（0531）82098088
网址：www.lkj.com.cn
电子邮件：sdkj@sdcbcm.com
发 行 者：山东科学技术出版社
地址：济南市市中区舜耕路517号
邮编：250003 电话：（0531）82098067
印 刷 者：山东临沂新华印刷物流集团有限责任公司
地址：山东省临沂市高新技术产业开发区新华路东段
邮编：276017 电话：（0539）2925659

规格：16开（260 mm × 184 mm）
印张：15.75 **字数：**270千
版次：2023年11月第1版 **印次：**2023年11月第1次印刷

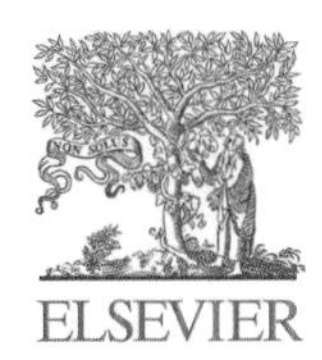

Elsevier (Singapore) Pte Ltd.
3 Killiney Road, #08-01 Winsland House I, Singapore 239519
Tel: (65) 6349-0200; Fax: (65) 6733-1817

The 12-Lead ECG in Acute Coronary Syndromes, 4/E
Copyright © 2019 by Elsevier, Inc. All rights reserved.
Previous editions copyrighted © 2012, 2006, 1996.
ISBN: 978-0-323-49789-3

The translation of The 12-Lead ECG in Acute Coronary Syndromes, 4th Edition, by Tim Phalen, Barbara Aehlert was undertaken by Shandong Science and Technology Press Co., Ltd. and is published by arrangement with Elsevier (Singapore) Pte Ltd.
The 12-Lead ECG in Acute Coronary Syndromes, 4th Edition, by Tim Phalen, Barbara Aehlert 由山东科学技术出版社有限公司进行翻译，并根据山东科学技术出版社有限公司与爱思唯尔（新加坡）私人有限公司的协议约定出版。
急性冠状动脉综合征心电图精析（第 4 版）（孔令秋 蔡星星 主译）
ISBN: 978-7-5723-1418-6
Copyright © 2022 by Elsevier (Singapore) Pte Ltd. and Shandong Science and Technology Press Co., Ltd.
All rights reserved. No part of this publication may be reproduced or transmitted in any form or by any means, electronic or mechanical, including photocopying, recording, or any information storage and retrieval system, without permission in writing from Elsevier (Singapore) Pte Ltd. and Shandong Science and Technology Press Co., Ltd.
图字 15-2019-351

声明

本译本由山东科学技术出版社有限公司完成。相关从业及研究人员必须凭借其经验和知识对文中描述的信息数据、方法策略、搭配组合、实验操作进行评估和使用。由于医学科学发展迅速，临床诊断和给药剂量尤其需要经过独立验证。在法律允许的最大范围内，爱思唯尔、译文的原文作者、原文编辑及原文内容提供者均不对译文或因产品责任、疏忽或其他操作造成的人身及/或财产伤害及/或损失承担责任，亦不对由于使用文中提到的方法、产品、说明或思想而导致的人身及/或损失承担责任。

Printed in China by Shandong Science and Technology Press Co., Ltd. under special arrangement with Elsevier (Singapore) Pte Ltd. This edition is authorized for sale in the People's Republic of China only, excluding Hong Kong SAR, Macau SAR and Taiwan. Unauthorized

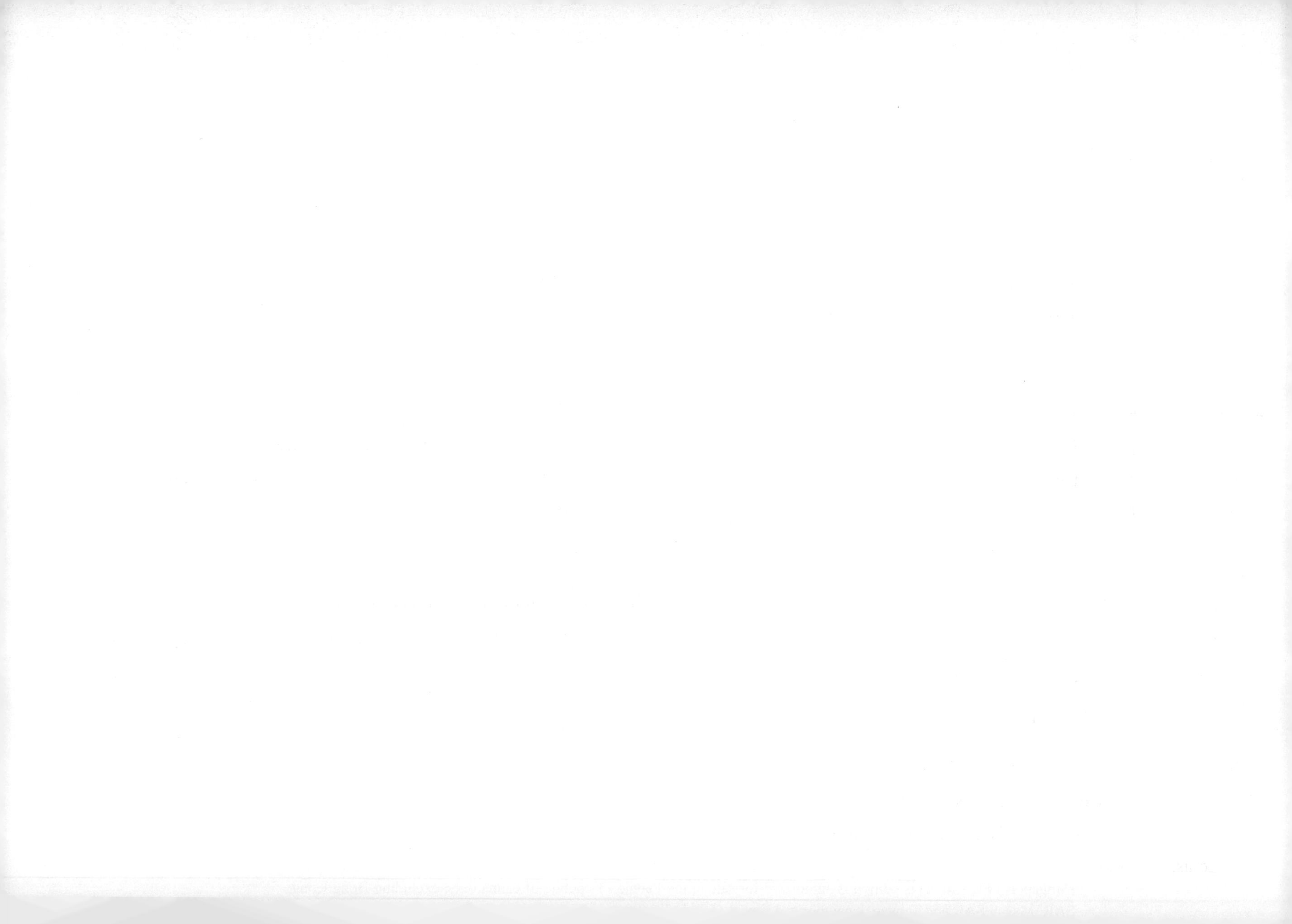

编者名单

Alyson Dingler, RN
Adjunct Clinical Professor/RN CVICU
Yuba Community College/Rideout Regional Medical Center
Marysville, California

Steve Vandeventer, EMT–P
Education & Quality Specialist
Mecklenburg EMS Agency
Charlotte, North Carolina

Joshua Borkosky, BS, FP–C, EMSI
EMS Education Manager
University of Cincinnati College of Medicine
Division of Emergency Medical Services
Cincinnati, Ohio

Bernadette Henrichs, PhD, CRNA, CCRN
Professor and Director, Nurse Anesthesia Program
Goldfarb School of Nursing at Barnes–Jewish College
St. Louis, Missouri

Angela McConachie, RN, MSN–FNP, DNP
Assistant Professor
Goldfarb School of Nursing at Barnes–Jewish Hospital
St. Louis, Missouri

Hannah C. Muthersbaugh, MMS, NRP, PA–C
Emergency Medicine PA/EMS Assistant Medical Director
Wake Forest Baptist Health/Guilford County Emergency Services
Greensboro, North Carolina

Steven R. Ward, MMS/MHS, NRP, PA–C
Principal Faculty/Emergency Medicine PA
Mount St. Joseph University/University of Cincinnati Emergency Medicine
Cincinnati, Ohio

关于作者

1994 年以来，Tim Phalen 在十几个国家，为 75 000 名听众举办了心电图讲习班。在成为一名全职讲师前，Tim 做了 14 年护理工作。20 世纪 80 年代，他开始将 12 导联心电图整合到患者护理中。他感到幸运的是，常年跟随许多优秀的导师学习，其中对他帮助和影响最大的是 Henry Marriott。

Barbara Aehlert 是一名注册护士，有 40 余年的工作经验。在内科 / 外科、重症护理、院前教育和护理教育方面，拥有丰富的经验。Barbara 还是一名有经验的 CPR、ACLS 教练。

译者名单

主　审　葛均波

主　译　孔令秋　蔡星星

副主译　赵永超　裴志强

译　者（以姓氏笔画排序）

王建飞　成都市第二人民医院

孔令秋　成都中医药大学附属医院

吉晓理　三亚市人民医院

伍　洲　成都中医药大学附属医院

许丽丽　成都市武侯区人民医院

严　淞　四川大学华西第二医院

李燕伟　成都中医药大学附属医院

张　艺　巴中市中心医院

赵永超　遵义医科大学附属医院

胡利群　成都市双流区中医医院

段晋灵　崇州市中医院

黄大军　成都中医药大学附属医院

曹仲颖　德州市宁津县人民医院

渠继来　枣庄市立医院

董　鹏　杭州师范大学附属医院

蔡星星　上海交通大学医学院附属新华医院

裴志强　上海理工大学

致　谢

感谢所有审稿人，他们为本书提供了深刻的意见和建议。特别感谢 Melissa Kinsey 对本项目的支持。Greg Lachar、Andrew Baird、Andrea Lowrey、Paul Honeywell 和 Jay Wood 几位医生为本书提供了众多心电图，在此一并致谢。

Tim Phalen
Barbara Aehlert

中文版序

1903 年，心电图学先驱 Einthovens 发表了第一篇重要且被后人广泛引用的心电图论文。在那时，心电图并不引人注目，即使是 1906 年那部伟大的经典之作 *Le Télécardiogramme* 出版，也只是引起很少一部分人的兴趣。所以，我们才会看到，1908 年写下的论文 *Weiteresüber das Elektrokadiogram* 直到 1912 年才在《柳叶刀》杂志发表。该文阐述了 Einthovens 等边三角形的设计理念，是了解额面心电图导联的关键。之后 Einthovens 被欧洲各地的来访者和信件所包围，他们都想看到或了解这一新鲜的设备。

20 世纪初，心电图作为一项新兴的诊断技术开始应用于临床实践。经过恰好 120 周年的发展，它由我们熟悉的 12 导联心电图，已逐渐和人工智能等当代科技完美融合，其应用范围也从心电图室过渡到了家庭、可穿戴装备，贯穿人们医疗、生活的方方面面。目前心电图不仅用于心脏疾患的预警筛查，同时也在患者诊断、随访与疗效评估方面发挥重大作用。

目前我国胸痛中心建设初具成效，心电一张网的理念逐渐深入人心，它在心肌梗死的早期诊断、转诊等方面发挥了重要作用，是胸痛、心律失常患者评估最有力的无创性工具。所以，我一直都建议将心电图作为所有临床医生的基本功去培训。

但对于非心血管专科医生，尤其是中小医院的低年资医生来讲，想要轻松掌握浩如烟海的心电图学知识分外困难。一方面是因为他们参与多学科交叉学习的机会有限，另一方面也与缺乏通俗易懂的著作以总结和指导临床实践有关。目前国内心电图专著，能做到以急性冠状动脉综合征（ACS）为重点，专门介绍心电图床旁应用的优秀专著仍然比较少。

眼前的这部心电图著作是一种全新出版模式的参考书，它以 ACS 为出发点，将其发病机制、心电图表现、诊断、鉴别诊断做了细致、通俗的解析和讨论。为体现病例的完整性，作者将数十个临床病例植入文中，读者在阅读完理论知识后，便可带着问题沉浸到病例分析。这使得本书不仅仅是一本心电图著作，更是一套移动的掌上图谱。

受出版社委托，我的学生孔令秋大夫召集国内多名心内科和心电学的中青年专家，将本书译为中文。通览书稿，翻译团队的小伙伴们基本达到了“信、达、雅”的翻译要求。他们不仅收获了知识、收获了友情，也借助本书对 ACS 的快速诊断有了新的认识。希望本书能成为年轻医生心电图入门的良师益友。

中国科学院院士
中国医师协会心血管内科医师分会会长
上海市心血管病研究所所长
国家放射与治疗临床医学研究中心主任

前　言

12 导联心电图采集和分析相对简单，但想从里面获取急性冠状动脉综合征（ACS）诊治的有效信息，却存在一定挑战。假如一本书不厌其烦地进行理论讲解，读者很快就会感到厌倦。但若是它提供的信息过少，读者又很难获得有用的知识。在写作本书时，我试图在繁、简之间寻找平衡，尽量避免走向两个极端。

我们假设本书读者在解读 12 导联心电图时，已经掌握了心电图入门知识，对常见心律失常也有一定认识。因此，笔者仅花少量笔墨讲解心电图波形识别、测量、心率及节律判读。

从教科书到实际的心电图判读，还有一个巨大的鸿沟。为了帮助读者越过这一障碍，我们以易于掌握的呈现形式，如使用大量表格和临床心电图进行阐述。通过学习，读者可以掌握急性 ST 段抬高型心肌梗死、非 ST 段抬高型心肌梗死及常见 ST 段抬高的心电图改变。

本书写作中，我们意识到，必须照顾到非临床医生，尤其是院前急救中的助理医生和护士的需求。他们对缺血性心脏病患者，在缺血发作后的医疗管理中，起到非常重要的作用。考虑到这一点，本书中的“医生”一词，常用“服务人员”代替。

我们已经尽一切努力提供与当前文献一致的信息。但是，我们建议读者学习本书时，要遵循当地的医疗法律法规。希望本书在帮助读者快速掌握 ACS 心电图的同时，有一个好的开始，相信 12 导联心电图并不可怕，同时，我们也鼓励读者学习更高阶的心电图知识。

Tim Phalen

Barbara Aehlert

目　录

4 ST 段抬高的变异

5 心电图实践

基础回顾

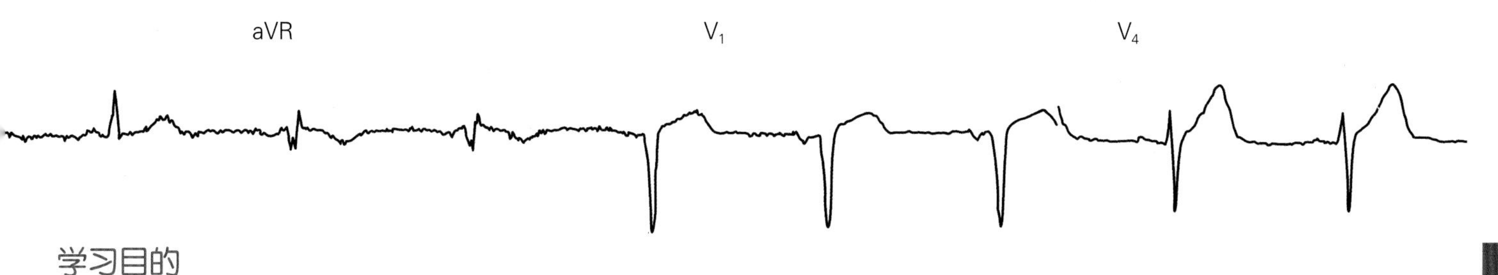

学习目的

通过本章的学习，您应该掌握如下技能：

1. 识别及描述心脏的位置、腔室、瓣膜及外表面。

2. 描述血液在正常心肺及体循环的流动方向。

3. 掌握左、右冠状动脉及其主要分支的供应区域。

4. 识别正常冠状动脉变异及血液供应。

5. 正确描述心脏电活动顺序。

6. 正确识别心电图中每一个波形、波群、间期及其与心脏电活动的关系。

关键词

旁路：正常传导束之外、连接心房及心室的具有传导功能的纤维组织。

急性冠状动脉综合征： 冠状动脉血流突然中断所导致的一系列缺血的病理生理状态。

自律性： 排除其他刺激性因素（如神经），心肌细胞自发产生动作电位的能力。

基线： 心脏没有电活动时，心电图记录纸上的水平线。

双向波： 心电图中同时具备正负两个方向的波形。

波群： 几种波形的集合。

去极化： 离子通过细胞膜运动，使得细胞膜内部电位变为正值，并可能因此导致收缩活动。

间期： 心电图波形和波段。

缺血： 机体或器官的血氧供应减少。

等电位线： 心电图上观察到的无电活动现象，表现为心电图上的直线。

膜电位： 跨细胞膜电位的差异。

复极化： 离子跨膜运动，导致细胞膜内电位恢复为负数的过程。

波段： 心电图中相邻两个波形之间的线段，并以前后两个波的名字进行命名。

心脏解剖

人类心脏是一个空心的肌性器官，约为个人的拳头大小，位于两肺之间的纵隔内。心脏前方被胸骨和肋骨保护，后方则为肋骨和脊柱。约 2/3 的心脏位于胸骨后中间左侧。

心脏的壁由三层结构组成：心内膜、心肌、心外膜。三层结构的总结，见**表 1.1**。

表 1.1　心脏壁的分层

分层	位置	描述
心内膜	最内层	覆盖在心腔内部、瓣膜、腱索、乳头肌表面的一层薄膜，并与心肌最深处的动脉静脉微循环相延续
心肌	中间层	厚厚的肌肉层，主要负责心脏的收缩和松弛；其内侧心内膜下心肌是心脏最内侧的部分，最外侧对应于心外膜下心肌
心外膜	最外层	该区域包括血管、淋巴管、神经纤维及脂肪组织。该层为心包组织包裹，并将心脏固定在胸腔内

心脏腔室

心脏共包括四个腔室，后上方为左、右心房，前下方是左、右心室（**图 1.1**）。

心房是两个薄壁的腔室。在心室收缩时（收缩期）储存血液，并在其舒张时（舒张期）负责把血液送入心室（Lohr et al., 2016）。左心房通过肺静脉回收新鲜的氧合血。血液通过房室瓣（二尖瓣或三尖瓣）泵入心室。位置较低的两个心室则主要起血泵的功能。

心脏左右腔室通过一个叫“间隔”的结缔组织分开（**图 1.2**）：两个心房之间的隔名为“房间隔”，心室间的则为“室间隔”。通过上述间隔，心脏被分为两个不用的功能泵，其中，右心房和右心室构成其中一个功能合胞体，左心房和左心室则构成另外一个。

右心是一个低压系统（如肺循环），其中，右心房收集上下腔静脉和冠状静脉窦的血液回流。上腔静脉的血液来自头颈部和上肢，

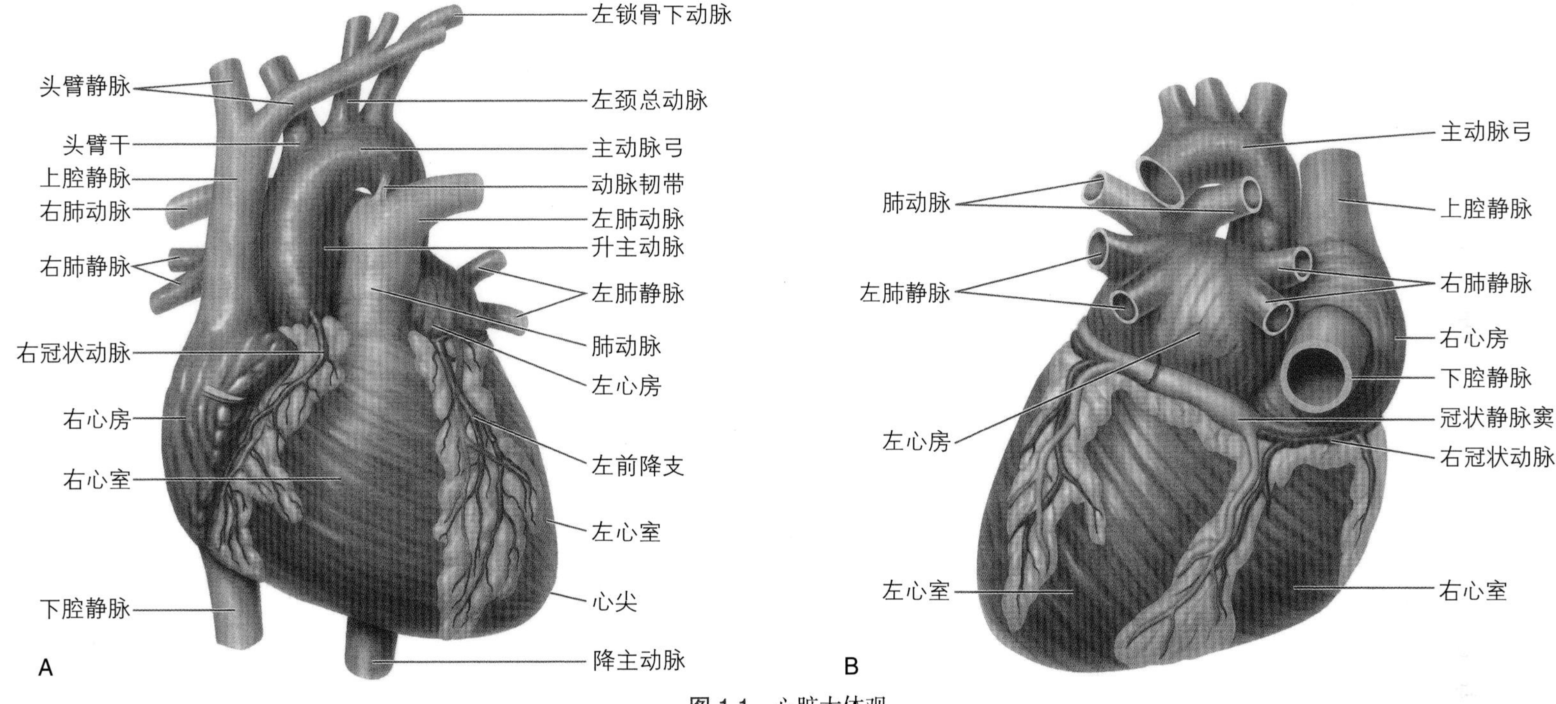

图 1.1　心脏大体观

A. 前面观；B. 后面观

（引自 SOLOMON EP, 2016. Introduction to human anatomy and physiology [M], 4th ed. Maryland Heights, MO: Saunders.）

下腔静脉血液则来自胸腔、腹腔、盆腔和下肢。冠状静脉中的血液来自供应心室壁的大部分血管。血液通过三尖瓣进入右心室，随之被泵入肺动脉及其左右分支。肺动脉分支分别连接左右肺并进行血氧交换。氧合后的血液通过四支肺静脉进入左心房。

左心室腔较大，而且室壁厚度约为右心室的 2 倍（Netter，2014）。这是因为左心系统属于高压系统（如体循环），左心室需

小贴士

左右心室在充盈时，大约可容纳 150 mL 血液，每次收缩时，约一半的血液（70~80 mL）会泵出。每搏输出量指的是每个心动周期对应的射血量，射血分数则为每次泵出去的血液比例，正常为 50%~65%。当射血分数低于 40% 时，提示射血能力明显受损，见于心力衰竭、严重心肌病、心搏骤停所致心肌损伤。

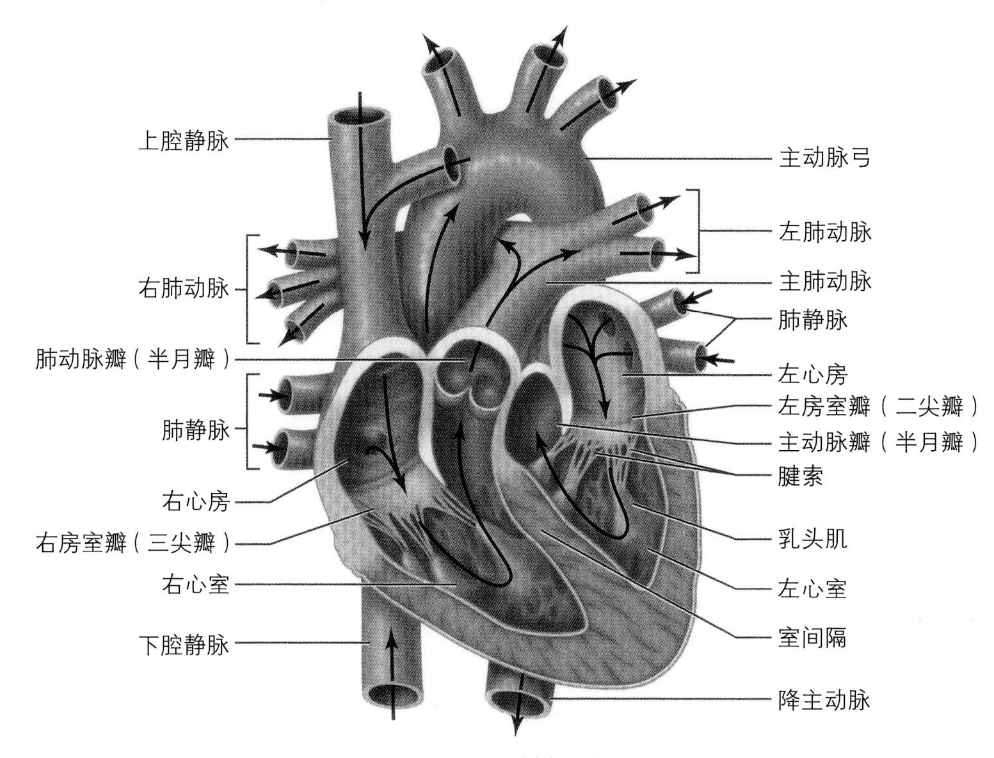

图 1.2　心脏剖面图
箭头所示为血液流动方向
（引自 SOLOMON EP, 2016. Introduction to human anatomy and physiology [M], 4th ed. Maryland Heights, MO: Saunders.）

要克服极大的后负荷才能将血泵入大动脉。血液通过二尖瓣自左心房进入左心室。当左心室收缩时，血液被泵入升主动脉、冠状动脉、主动脉弓和降主动脉。主动脉的分支负责将血液运送至机体各器官和组织。

心脏瓣膜

心脏的 4 组瓣膜负责保证血液在心腔内的单向流动。根据结构这 4 组瓣膜被分为 2 种：房室瓣、半月瓣（**图 1.3**）。

房室瓣是心房和心室的分界。三尖瓣由三个独立的瓣叶构成，

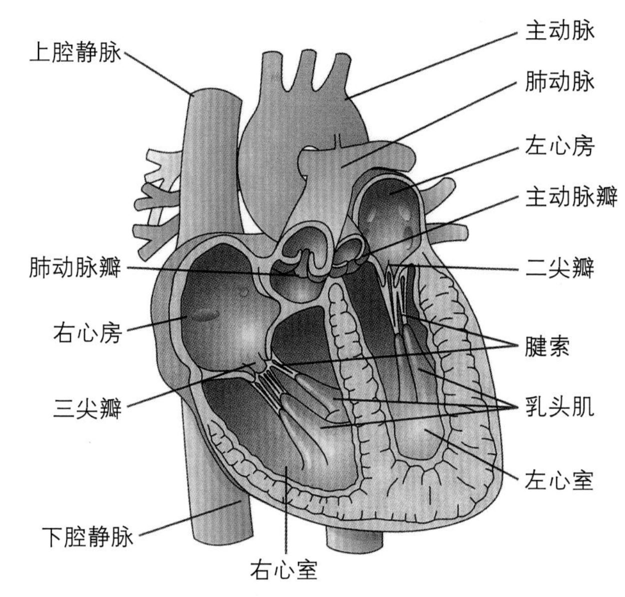

图 1.3 心腔及瓣膜剖面图

（引自 COPSTEAD–KIRKHORN L, BANASIK JL, 2013. Pathophysiology [M], 5th ed. Philadelphia, PA: Elsevier.）

负责连接右心房和右心室。二尖瓣则只有两个瓣叶，位于左心房与左心室之间。腱索是一种致密的纤维结缔组织，其一端与房室瓣的瓣尖相连，另外一端则连接乳头肌。乳头肌是位于心室中下部的肌性凸起，与腱索一起对房室瓣起锚定作用。当心室收缩和舒张时，乳头肌可调节腱索的张力，防止瓣膜过度运动甩入心房。

肺动脉瓣和主动脉瓣属于半月瓣，主要防止肺动脉和主动脉的血液在舒张期反流入心室。半月瓣是由三个形似半月的瓣叶构成，并因此得名。与房室瓣不同，半月瓣没有腱索和乳头肌。正常心肺之间的血路流动顺序见**框 1.1**。

小贴士

瓣膜性心脏病主要用于描述心脏瓣膜功能收缩的一组疾病，包括：

1. 瓣膜狭窄：当瓣叶增厚、僵硬导致瓣口变窄时，即为瓣膜狭窄，此时心脏需要更多地做功才能保证血液通过狭小的瓣口。
2. 瓣膜脱垂：脱垂指的是瓣膜运动时出现“翻转”，可见于瓣叶冗长、腱索拉伸过度或断裂。
3. 瓣膜关闭不全：若一个或多个瓣膜不能正常关闭，则可能出现血液倒流，称为瓣膜反流或关闭不全。

框 1.1 血液在正常心 – 肺间的流动方向

上、下腔静脉 + 冠状静脉血流汇入右心房→三尖瓣→右心室→肺动脉瓣→主肺动脉→左、右肺动脉→左、右肺→ 4 支肺静脉→左心房→二尖瓣→左心室→主动脉瓣→升主动脉

心脏外表面

心脏前面由右心房、左右心室的部分共同构成。但由于心脏在胸腔内是轻度向左旋转的，所以右心室位于胸骨正后方。心脏的左侧面主要由左心室构成。心脏下面（也称为膈面）由左心室及小部分右心室共同组成。

冠状动脉

在为身体其他器官提供血液时，心脏也要确保自身有充足的血液供应，这对维持正常的泵血功能至关重要。这一供血过程，主要由主动脉的两大分支——左、右冠状动脉来完成。该血管起源于主动脉窦部。

在发出分支供应心内膜下心肌前，冠状动脉走行于心脏外表面，并沿途提供血液供应。冠状动脉的分支管腔更为细小（图 1.4）。

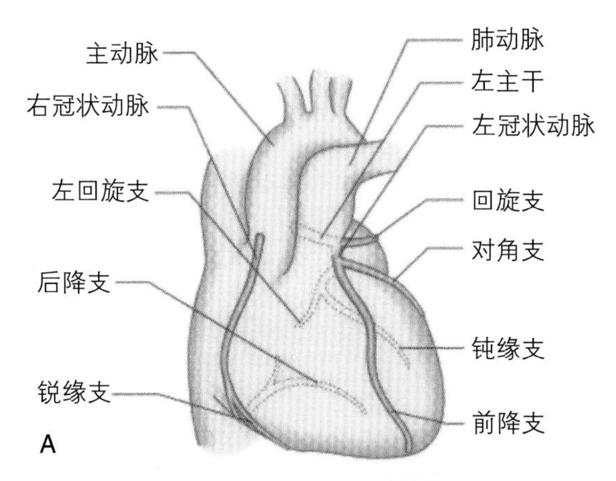

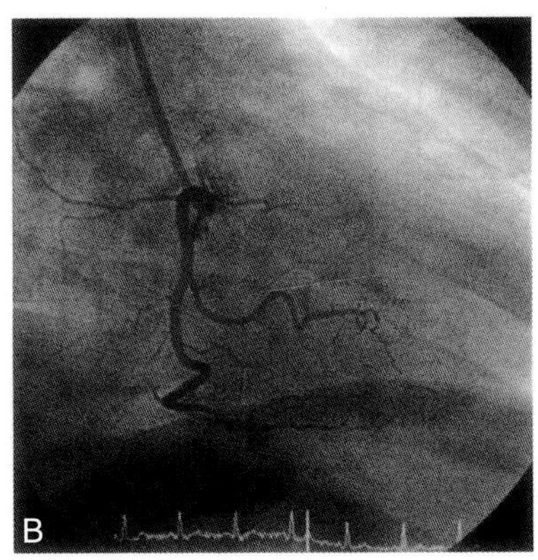

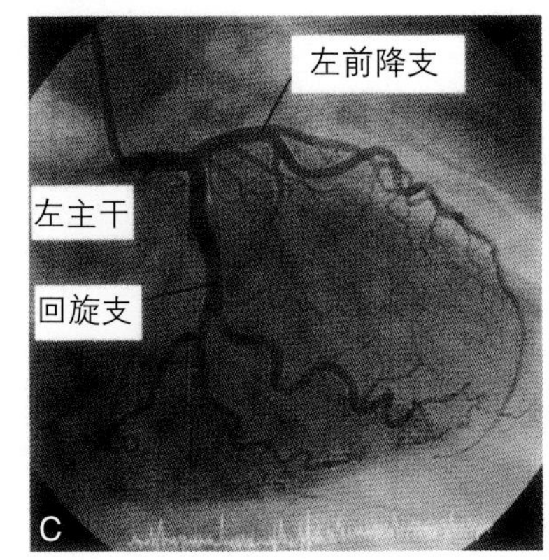

图 1.4 冠状循环

A. 正常冠状动脉解剖；B. 右冠状动脉造影；C. 同一患者的左冠状动脉造影（引自 KUMAR P, CLARK M, 2017. Kumar & Clark's clinical medicine [M], 9th ed. The Netherlands: Elsevier.）

当冠状动脉出现一过性或永久性阻塞时，心肌血液供应就会受损，阻塞部位以远的心肌细胞就会缺乏氧气和营养物质。急性冠状动脉综合征这一术语，描述的就是冠状动脉血液突然中断所致的一系列缺血的病理生理过程（Amsterdam et al., 2014）。这一事件链包括心肌缺血（机体或器官血氧供应减少）、心肌坏死（梗死）。掌握冠状动脉解剖及其供血范围，有助于推测罪犯血管及其相关并发症。

右冠状动脉

右冠状动脉（RCA）起源于主动脉右侧并沿右侧房室沟走行。大部分人的 RCA 分支供应右心房、右心室，左心室下壁和后壁。

左冠状动脉

左冠状动脉（LCA）起源于主动脉左侧。LCA 的第一节段为左主干，后者又供应两大分支：前降支（LAD，又名前室间沟支）和回旋支（LCX）。这一对分支的管腔直径略小于左主干。

大部分人群的 LAD 走行于前室间沟中并绕过心尖，供应心脏下壁，少部分人群的 LAD 并不包绕心尖，而是终止于心尖处或心尖前。LAD 的主要分支包括间隔支和对角支。前者供应室间隔前 3/4，后者则主要供应左心室前壁和侧壁。LCX 沿左心室侧壁绕行，主要供应左心房及左心室侧壁和后壁。

冠状动脉优势

左心室的下壁及后壁的血液供应常常存在变异。85% 的人是由右冠状动脉分出后降支，另有约 10% 的人，后降支是由回旋支发出（Lohr et al.，2016）。发出后降支的冠状动脉被称为优势冠状动脉。若后降支发自 RCA 则称为右冠状动脉优势型，发自 LCX 则称为左冠状动脉优势型。少部分人不存在优势冠状动脉（均衡型）。若心电图提示左心室后壁损伤，则需要行心导管检查明确罪犯血管。冠状动脉供血范围见**图 1.5**。

冠状静脉

血液在心肌后循环后，通过各级静脉分支汇入冠状静脉窦。后者位于左房室沟处，并最终与右心房相连。

心动周期

心脏的每个腔室都对应有收缩期和舒张期两个阶段。收缩期指的是心腔收缩使得血液射出，舒张期则为心腔扩大血液充盈。冠状动脉对心肌细胞的血液灌注是在心室舒张期完成的。心动周期与心肌收缩力和传导系统的状态有关。任何心肌、瓣膜和传导系统的功能异常，都可能导致心泵功能的降低。

在心动周期内，心腔内压力随着收缩与舒张而升降。心脏瓣膜则确保血液在心脏内沿正确方向（从高压腔向低压腔）保持单向运

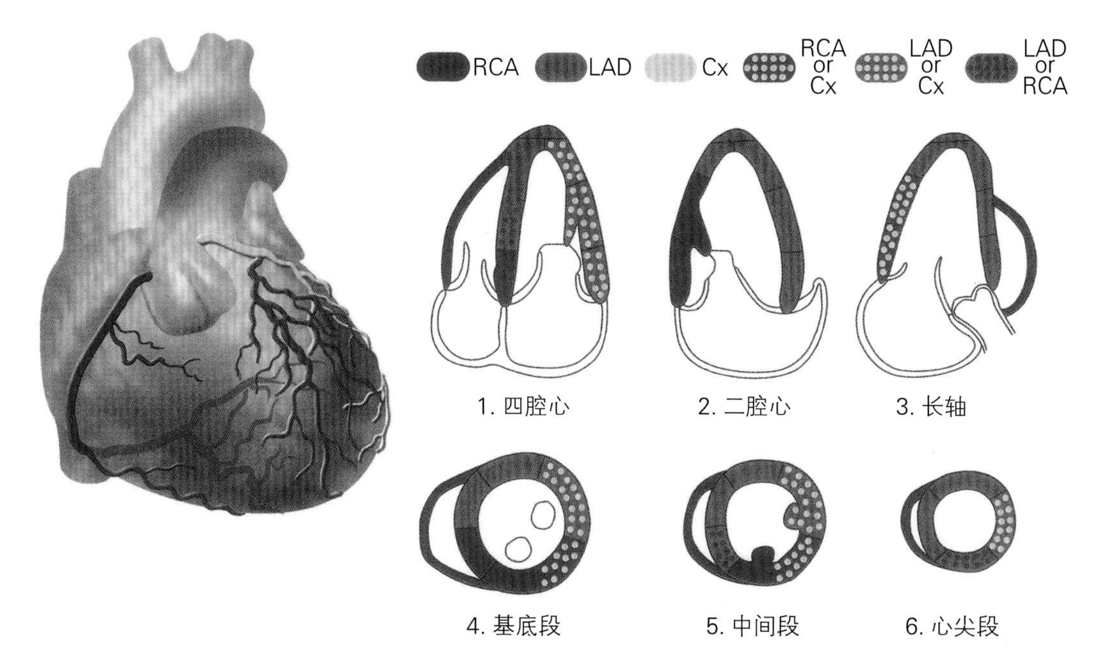

图 1.5　典型的心室节段划分及冠状动脉支配范围

冠状循环解剖（左图）及超声心动图室壁节段划分（右图）。不同人群的冠状动脉分布可能存在一定变异

（引自 LANG RM, BIERIG M, DEVEREUX RB, et al. 2017.

动。心脏传导系统为心腔间的收缩和舒张进行统筹，并确保其内压力的周期性变化。

心房收缩和舒张

心房舒张时，腔静脉及冠状静脉内的血流汇入右心房导致其充盈和扩张，进而三尖瓣被推开，右心室得以充盈。左心房接受四支肺静脉的血流（两支来自右肺、两支来自左肺）。当左心房充满后，二尖瓣开放使得血流进入左心室。

在心房收缩前，左心室已完成 70% 的血液回流。心房收缩使得残余血液（心室容积的 10%~30%）继续汇入心室。心室在心房收缩期后完成整个舒张过程，随后心房进入舒张期，直到下一个心动周期开始。

心室收缩和舒张

心室收缩始于心房舒张，前者使血液从心室进入主动脉和主肺动脉。心室开始舒张时半月瓣关闭，舒张早期（快速充盈期）是一个主动耗能的过程，此时心室和心房都处于松弛状态。这一过程以心房收缩和心室充盈完毕而告终。

电生理回顾

体液中富含电解质，后者是一类参与人体代谢的微量元素 / 化合物，在水中或者其他溶剂中分解出来的离子。细胞膜内外的离子构成不同，这对于维持机体功能状态（包括心脏电活动）至关重要。携带电荷的电解质随着体液的运动传导电流。

细胞膜内外带电离子的浓度存在微小差别是正常的。这种细胞膜内外不平衡所致的势能，使得细胞具有兴奋性。跨膜电压（电荷差）被称为膜电位，细胞膜内外离子的运动产生电流（单位是伏特）。这种电压变化在心电图上的表现就是各种波形。

去极化

当细胞膜处理极化状态时，膜内的离子电荷比膜外更负。当细胞膜被刺激时，膜表面的 Na^+–K^+ 泵开放，Na^+ 通过 Na^+ 通道快速进入细胞内，这一过程使得细胞膜内的电压快速上升，膜内外的电位差发生变化，被称为去极化。心电图可通过波形变化记录这一过程。心脏去极化是按照从心内膜到心外膜的顺序依次发生的。

小贴士

去极化发生于心脏收缩和泵血前，后者是一个机械性触发事件。

在正常心脏，窦房结中的起搏细胞首先发出脉冲，而后全部心肌细胞通过心脏传导系统，完成一系列的去极化。一般来说，心脏脉冲是从起搏细胞逐渐过渡到工作肌细胞，后来在被电刺激后，完成收缩。

小贴士

心脏起搏细胞在没有外来刺激（如神经）下，自发地进行去极化的能力，被称为自律性。血清中钙离子的浓度升高，会提高自律性，而钾离子浓度降低，则会降低自律性。

复极化

当细胞去极化完成后，会快速恢复和重建极化状态。电荷通过跨膜运动使得细胞膜内部电位恢复负数的过程，被称为复极化。这一过程中，细胞膜对 Na^+ 的通透性降低，而对 K^+ 的通透性上升，导致细胞内大量 K^+ 外流。细胞膜内电位因此恢复为负数，若发生在工作肌细胞，则可能导致肌肉松弛。复极化是从心外膜向心内膜方向进行的。

小贴士

心房肌受到刺激后，心电图记录到 P 波，因此 P 波反映的是心房去极化。心室肌受到刺激后，心电图记录到 QRS 波，故 QRS 波反映的是心室的去极化过程。ST 段和 T 波则代表心室的复极化。心房肌的复极化波往往较小，且埋藏在 QRS 波中，所以很难在心电图中展示。

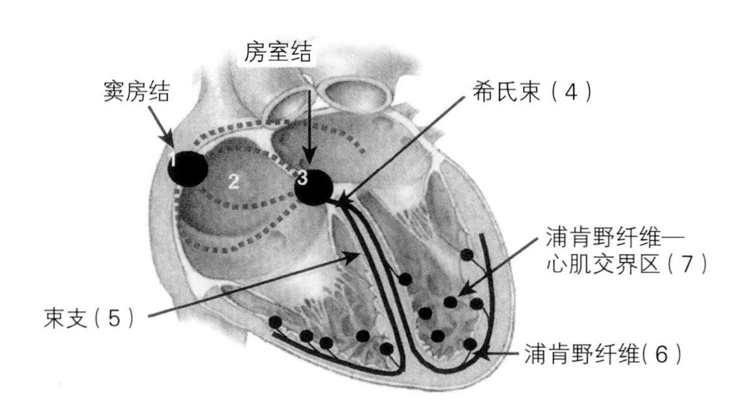

图 1.6 心脏脉冲起源于窦房结（1），沿心房壁传导（2）至房室交界区（3）并出现“房室延迟”现象。室内传导时先通过快速传导组织，如希氏束（4），左右束支（5）和浦肯野纤维（6）。浦肯野纤维—心肌交界区（7）位于心内膜下的心肌组织，传导速度较慢，脉冲从心内膜逐渐向心外膜扩散
（引自 ELLENBOGEN KA, WILKOFF BL, KAY GN, et al., 2017. Clinical cardiac pacing, defibrillation and resynchronization therapy [M], 5th ed. Philadelphia, PA: Elsevier.）

心脏动作电位

动作电位反映的是心动周期内细胞膜内外的离子重新分布所带来的电压变化。不同位置的心肌细胞，其大小、功能不同，动作电位的形态也存在差异。

心脏传导系统

心脏传导系统由一组具备起搏功能的心肌细胞构成，它们互相排列、连接在一个通路中（**图 1.6**）。窦房结位于右心房后上方、上腔静脉心房入口附近，正常心脏的脉冲便始于此。约 60% 的人，窦房结由右冠状动脉供血，其余 40% 则由回旋支供血（Lohr et al.，2016）。

电冲动离开窦房结以后，便会借助传导系统，扩散至所有心肌细胞，直至全部细胞均完成去极化，这一连锁过程被称为“去极波”。因脉冲起源于窦房结，故右心房和房间隔首先被激动，而后冲动沿 Bachmann 束传至左心房。因传导极为迅速，所以左、右心房几乎同步收缩。

电冲动随后传到房室结，后者由位于右心房底、三尖瓣后的房室交界区的一群具备特殊传导功能的细胞构成。房室结具备房室延

迟功能，以保证两侧心房在下次心室射血前，将血液分别排入左右心室。希氏束又称“共同束”“房室束”，是连接房室结和左右束支的关键。房室结和希氏束一起构成房室交界区。有些人房室结中有两条甚至更多的传导径路，彼此传导速度和形成的心室率也各不相同（Zimetbaum，2016）。这些径路在房室结远端再次汇合，并与希氏束相连。

正常情况下，心房、心室被连续的纤维组织分割成两个独立的电解剖部分，以防止电活动从瓣环处下传。当瓣环处存在房室结以外的传导组织时，被称为旁路。

希氏束向下分为左右束支，其中，右束支支配右心室，左束支又分为前后两个分支，左前、左后分支都是由具备传导功能的神经束构成的，以便激动更大范围的左心室肌。

左右束支深入心肌内的部分，被称为浦肯野纤维。后者是具备自律性的传导组织（20~40 bpm）。通过浦肯野纤维，来自左右束支的电冲动，可快速扩布到心室肌细胞内。正常人心内膜激动早于心外膜。心室肌细胞通过扭转运动，将血液泵入主、肺动脉。希氏束—浦肯野系统、希氏束—浦肯野网路，指的就是上述希氏束、束支、浦肯野纤维。心脏传导系统总结见**表 1.2**。

异位起搏点

窦房结以外的其他心肌细胞，有些也具备自律性，并在特殊情况下，承担一部分起搏功能。异位这一术语，意思为“不合适的”“潜在的”，用于描述源自窦房结以外的冲动。异位起搏点包括房室结和浦肯野纤维的细胞，它们的固有频率比窦房结低。通常情况下，窦房结占主导地位，异位起搏点被前者超速抑制。

表 1.2　心脏传导系统小结

结构	功能
窦房结	1. 原始起搏细胞，固有起搏频率 60~100 次 / 分 2. 保证电冲动分别激动左右心房 3. 60% 的人群，由右冠状动脉供血
房室结	接受来自窦房结的电冲动，并在希氏束前形成房室延迟，在心室射血前保证充足的充盈
希氏束	1. 接受来自房室结的冲动并扩布至左右束支 2. 与希氏束共同构成房室交界，固有起搏频率 40~60 次 / 分 3. 85%~90% 的人群，由右冠状动脉供血
左右束支 浦肯野纤维	1. 接受来自希氏束的冲动并扩布至浦肯野纤维 2. 接受来自束支的冲动并扩布至心室肌细胞 3. 固有起搏频率 20~40 次 / 分

虽然异位起搏点在窦房结故障时提供了代偿，但它们如果在窦房结仍在运行时触发，就可能会诱发问题。例如，异位起搏点可能导致期前收缩（即早搏）或持续节律紊乱。

波形、波群、节段、间期

心电图是用来记录心脏电脉冲的速度和波幅的检查手段。它由以毫米为单位的大小表格组成。最小的格子宽、高都是 1 mm（**图 1.7**）。每个大格由 5 个小格构成，宽度为 0.20 s。纸的横轴对应时间。时间用于测量特定心脏事件之间的间隔或持续时间，以秒为单位。

小贴士

查看 12 导联心电图时，间隔和持续时间通常以毫秒为单位。1 s=1 000 ms。从秒转换为毫秒时，将小数点向右移动 3 位。

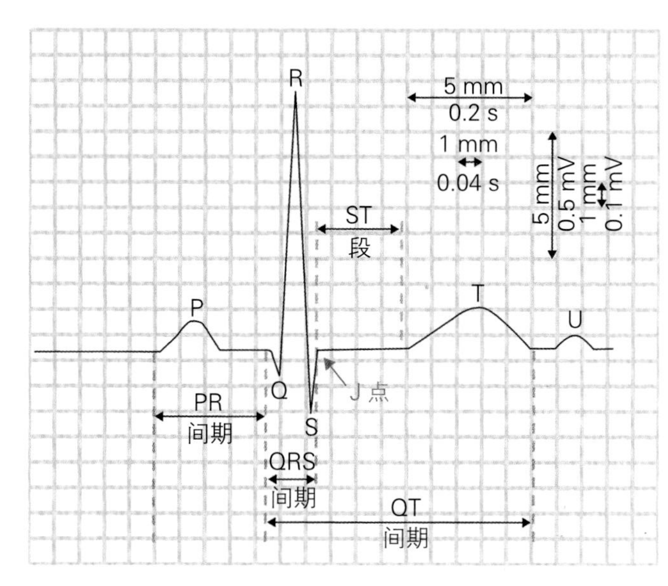

图 1.7　正常心电图图解

体表心电图中，观察不到窦房结活动。PR 间期代表电冲动从心房肌、房室结、希氏束、浦肯野纤维的传导时间。QRS 波代表心室去极化过程，ST 段和 T 波（也包括可能存在的 U 波）代表心室复极化。QT 间期测量应该从 QRS 波起点测量至基线水平 T 波终末处。横轴中，一个小格代表 0.04 s（40 ms），一个大格为 0.2 s（200 ms）。纵轴中，一个小格代表 0.1 mV，两个大格为 1 mV（引自 GOLDMAN L, SCHAFER AL, 2016. Goldman's Cecil medicine[M], 25th. ed. Philadelphia, PA: Saunders.）

12 导联心电图机的走纸速度，是可以在打印输出时调整的。标准走纸速度为 25 mm/s。在这个速度下，横轴中每一个小格代表 0.04 s（40 ms），每 5 mm 的网格线（一个大格）代表 0.20 s（200 ms）。心电图机走纸速度越快，显示的心率越慢，QRS 波越宽。因此，在心率较快的情况下，提高走纸速度，更容易看到波形和进行节律分析。纸张速度越慢，心率显示越快，QRS 波越窄。

心电图纵轴代表心电波形偏转的电压或振幅。电压以毫伏为单位测量，且是一种既有方向又有振幅的参数，因此其既可能是正值，也可以是负值。振幅以毫米为单位。心电图机对电流的灵敏度是调节的。调节监护仪灵敏度的按钮或控件可以标有各种名称，如波形大小、灵敏度、增益和校准。当灵敏度增加时，会产生更大的波形。同样，较小的波形可能是灵敏度降低的结果。心电图机校准的默认值为 10 mm/mV。这意味着当心电图机按照这个要求进行校准时，1 mV 的电信号会产生 10 mm 高（即 10 个小盒子的高度）的振幅。校准标记一般出现在心电图波形的最左侧（第一个波形之前）。临床上，波形的高度通常以毫米而不是毫伏来表示。当心电监护仪仅用于确定心率和节律时，波形校准的意义不大，然而，在进行 ST 段分析时，校准便尤为重要。

小贴士

某些情况下可能需要使用非标准校准，如果心电图波形太大，无法适应页面，应减少校准。同样，如果波形太小而无法读取，则应增加校准。当需要改变校准时，应该选择一个更容易分析的校准。因此，如果需要增加 QRS 波形振幅，请加倍校准。同样，如果有必要减小心电图尺寸，可将校准减半。在分析心电图图形时，应留意心电图中校准的变化。

波形（即偏转）是指心电围绕基线在正（即向上）或负（即向下）方向的运动。我们在心电图上看到的每个波形，都与心脏中的特定电事件相关。波形按字母顺序命名，以 P、QRS、T 开头，偶尔还有伴有 U 波。当没有检测到电活动时，会记录一条直线。这条线被称为基线或等电位线。如果去极化波（即电脉冲）向正方向移动，心电图中波形即为直立，反之亦然。正负双向波或直线，提示去极化波方向垂直于电极移动。术语“等相”可以用来代替双相来描述没有净正或负向波形的情况。

波群由几个波形组成。节段是波形之间的直线，并由其之前及之后的波形进行命名。间期由一个波形和节段组成。**表 1.3 和 1.4** 总结了正常波形、节段和间期。

表 1.3 波形和波群

ECG 构成	生理意义
P 波	1. 反映心房除极化过程 2. 正常≤ 0.12 s（120 ms）
QRS 波	1. 反映心室除极化过程 2. Q 波是第一个负向波，R 波是第一个正向波，S 波是 R 波后第一个负向波 3. 除Ⅲ导联和 aVR 导联，肢体导联中正常 Q 波宽度不大于 0.03 s（30 ms）或振幅不大于同导联 R 波的 30%，或同时具备上述两种特点（Anderson，2016） 4. 正常 0.075~0.11 s（75~110 ms）
T 波	1. 反映心室复极化过程 2. 通常稍微不对称

表 1.4 节段与间期

ECG 构成	生理意义
PR 间期	1. 反映电冲动从两侧心房、房室结、希氏束、束支及浦肯野纤维的传导时间 2. 正常 0.12~0.20 s（120~200 ms）
ST 段	1. 反映心室复极化早期过程 2. 通常较为平坦，与等电位线接近 3. J 点是 QRS 波与 ST 段的交界处，当测量其偏移时，应从此处测量
TP 段	1. 反映心室复极化完成后到下一次心房激动开始的时间 2. 通常用作参考点，用来确认等电位线位置，并确定是否存在 ST 段偏移 3. 在心率明显加快时，不容易识别
QT 间期	1. 心室除极化开始至复极化结束的时间 2. 因年龄、性别和心率不同，而存在差异 3. 当 QT 间期 <0.39 s（390 ms）则认为缩短；女性患者≥ 0.46 s（460 ms）或男性患者≥ 0.45 s（450 ms），则视为延长（Rautaharju et al.，2009）

节律分析

RR 间期和 PP 间期常用来确定心室率和判断心脏节律是否规整。为了评估心电图中心室节律的规律性，我们需要测量两个连续 R 波之间的间期，然后与随后 R–R 间期进行比较。如果心室节律规则，则两次 R–R 间期测量结果将一致。为了评估心房节律的规律性，我们采用相同的方法，对比不同心动周期内，PP 间期是否相同。

心率确定

心率的计算很重要，偏离正常水平过多的心率，会影响患者维持适当血压和心排血量的能力。Ⅰ导联心电图机自动计算心率通常非常准确。除了间期和波形宽度之外，心率也往往被记录在心电图报告中。

有几种方法可以用来计算心率。比如，我们可使用 6 s 法，先计算 6 s 内完成的 QRS 波群的数量，然后将该数量乘以 10，便可以得到 1 min 内的波群数量。临床中也可以使用大方格来确定心率，也称为 300 法则：先计算一个 RR 间期所占据的大格数目，然后用 300 除以大格数，便可以计算心率。使用小格法来确定心率，也称为 1500 法则，先计算一个 RR 间期所占据的小格数目，然后用 1500 除以上述小格数，便可得出心率。

参考文献

1. AMSTERDAM EA, WENGER NK, BRINDIS RG, et al., 2014. 2014 AHA/ACC guideline for the management of patients with non–ST–elevation acute coronary syndromes. Journal of the American College of Cardiology [J], 64（24）, 1–150.
2. ANDERSON JL, 2016. ST segment elevation acute myocardial infarction and complications of myocardial infarction. In L. Goldman & A. I. Schafer（Eds.）, Goldman–Cecil medicine [J]（25th ed., pp. 441–456）. Philadelphia, PA: Saunders.
3. LOHR NL, BENJAMIN IJ, 2016. Structure and function of the normal heart and blood vessels. In BENJAMIN I. J., GRIGGS R. C., WING E. J.,（Eds.）, et al. Andreoli and Carpenter's Cecil essentials of medicine [M]（9th ed., pp. 16–21）. Philadelphia, PA: Saunders.
4. NETTER FH, 2014. Thorax study guide. In Atlas of Human Anatomy [M]（6 ed., pp. e49–61）. Philadelphia, PA: Saunders.
5. RAUTAHARJU PM, SURAWICZ B, GETTES LS, 2009. AHA/ACCF/HRS Recommendations for the standardization and interpretation of the electrocardiogram. Part IV: The ST segment, T and U waves, and the QT interval: A scientific statement from the American Heart Association Electrocardiography and Arrhythmias. Journal of the American College of Cardiology [J], 53（11）, 982–991.
6. ZIMETBAUM P, 2016. Cardiac arrhythmias with supraventricular origin. In GOLDMAN L. & SCHAFER A. I.（Eds.）, Goldman's Cecil medicine [M]（25th ed., pp. 356–366）. Philadelphia, PA: Saunders.

快速复习

1. 心脏被分为____心腔，但在功能上属于____个泵。
   A 2 和 4
   B 3 和 2
   C 4 和 2
   D 4 和 3
2. 哪个心腔的心肌最厚？
   A 右心房
   B 右心室
   C 左心房
   D 左心室
3. 三尖瓣位于____。
   A 右心房和右心室之间
   B 左心房和左心室之间
   C 右心室和肺动脉之间
   D 左心室和主动脉之间
4. 大多数人的窦房结和房室结由____的分支供血。
   A 右冠状动脉
   B 左主干
   C 回旋支
   D 左前降支
5. 在心脏传导系统中，____接受来自希氏束的电冲动，并扩布心室肌中的浦肯野纤维。
   A 房室结
   B 房室交界
   C 窦房结
   D 左右束支
6. 心电图中 QRS 波和 T 波之间的部分被称为____。
   A PR 段
   B ST 段
   C TP 段
   D QT 间期
7. 心电图中，P 波代表心房____，QRS 波代表心室____。
   A 除极化；除极化
   B 复极化；复极化
   C 复极化；除极化
   D 除极化；复极化
8. 下面哪些是异位起搏点？
   A 窦房结和房室交界
   B 窦房结和浦肯野纤维
   C 房室交界和浦肯野纤维
   D 房室交界和左束支

参考答案

1. **C**。心脏共有4个腔室，两个心房，两个心室；左右心房、心室分别通过房间隔和室间隔隔开。左心房室、右心房室是两组功能不同的血泵。
2. **D**。不同心腔之间的心肌厚度各不相同，这种不同厚度的心肌，主要是为了胜任不同的泵血功能。如心房只是把血液泵入心室，受到的阻力较小，故心房肌较薄；而心室则需要将血泵入肺（右心室），或者全身其他器官（左心室），所以心室肌明显厚于心房肌。而左心室心肌厚度又厚于右心室，因为它需要把血液泵入更多器官组织，后者只需要把血液泵入低压的肺动脉，继而回流入左心房。
3. **A**。三尖瓣是右心房和右心室之前的房室瓣，由3个瓣叶构成。
4. **A**。窦房结由窦房结动脉供血，60%的窦房结动脉起源于右冠状动脉，85%~90%的房室结由右冠状动脉供血，剩余的患者则由回旋支供血。
5. **D**。右束支支配右心室，左束支则支配室间隔和左心室。
6. **B**。ST段是连接QRS波和T波的部分。
7. **A**。心电图中P波代表心房除极，QRS波代表心室除极。
8. **C**。异位起搏点包括房室交界区，浦肯野纤维。它们的固有频率低于窦房结，受后者超速抑制的影响，它们并不呈现异常节律，除非在以下4种情况下：①因神经调控或药物影响，窦房结节律变慢；②受到疾病或药物影响，窦房结自律性被抑制；③因传导性受抑制，窦房结活动不能激动周围心房肌；④异位起搏节律高于窦房结。

导联、电轴及 12 导联心电图采集

2

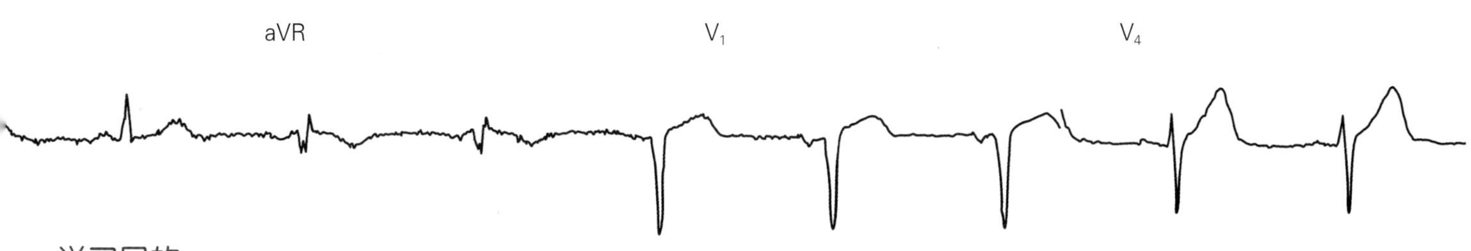

学习目的

通过本章的学习，您应该掌握如下技能：

1. 熟悉 12 导联心电图适应证。
2. 正确放置肢体导联，加压肢体导联及胸导联。
3. 使用 Ⅰ 导联和 aVF 导联，判断电轴走向。
4. 识别心电图导联所对应的心脏位置。
5. 快速、准确掌握 12 导联心电图获取。
6. 掌握尽可能减少干扰的方法。
7. 心电图检查前，明确正确放置导联的重要性。
8. 理解频率响应在心电图检查中的重要性。

关键词

干扰： 非心脏电活动引起的心电图描记失真。

电轴： 去极化时，主要向量的方向或角度。

电极：粘在患者身上的，用于导电作用的物体。

频率响应：心电图可以准确地再现它正在感知的信号。

导联：正负电极之间电活动的记录（曲线）。

去极化：离子通过细胞膜运动，使得细胞膜内部电位变为正值，并可能因此导致收缩活动。

向量：有方向和大小的波段，长度代表大小，箭头代表方向。

心电图

心电图是在体表检测和记录心脏电活动的检查项目。通过附着于体表的电极，借助导线将心脏电活动变化传导至分析仪。电极安放于胸壁和四肢的特定部位，从不同角度和平面观察心脏电活动。电极的另一端是导线并接在心电图机上，并将电流活动导回设备。

导联是电活动的记录，特别是正负电极之间电压差的波动（Lederer，2017）。标准 12 导联心电图使用 10 个电极，其中 4 个在肢体，6 个在胸壁，从 12 个角度记录心脏电活动。每根导联都在记录心脏某位置在特定时刻的平均电流活动。**框 2.1** 列举了 12 导联心电图的适应证。

额面导联

额面导联引导我们从正面观察心脏，所以看上去它是平的。6 条导联（Ⅰ、Ⅱ、Ⅲ导联，aVR、aVL、aVF）从额面记录心脏活动。Ⅰ、Ⅱ、Ⅲ导联被称为标准肢体导联，加压肢体导联是具有正负电极的心电导联。每个记录的都是两个特定电极之间的电位（电

框 2.1　12 导联心电图的适应证

- 腹痛或上腹部疼痛
- 协助心律失常诊断
- 胸痛或心前区不适
- 糖尿病酮症酸中毒
- 头晕
- 呼吸困难
- 电击伤
- 已知或怀疑电解质失衡
- 已知或怀疑药物过量
- 右心室或左心室衰竭
- 电击前后的状态评估（除颤 / 复律 / 起搏）
- 中风
- 晕厥或者晕厥前兆
- 病情不稳定或病因不明

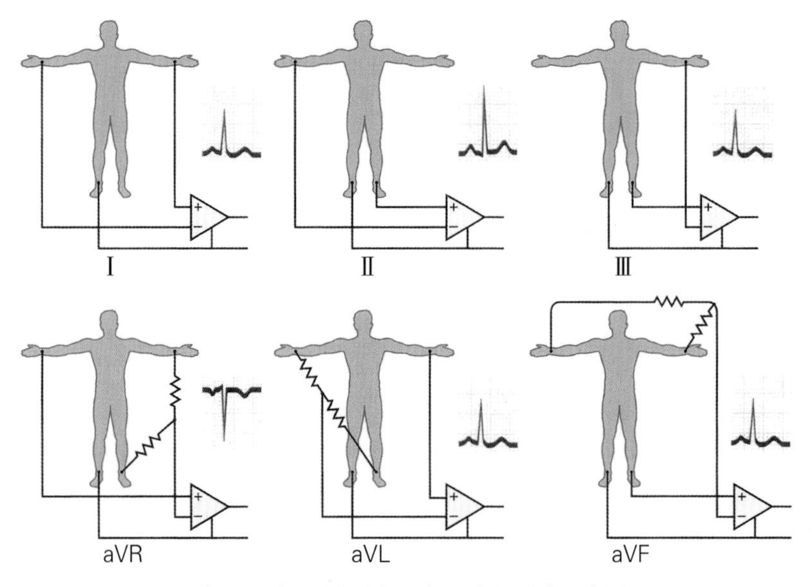

图 2.1　额面导联中正常心脏电活动示意图

P 波和 QRS 波在Ⅰ、Ⅱ、Ⅲ、aVF 导联都是直立的，在 aVR 导联都是倒置的。在 aVL 导联中，P 波往往是直立的，而 QRS 波往往是正负双向。右腿导联是接地用的（引自 GOLDMAN L, SCHAFER AI, 2016. Goldman's Cecil medicine[M], 25th ed. Philadelphia, PA: Saunders.）

压）差。虽然所有的心电图导联在技术上都是双极的，但是Ⅰ、Ⅱ、Ⅲ导联使用的是两个不同的电极，其中一个连接到心电图机的正输入，另外一个则连接到负输入（Surawicz et al.，2009）。

Ⅰ导联代表了左（－）右（＋）上肢之间的电位差，反映的是心室侧壁的电活动。Ⅱ导联代表了右上肢（－）和左下肢（＋）肢之间的电位差，反映的是心室下壁的电活动。Ⅲ导联代表了左下肢（＋）和左上肢（－）之间的电位差，反映的也是心室下壁的电活动。Ⅰ、Ⅱ、Ⅲ导联的波形正常是正向波。

aVR、aVL、aVF 是加压肢体导联，用于记录特定电极相对于心脏的电位差。Frank Norman Wilson 及其同事，将“中心点” 即肢体导联的平均值作为参考点。在加压肢体导联中，威尔逊中心点（WCT）是由除正在使用的肢体导联外的两个导联的平均电位为基准。例如，在 aVL 导联中，正极位于左臂上，心电图机通过连接右上肢和左腿的电极来计算 WCT，因此 aVL 导联代表的是左臂和 WCT 之间的电位差。WCT 的电压基本为零。

加压肢体导联的振幅往往比较小，心电图机通常会在标准电压的基础上放大 50%。aVR、aVL、aVF 中的“a”是增加的意思，“V”则代表电压，最后一个字母代表电极放置的位置。R 指右臂，L 指左臂，F 是左脚（腿）。

aVR 是从右臂看心脏，右臂是正极，因为心脏整体去极化方向背离右臂，所以 aVR 导联为负向波。长期以来，aVR 导联被认为几乎没有诊断价值，因为它不在电流去极化的反方向上（Ching et al.，2015）。研究表明，aVR 导联的 ST 段抬高≥ 1 mm 可能就是左主干病变、前降支近端病变或者多支病变的重要指标（Omar et al.，2014; Vorobiof et al.，2011）。

aVL 导联是基于右臂和左腿的电位，从左臂方向观察心脏，代表了左心室侧壁的活动。它记录到的波形多数是直立的，也有正负双向的时候。aVL 导联则是基于左右方向上的电位，从左腿方向观察心脏，代表了左心室下壁的活动。它记录到的波形多数是直立的，亦有正负双向的时候。

水平导联

6 个胸前导联在水平面记录心脏电活动，可在前胸及侧胸部观察心脏。胸前导联标记为 V_1、V_2、V_3、V_4、V_5、V_6。每个电极安置处“V”代表正电极，测量其相对于 WCT 的单极电位差。胸前导联汇总见**表 2.1**。

表 2.1　胸前导联

导联	放置点	对应心脏位置
V_1	胸骨右缘第 4 肋间	室间隔
V_2	胸骨左缘第 4 肋间	室间隔
V_3	V_2 和 V_4 导联中间	前壁
V_4	左锁骨中线第 5 肋间	前壁
V_5	左腋前线第 5 肋间	侧壁
V_6	左腋中线第 5 肋间	侧壁

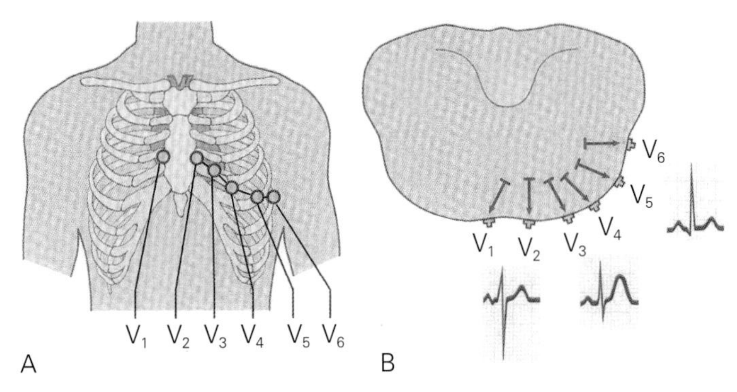

图 2.2 胸前导联

A. 胸前导联电极在体表的放置点；B. 胸前导联中正常心脏电活动

（引自 GOLDMAN L, SCHAFER AI, 2016. Goldman's Cecil medicine[M], 25th ed. Philadelphia, PA: Saunders.）

正常心脏胸前导联，R 波振幅由左向右递增，而 S 波振幅则递减，这种现象被称为 R 波递增性。过渡导联（移行导联）是 R 波与 S 波振幅相同的导联（Ganz，2016），一般位于 V_3 或 V_4 导联。正确放置导联位置，对判断 R 波递增性至关重要。

12 导联心电图布局

仔细分析**图 2.3** 中的心电图导联，标准肢体导联位于第一列，加压肢体导联在第二列，胸前导联在第三、四列。每一个导联持续时间为 2.5 s，一般认为 2.5 s 足够捕捉到有代表性的波形。尽管有的心电图设备是同步记录所有导联的信号，但是也有机器是分别记录的（例如，先是标准肢体导联，然后是加压肢体导联，最后是胸前导联）。目前医院中的心电图机，通常会在打印出的结果底部增加一个节律导联。

注意图片左上角，有记录心电图的时间单位（ms），这些是由心电图设备提供的，通常在计算心率、电轴、间隔时非常准确。

小贴士

当我们获得一份同步记录的心电图，在额面导联中，波形反映的是同一时间内整体心室除极化活动。而水平导联中，即便导联位置有所变动，反映的也是心肌不同位置间连续的心电图活动。

女性

Vent. rate	77 bpm	正常窦性心律
PR	156 ms	正常 ECG
QRS	80 ms	
QT/QTc	356/402 ms	
P–R–T	73 56 60	

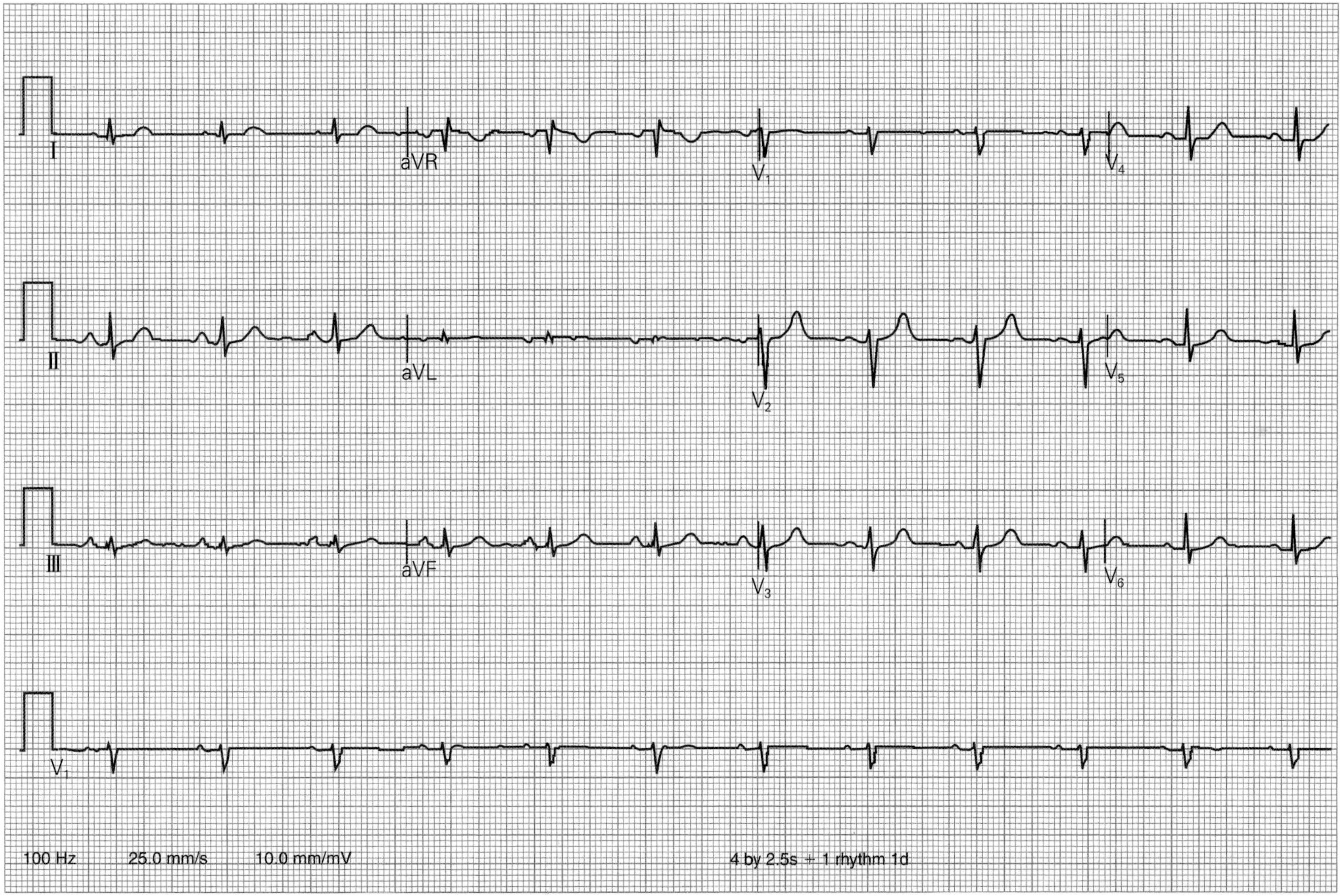

I aVR V_1 V_4

II aVL V_2 V_5

III aVF V_3 V_6

V_1

100 Hz 25.0 mm/s 10.0 mm/mV 4 by 2.5s + 1 rhythm 1d

图 2.3

右胸导联

右胸导联不属于常规 12 导联心电图系统，主要用于观察心脏特定部位的电活动，如当怀疑有右室梗死时，可借助右胸导联评估（**图 2.4**）。除了位于右侧胸部，右胸导联的放置与常规标准胸导联相同。如果时间紧张不允许放置全部右胸导联，那么首选的是做 V_4R 导联。右胸导联的总结见**表 2.2**。

后壁导联

当怀疑存在后壁梗死时，可使用后壁导联进行评估。这些导联被放置在更左后的位置，朝向背部。所有电极均放置在于 V_4~V_6 同一水平线上。V_7 导联放置于腋后线，V_8 导联放置于肩胛骨的高度（肩胛后线），V_9 导联放置于脊柱旁线（**图 2.5**）。

表 2.2　右胸导联放置

导联	放置点	对应心脏位置
V_1R	V_2 导联处	室间隔
V_2R	V_1 导联处	室间隔
V_3R	V_2R 和 V_4R 导联中间	前壁
V_4R	右锁骨中线第 5 肋间	前壁
V_5R	右腋前线第 5 肋间	侧壁
V_6R	右腋中线第 5 肋间	侧壁

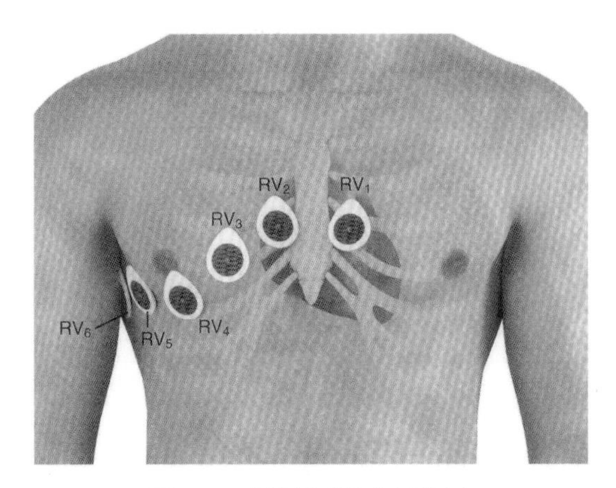

图 2.4　右胸导联的电极放置

右胸导联不属于常规 12 导联心电图，主要用于评估是否存在右心室梗死（引自 HEDGES JR, 2014. Roberts and Hedges' clinical procedures in emergency medicine[M]. 6th ed. Philadelphia, PA: Saunders.）

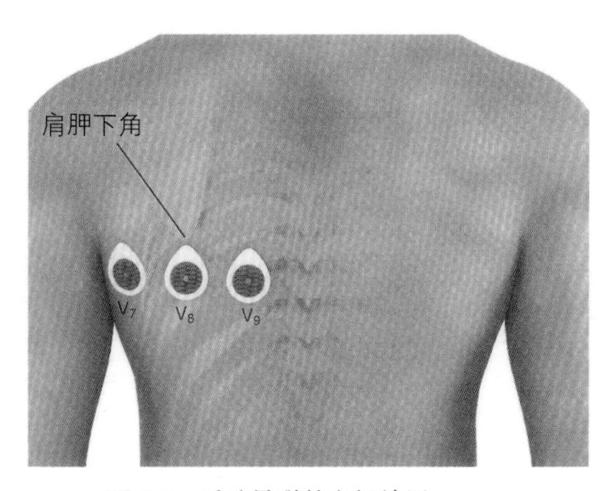

图 2.5　后壁导联的电极放置

（引自 HEDGES JR, 2014. Roberts and Hedges'clinical procedures in emergency medicine[M], 6th ed. Philadelphia, PA: Saunders.）

向量和电轴

导联都有正（+）负（-）两极，能够感知整个心肌在去极化和复极化过程中，所引起的电场力大小及方向。向量（箭头）是标志这种力的符号。向量的方向表示电流的平均方向，长度则表示电压（振幅）。导联面向向量的方向走行时，会在心电图中记录到直立波形。

连接导联正负两极的假想线，被称为电轴。电轴代表的是主要去极化向量的净方向或角度。我们称的电轴，一般是 QRS 波电轴。

正常心室去极化时，室间隔左侧先除极，然后电活动穿过间隔两侧。左右心室几乎同时除极，但由于左心室比右心室大得多，所有右心室除极化的向量在心电图中被掩盖了。

Ⅰ、Ⅱ、Ⅲ导联的轴线形成以心脏为原点的等边三角形，即 Einthoven 三角。Einthoven 定律指出，Ⅰ导联和Ⅲ导联记录的电压之和，等于Ⅱ导联。也就是可以表示为Ⅰ导联 + Ⅲ导联 = Ⅱ导联。如果在等边三角形的顶点，分别放置加压肢体导联，并且 6 个导联的向量以彼此评分的方式移动，结果就是六轴导联系统（**图 2.6**）。六轴系统代表以心脏为中心的所有额面（肢体）导联，是展示额面电轴的手段。这个系统形成一个环绕心脏 360° 的圆圈。我们将Ⅰ导联的顶端设定为 0°，则 6 个导联的引线将圆圈分为 12 等份，每份 30°。其中，上半球的所有度数被标记为负数，下半球所有度数被标记为正数。

在额面导联系统中，部分导联互相垂直，Ⅰ导联垂直于 aVF，Ⅱ导联垂直于 aVL，Ⅲ导联垂直于 aVR。如果向量走行方向朝向导联，则记录到直立的波形，反之亦然。如果向量走行方向与导联相互平行，那么该导联记录到波形最大，当二者方向互相垂直，则在心电图中该导联上形成等电位线。注意Ⅱ导联和 aVF 导联，位于六轴导联系统中整体除极向量的正侧。

再次回顾**图 2.3**，确定一下电轴。因为六轴导联系统是从肢体导联派生出来的，我们将重点关注左侧两排导联（Ⅰ、Ⅱ、Ⅲ、aVR、aVL、aVF）。让我们先寻找 QRS 波最等相或最接近等电位线导联，也就是 aVL 导联。再结合六轴参考图（**图 2.6**），寻找哪个导联垂直于 aVL，毫无疑问是Ⅱ导联。那么我们可以确定，整

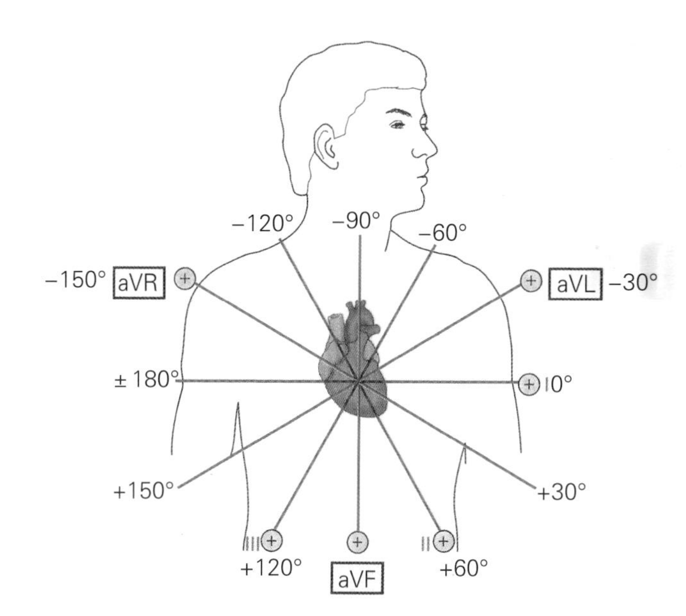

图 2.6 额面导联系统

（引自 BEACHEY W, 2013. Respiratory care anatomy and physiology: Foundations for clinical practice [M], 3rd ed. St. Louis, MO: Mosby.）

个 QRS 波的电轴与Ⅱ导联接近。需要注意的是，Ⅱ导联代表的是 +60° 和 –120° 。所以我们还要明确 QRS 波电轴是正向还是负向。再次看**图 2.3**，会发现这份图形中的Ⅱ导联是直立的，所有患者的 QRS 电轴大约是 +60° 。图像的顶端，我们会发现机器自动计算的 QRS 电轴是 56° ，与我们估算得非常接近。

正常成年人的电轴在 –30°~90°（Ganz，2016）。电轴位于这一区间的右侧称为右偏（+90°~ ± 180° ）。与正常电轴完全相反的电轴，称为无人区电轴、西北区电轴或极度右偏电轴（–90°~ ± 180° ）。电轴位于这一区间的左侧称为左偏(–30°~–90°)。

临床上也有确定电轴偏移的捷径。导联Ⅰ和 aVF 将心脏分为 4 个象限（**图 2.7**）。这两个导联可以用来估测电轴。导联Ⅰ和 aVF 中，QRS 波多为直立，如果两个导联中至少一个出现 QRS 波负向，则提示有电轴偏移（**表 2.3**）。

电轴右偏可能是一个正常变异，特别是年轻人和体型较瘦者。其他常见原因包括呼吸或者肺气肿相关的心脏机械性移位、右心室肥厚、慢性阻塞性肺疾病、WPW 综合征以及急慢性肺栓塞。

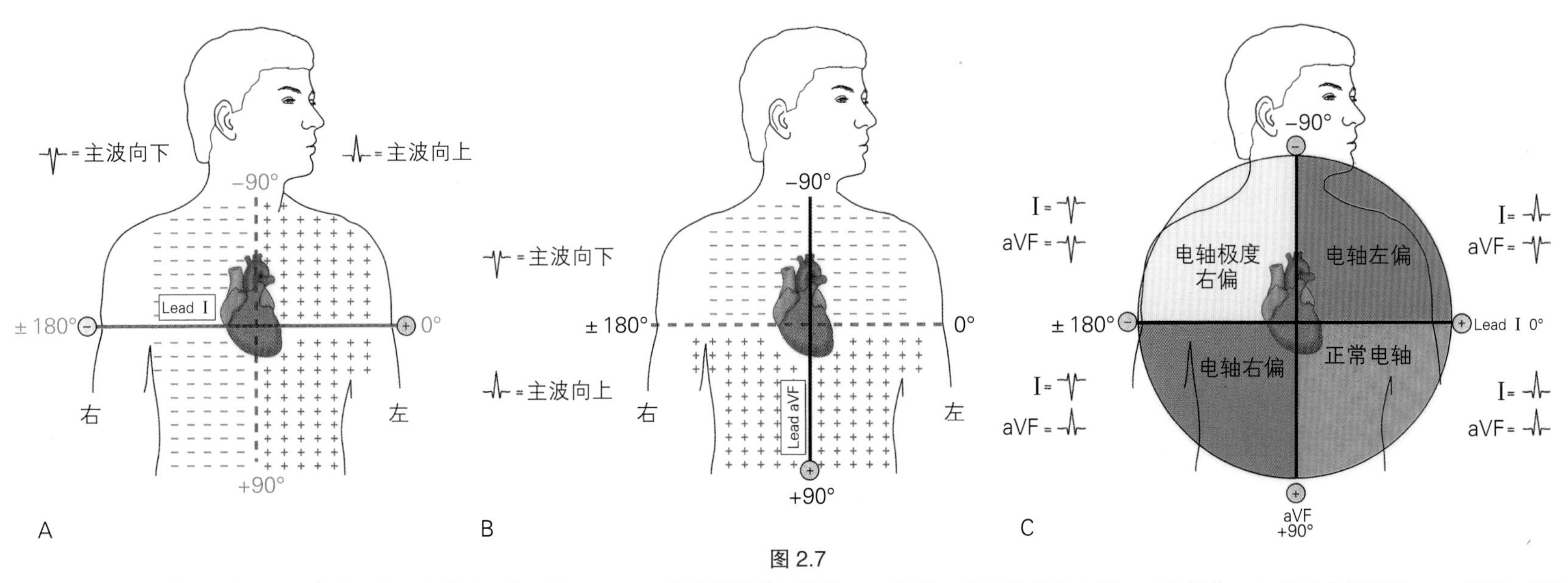

图 2.7

A. Ⅰ导联根据其记录的 QRS 波形，将心脏分为正负两半；B. aVF 导联根据其记录的 QRS 波形，将心脏分为上下、正负部分；C. 通过Ⅰ导联和 aVF 导联，可以将电轴锁定在 90° 范围内（引自 BEACHEY W, 2013. Respiratory care anatomy and physiology: Foundations for clinical practice [M], 3rd ed. St. Louis, MO: Mosby.）

电轴左偏也可能是正常变异，特别是老年人和体型偏胖者。引起电轴左偏的常见原因包括呼吸相关的心脏机械性移位、妊娠、腹水或腹部肿瘤导致的横膈上抬、高钾血症、肺气肿、右位心和左心室肥厚。

表 2.3　电轴偏移导联定位法

电轴	正常	左偏	右偏	极度右偏
Ⅰ导联 QRS 波	直立	直立	倒置	倒置
aVF 导联 QRS 波	直立	倒置	直立	倒置

Cabrera 显示格式

前面所述的 12 导联心电图系统，在全世界范围内已经使用多年。而瑞典的使用标准则是 Cabrera 导联格式，而且已经沿用 40 余年。在这种显示模式下，额面导联通过心脏电活动的逻辑顺序排列显示（图 2.8）。

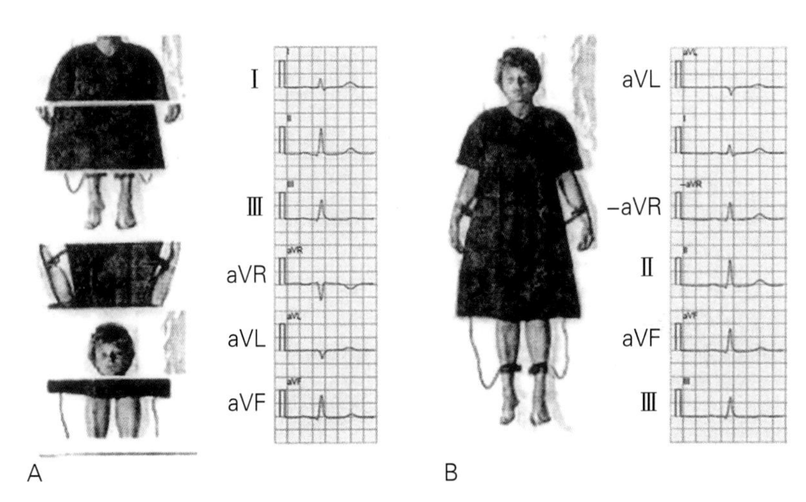

图 2.8　Cabrera 导联显示格式

[引自 LAM A, WAGNER GS, PAHLM O, 2015. The classical versus the Cabrera presentation system for resting electrocardiography: Impact on recognition and understanding of clinically important electrocardiographic changes. Journal of Electrocardiology, 48（4）, 476–482.]

常规 12 导联心电图系统中的导联排列格式是，Ⅰ、Ⅱ、Ⅲ、aVR、aVL、aVF（额面导联），V_1、V_2、V_3、V_4、V_5、V_6（胸前导联）。相比之间，Cabrera 导联格式的顺序，则是按照心脏解剖展示，如 aVL、Ⅰ、–aVR，Ⅱ、aVF、Ⅲ，然后才是胸前导联（V_1、V_2、V_3、V_4、V_5、V_6）。需要注意的是，Cabrera 导联格式中的 aVR 导联是反极性的 –aVR（Lam Wagner et al.，2015），在六轴导联系统中，–aVR 导联位于 30° 处，也就是Ⅰ导联（0°）和Ⅱ导联（60°）之间的空隙。

Cabrera 导联格式的优点有：①通过额面导联的解剖排序，增强了心电图机对心脏电活动的可视化。② aVR 导联可以视为心脏外侧壁（Ⅰ导联）和下壁（Ⅱ导联）之间的过渡导联，提高对下侧壁心肌缺血和梗死的识别能力。③心电图机可以更快、更准确地计算电轴。

美国心脏协会和美国心脏病学杂志已经认识到这一导联系统的实用性，并建议所有的心电图机提供一个 Cabrera 导联格式的备选（Wagner et al.，2019）。尽管 Cabrera 导联格式具备潜在优势，但有专家说，由于心脏病学界的保守主义，传统导联可能会占尽上风（Lam Wagner et al.，2015）。

每个导联的含义

把每个导联设想成注视心脏的“眼睛”。每个导联看到的内容都是由两个因素决定的：左心室在心电图上的绝对主导、导联在身体的安置位置。因为心电图不能直接测量心脏电活动，所以它不能“看到”所有流经心脏的电流。心电图在体表记录到的，是无数电流相互竞争后的综合结果。例如，代表心室去极化的 QRS 波，并不是所有发生在左右心室的电活动。这是左右心室各种方向去极化向量综合作用之后的结果。由于左心室比右心室大很多，所以 QRS 波中左心室成分会抵消右心室成分，因此正常 QRS 波主要代表左心室电活动。

电极在体表所处的位置，决定了它能看到心室的哪一部分。除了死记硬背所有导联形态，还可以根据导联所处位置进行轻松推理。图 2.9 显示了每个导联所对应的心室部分。

相邻导联

冠状动脉的突然闭塞或者导致心肌缺血、损伤和（或）供血区域心肌细胞的梗死时，每个导联的正极都像一只眼睛看着心脏，与缺血、损伤和梗死相关的心电图改变，不会出现在全部导联。如果心电图改变出现在“直视”缺血区域的导联上，则称为“指示性改变”（图 2.10）；如果心电图检查结果出现在受影响区域的对侧导联，则称为镜像改变，稍后我们会讨论到。

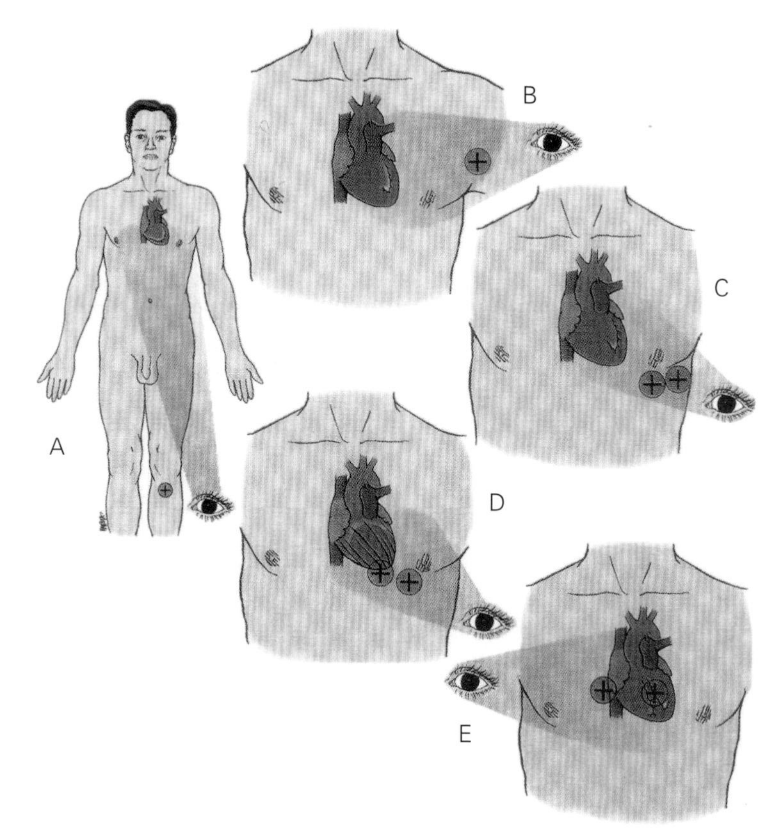

图 2.9 导联视角

A. 显示 Ⅱ、Ⅲ、aVF 导联均连接下肢，它们都是从下肢方向“看”心脏；B. 显示 Ⅰ、aVL 导联，是从左上肢“看”心脏；C. 提示 V_5 和 V_6 导联都从位于侧胸的位置“看”心脏；D. 提示 V_3 和 V_4 导联都从位于前胸的位置“看”心脏；E. 提示 V_1 和 V_2 导联都从位于胸骨旁的位置“看”心脏，恰好对应室间隔位置；aVR 导联没有显示，它是从右上肢方向“看”心脏的，主要对应心脏基底部室间隔，以及下壁、侧壁和心尖

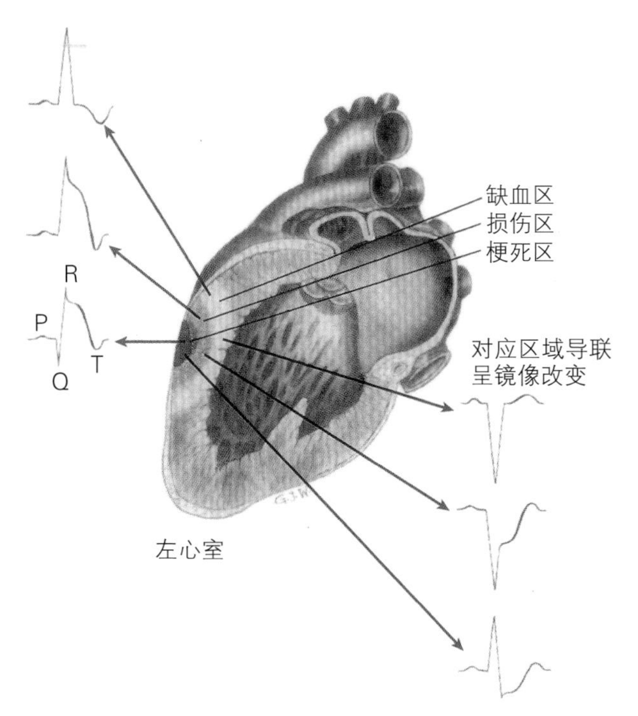

图 2.10 心电图中，心肌缺血、损伤、梗死相关的指示性、镜像性改变（引自 URDEN LD, STACY KM, LOUGH ME, 2014. Critical care nursing[M], 7th ed. St. Louis: Mosby.）

当指示性变化出现在 2 个解剖上相邻的导联时，这种变化十分重要。2 个导联是否相邻，取决于它们是否定位于心脏相同或相邻解剖位置，为了更好地理解这一点，可以看一下**表 2.4**。这一表格展示了 12 导联心电图中每个导联所观察到的区域，为了更好地区分，我们在表格中添加了颜色。例如，下壁导联Ⅱ、Ⅲ、aVF 反映的是心室下壁缺血，所以用同一个颜色表示，提示它们为相邻导联。

导联Ⅰ、aVL、V_5、V_6 是相邻导联，因为它们反映的是左心室侧壁组织的缺血。V_1 和 V_2 导联是相邻导联，因为它们共同定位于间隔。V_3 和 V_4 导联是共同定位于前壁的相邻导联。如果右胸导联 V_4R、V_5R 和 V_6R 也纳入讨论，那么他们也是相邻导联，定位于右心室。同理，V_7~V_9 导联是定位于后壁（下侧壁）的相邻导联。

表 2.4　心电图导联定位

Ⅰ：侧壁	aVR：—	V_1：间隔	V_4：前壁
Ⅱ：下壁	aVL：侧壁	V_2：间隔	V_5：侧壁
Ⅲ：下壁	aVF：下壁	V_3：前壁	V_6：侧壁

镜像导联

心肌缺血、损伤和（或）梗死的心电图改变，可能表现为镜像改变。心电图改变时导联对侧（180°）也可以出现指示性改变（**图 2.10**）。例如，导联Ⅲ中的 ST 段抬高，可以在 aVL 导联出现 ST 段压低的镜像改变。在标准 12 导联心电图中，镜像改变可能是很细微或不明显的，原因如下（Wagner et al.，2009）：

（1）12 导联心电图中，不见得一定出现镜像改变。

（2）传输到心电图的电压过低，不能满足临床诊断标准，如慢性阻塞性肺疾病，心肌梗死，心肌病和甲状腺功能减退，都可能导致 QRS 波电压偏低。

（3）存在混杂的心电图异常，如束支传导阻滞。

有专家指出，aVR 导联没有与之相邻的导联，然而它是Ⅰ导联和Ⅱ导联的镜像导联，也和胸前导联 V_5、V_6、V_7 呈部分镜像关系（Talebi et al.，2015）。例如，间隔梗死的患者可能在 aVR 导联出现 ST 段抬高，在Ⅰ、Ⅱ、V_5~V_7 导联出现 ST 段压低（Talebi et al.，2015）。

12 导联心电图的采集

采集 12 导联心电图的基本要求是，清晰、准确、快速。

目标 1：清晰

准确地心电图判读，有赖于波形和间隔的清晰、无干扰。来自体内或体外的非心脏电活动引起的心电图失真，称为干扰。干扰会影响心电图机采集和分析图像。体外干扰因素包括：电极脱落、损坏，导线断裂，胸外心脏按压。内部干扰可能来自患者运动，颤抖，肌肉震颤（癫痫、帕金森）或打嗝（Peler et al.，2017）。

由于患者的运动，基线可能出现漂移。一些潜在的运动，如呼吸（尤其当电极安放在肋骨时）、说话、颤抖、敲击脚趾或者手指活动，都可能产生干扰。检查过程中，应该努力减少肌肉紧张和患者活动。检查前嘱患者放松或做深呼吸，可以提高图像质量。当一份图像质量欠佳时，应重新采集。

小贴士

当基线漂移时，ST 段可能出现假性抬高。这种 ST 段抬高不是梗死的结果，但可能显示在心电图屏幕中。因此对心电图解读时，对于伴有基线漂移的 ST 段抬高，必须慎重分析。

检查前应该对心电图设备进行评估并做好受检者皮肤清洁，可最大限度地减少设备带来的干扰。来自患者心脏的心电信号，通过导线和电缆传输至机器。如果电缆磨损、断裂或者绝缘层破坏，显示器的信号就会受到影响，产生伪影。检查电缆时发现损坏，应及时更换。如果电缆和设备没有连接，应将肢体导联和胸前导联的电缆，按照各自端口与显示器进行连接。

当患者皮肤上有过多毛发影响检查时，可能需要小范围地进行刮除或修理，以确保电极和皮肤密切接触。保证电极接触区域的皮肤清洁干燥，如果这些区域有油性物附着，可以使用酒精清洗。在将电极连接到皮肤前，还应该对电极进行清洗，以减少患者的不适。当从包装中取出预凝胶电极片时，应该确保电极中心的导电凝胶是潮湿的。如果凝胶已经干燥，则不能提供传导性，显示器的信号也就随之变弱并产生干扰。为了增加电活动的传导，可以轻轻擦拭皮肤以去除油脂和死皮。许多电极制造商会在一次性电极背后增加一个研磨区，但备皮胶带或自备一块纱布垫也很好用。

一些电子设备（如电热毯、无线发射器或床控）可能影响心电图机工作，需要重新安置或拔掉插头；或者将患者转移到其他场所检查。

虽然干扰有时候很容易识别，但它们可能被误诊为一些严重的心律失常（**图 2.11**），并且接受不必要的测试和治疗（Harrigan et al.，2012）。

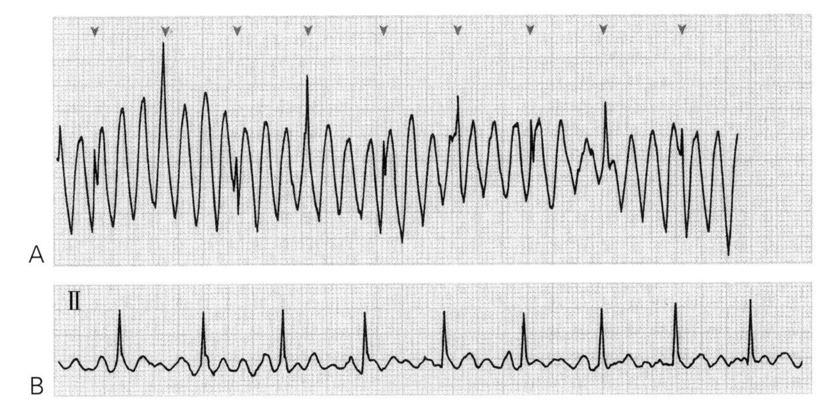

图 2.11 干扰被误认为的心律失常

A. 干扰被误诊为室性心动过速，仔细分析可见偶尔出现的正常 QRS 波，频率 100 次 / 分；B. 帕金森导致的基线震颤，出现类似房颤的改变。规律出现的 QRS 波可帮助我们去鉴别

（引自 MANN DL, ZIPES DP, LIBBY P, et al., 2015. Braunwald's heart disease: A textbook of cardiovascular medicine[M], 10th ed. Philadelphia, PA: Saunders.）

小贴士

一项研究显示，94% 的内科医生将干扰误认为室速，研究中 58% 的心内科医生和 38% 的电生理医生未能意识到异常节律来自干扰（Knight et al.，2001）。在这项研究中，将干扰误诊为室速的医生，有 31% 的内科医生，53% 的心内科医生和 88% 的电生理医生，建议进行侵入性电生理检查，以进一步评估。

目标 2：准确

准确的 12 导联心电图需要准确地安置电极、摆放患者体位，并根据诊断需要进行正确的机器设置。虽然绝大多数 12 导联心电图设备，都有默认的设置，但重要的是掌握每一个参数的重要性，并确定它们已被合理地选择。

导联放置

尽管有众多适应证，但是 12 导联心电图最重要的用途，还是急性冠状动脉综合征患者的诊断和分流。导联的正确放置至关重要，因为电极错位带来的心电图变化，会影响临床决策与治疗。

肢体导联的正确放置，已经争论多年，在临床实践中也有了相当大的变化。2007 年一篇关于心电图标准化的文章，提到了美国心脏学会的建议，可以将肢体导联电极放置从手臂和小腿移动到肩膀和臀部，不一定非要放在手腕和脚踝（Kligfield et al.，2007）。这是常见的做法，许多医院和院前设置中，都采用这种替代做法，以减少四肢运动带来的干扰。当使用 Mason–Likar 电极时，肢体导联电极被移动到躯干，但胸部电极放置点不变。虽然这种做法对心律失常判读影响不大，但有专家认为可能会掩盖下壁 Q 波，使得大面积梗死的诊断被遗漏（Francis，2016；Sejersten et al.，2006）。另外一个备用的导联放置方法是 Lund 系统，其中肢体电极置于肢体近端区域，胸部电极位置不变，Lund 系统已经证实与常规电极放置方法的结果极为接近（Pahlm et al.，2008）。

错误的导联放置

研究显示，当 12 导联心电图的导联放置错误时，17%~24% 的患者得到了不同的诊断结果（Bond et al.，2012）。正确和错误导联放置的结果对照见图 2.12。

大多数导联放置错误，是肢体导联连接到错误肢体。然而将心电图中的导联连接错误，也可能产生类似的结果（Greenfield Jr，2018）。

左右上肢接反是最常见的，可以导致显著的心电图异常（**图 2.13**）。左右手接反的关键心电图表现，包括以下几点（Harrigan，2012）。

（1）Ⅰ导联中的 P-QRS-T 波均倒置。

（2）aVR 导联中的 P-QRS-T 波均直立。

胸部导联放置错误，也是比较常见的，因为它们都要基于解剖结构。肥胖和女性作为两个影响因素，都会使胸部电极的定位变得困难（Harrigan et al.， 2012）。此时在做心电图时，应该把 V_3~V_6 导联放在乳房下，而不是乳房表面。V_1 和 V_2 导联最常见的错误是放置在第 2 或第 3 肋间，而不是第 4 肋间隙。同时，V_4~V_6 导联可能在侧胸壁处被放置的位置过高（Mirvis et al.，2015）。将右胸导联放置过高，可能会出现类似前壁心肌梗死或心室内传导延迟的形态（Mirvis et al.，2015）。

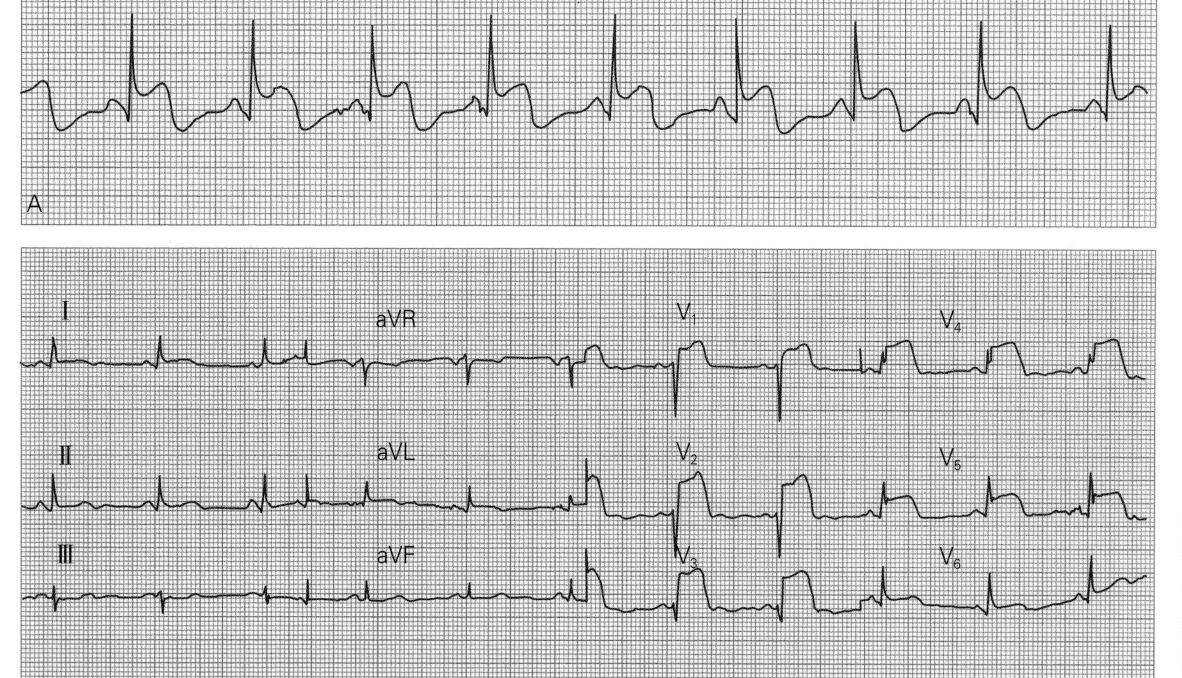

图 2.12 正确和错误导联放置结果对照

A. 显示标记为Ⅱ的导联，ST 段抬高。这个导联电极没有放在下肢，而是躯干处 V_5 导联的位置；B. 同一个患者的心电图，Ⅱ导联中没有看到 ST 段抬高。注意前一份图中的“Ⅱ”导联图形与 V_5 极为相似，当肢体导联位置放置错误时，可能使得它更像胸导联

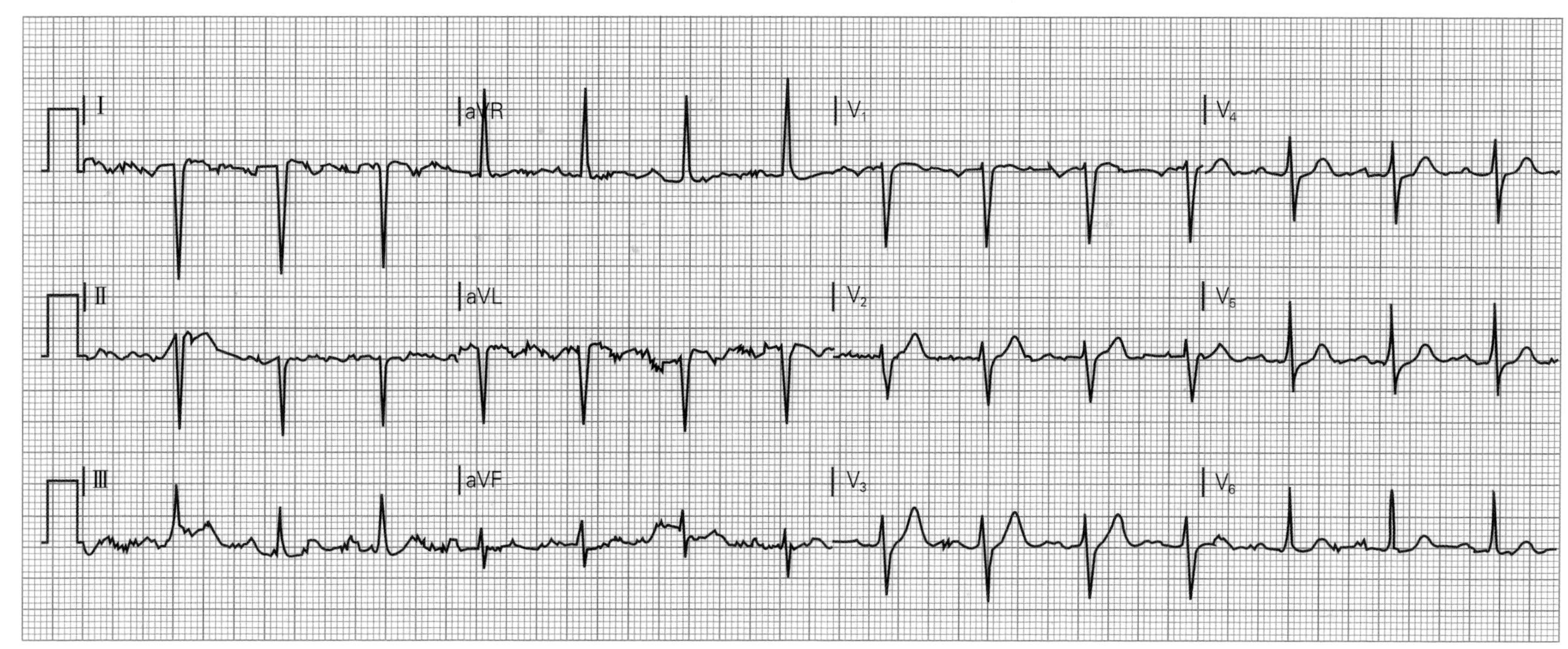

图 2.13 左右上肢接反之后的心电图

Ⅰ导联中的 P-QRS-T 波均倒置，aVR 导联中的 P-QRS-T 波均直立

患者体位

虽然看上去没有那么明显，但患者的体位确实会影响心电图。究其原因在于，虽然导联电极的位置没有变化，但患者体位变动时，会影响心脏和电极的相对位置。因此，体位改变（侧卧位、抬高躯干）可引起心电图振幅和电轴的变化（Kligfield et al.，2007）。

理想情况下，患者在接受心电图检查时，应该采取仰卧位。这种体位是首选，因为它为四肢提供了足够的支撑，使得肌肉的活动最小化（Wung，2017）。假如患者采集心电图时不是仰卧位，那么应该在心电图中注明。

频率响应

心脏并非心电图检测到的唯一电活动来源，与心脏电活动产生竞争的还有肌肉震颤，运动伪像，60 周期干扰和其他类型的背景干扰。因此，工程师们努力创造这样一种情况：显示器能清晰地显示心脏信号，而自动忽略其他产生干扰的信号。

为了更好地理解这样一个概念，我们还是那句话，把心电图电极想象成一个电压表。与其他电压表一样，它在一定范围内工作。如果电活动发生在它的频率范围内，便会被感知到，反之亦然。心电图能够准确再现它所感知的信号频率，被称为频率响应。频率响应可以被认为是心电图的窗口，窗口越宽，心电图看到的越多，窗口越窄，心电图看到的就越少。**图 2.14** 显示了频率响应的变化是如何影响心电图机看到和看不到的。

哪种频率响应更好？这取决于心电图检查目的。窄的频率响应可能被称为检测模式，宽的频率响应则被称为诊断模式。检测模式有助于心律分析，而诊断模式是 ST 段分析所必要的。检测模式的频率响应一般是 0.05~40 Hz，而诊断模式的频率响应，一般是 0.05~150 Hz。12 导联心电图机的分析软件在进行数据分析时，采用的就是这种频率响应。

不同厂家生产的心电图机，频率响应可能会存在微小的差别。

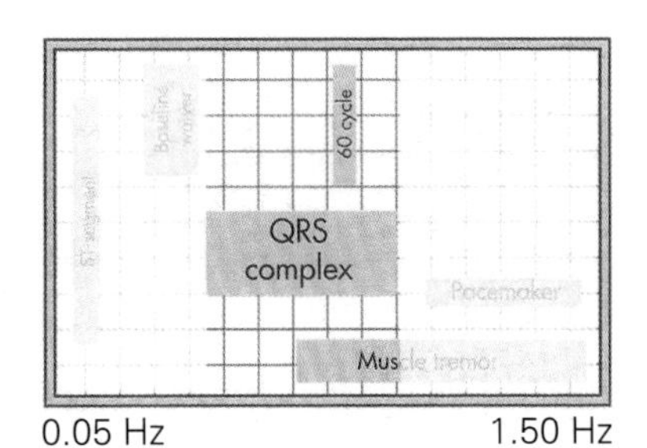

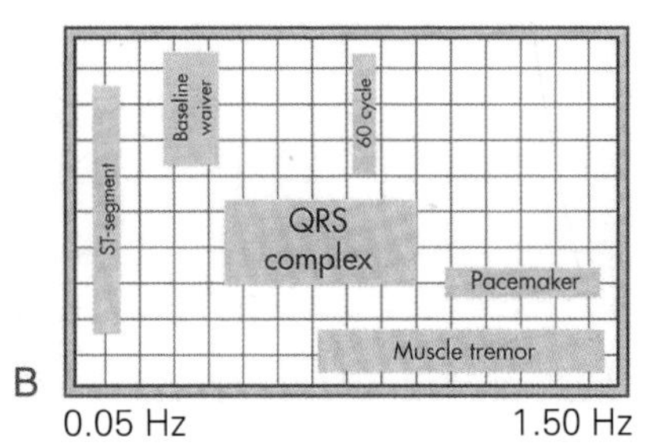

图 2.14

A. 在有限的频率响应范围内，心电图可以看到 QRS 波，却过滤掉了其他信号；B. 当频率响应范围扩大时，心电图可以看到 QRS 波及 ST 段

新的设备多允许检测模式和诊断模式之间彼此可以即时切换。这使得医务人员在分析心率与节律时，选择检测模式；而在诊断 ST 段时，则选择诊断模式。频率响应常被打印在心电图纸张中（**图 2.3**）。

图 2.15 的心电图取自一个 30 岁的健康急诊护理人员，心电图显示 V_1 导联的 ST 段轻度抬高 2 mm。当把检测模式调整为诊断模式后，ST 段抬高现象消失。图中第 5 个心跳为调整后的第一个心动周期。检测模式下的 ST 段抬高，在诊断模式下消失。这种现象可能会导致急性冠状动脉综合征患者的误判。另外，检测模式下，ST 段抬高也可能会表现为正常，而诊断模式下则会表现出异常。这提示诊断质量的提升，往往会伴随着干扰。

频率响应如何改变心电图的另外一个例子见**图 2.16**。这两个序列是数分钟内采集的。第一个序列使用的检测模式，第二个序列则是诊断模式。前者的 ST 段抬高，超过了后者。此外，第一份心电图中起搏钉不明显，但在诊断模式下，便清晰可见。

小贴士

当使用 ST 段作为梗死指标时，心电图机必须设置成标准滤波和诊断模式。

目标 3：快速

在处理 ACS 时，需要在短时间内完成许多工作。幸运的是，即使在这种情况下，12 导联心电图也很容易获取。对院前急救人员而言，在不增加场景的情况下，提高采集速度是非常重要的。

解决之道是获得熟练的操作技能，12 导联心电图的操作熟能生巧。理想情况下，操作应该在不同体型和性别上进行。

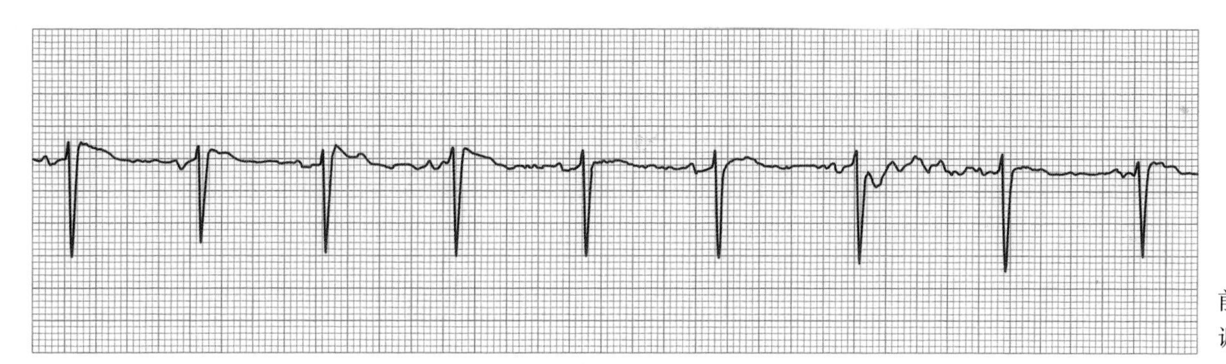

图 2.15
前 4 个心跳是检测模式下的，第 5 个心跳是调整为诊断模式后，可见 ST 段抬高消失

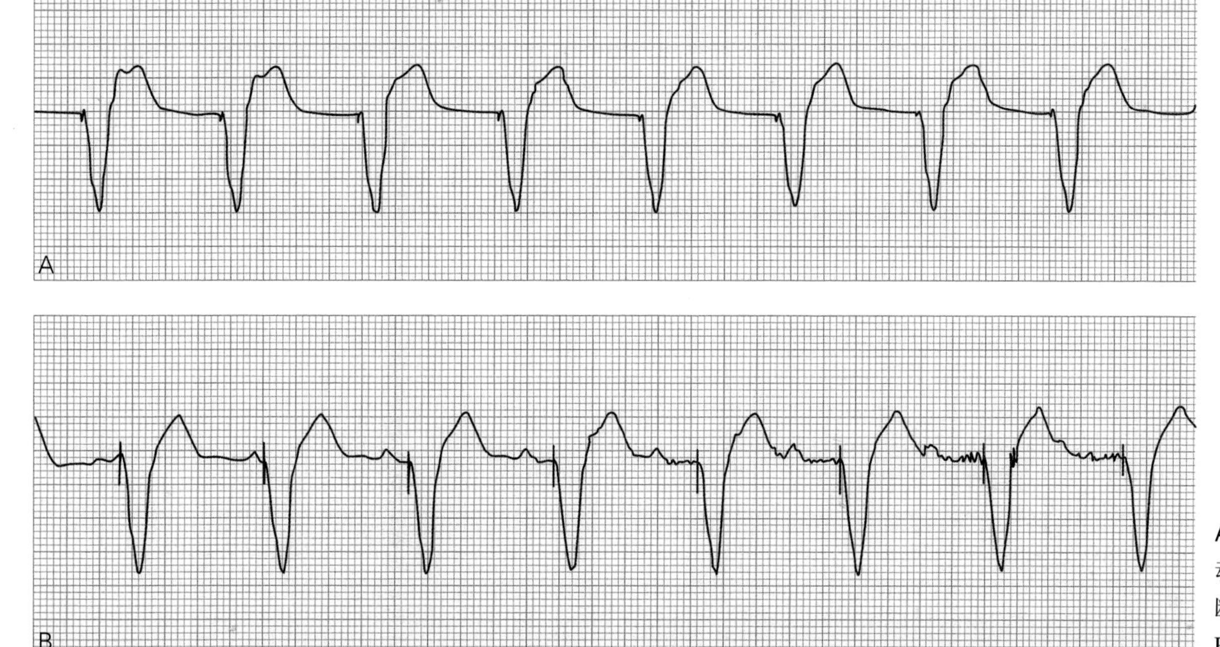

图 2.16
A. 检测模式下的心电图，患者起搏在发放冲动，但没有看到起搏钉；B. 同一患者改为诊断模式后，起搏钉清晰可见，P 波与延长的 PR 间期也呈现出来

参考文献

1. BOND RR, FINLAY DD, NUGENT CD, et al., 2012. The effects of electrode misplacement on clinicians' interpretation of the standard 12-lead electrocardiogram. European Journal of Internal Medicine [J], 23（7）, 610–615.
2. CHING S, TING SM, 2015. The forgotten lead: aVR in left main disease. American Journal of Medicine [J], 128（12）,e11–e13.
3. FRANCIS J, 2016. ECG monitoring leads and special leads.Indian Pacing and Electrophysiology Journal [J], 16（3）, 92–95.
4. GANZ L, 2016. Electrocardiography. In L. Goldman & A. I. Schafer（Eds.）, Goldman's Cecil medicine（25th ed., pp. 267–273）. Philadelphia, PA: Saunders. Greenfield Jr., J. C.（2008）. Erroneous electrocardiogram recordings because of switched electrode leads. Journal of Electrocardiology [J], 41（5）, 376–377.
5. HARRIGAN RA, CHAN TC, BRADY WJ, 2012. Electrocardiographic electrode misplacement, misconnection, and artifact. Journal of Emergency Medicine [J], 43（6）, 1038–1044.
6. KLIGFIELD P, GETTES LS, BAILEY JJ, et al., 2007. Recommendations for the standardization and interpretation of the electrocardiogram part I: The electrocardiogram and its technology. Journal of the American College of Cardiology [J], 49（10）, 1109–1127.
7. KNIGHT BP, PELOSI F, MICHAUD GF, et al., 2001. Physician interpretation of electrocardiographic artifact that mimics ventricular tachycardia. American Journal of Medicine, 110（5）, 335–338.
8. LAM A, WAGNER GS, PAHLM O, 2015. The classical versus the Cabrera presentation system for resting electrocardiography: Impact on recognition and understanding of clinically important electrocardiographic changes. Journal of Electrocardiology [J], 48（4）, 476–482.
9. LEDERER WJ, 2017. Cardiac electrophysiology and the electrocardiogram. In W. F. Boron & E. L. Boulpaep（Eds.）, Medical physiology [M]（3rd ed., pp. 483–506）.Philadelphia, PA: Elsevier.
10. MIRVIS DM, GOLDBERGER AL, 2015. Electrocardiography. In D. L. Mann, D. P. Zipes, P. Libby, R. O. Bonow, & E. Braunwald（Eds.）, Braunwald's heart disease: A textbook of cardiovascular medicine [M]（10th ed., pp. 114–154）. Philadelphia, PA: Saunders.
11. OMAR HR, CAMPORESI EM, 2014. The importance of lead aVR interpretation by emergency physicians. American Journal of Emergency Medicine [J], 32（10）, 1289–1290.
12. PAHLM O, WAGNER GS, 2008. Proximal placement of limb electrodes:a potential solution for acquiring standard electrocardiogram waveforms from monitoring electrode positions. Journal of Electrocardiology [J], 41（6）, 454–457.
13. PELTER MM, CAREY MG, 2017. Cardiac monitoring and electrocardiographic leads. In D. J. Lynn-McHale Wiegand（Ed.）, AACN procedure manual for high acuity, progressive, and critical care [M]（7th ed., pp. 467–476）. St. Louis, MO: Elsevier.
14. SEJERSTEN M, PAHLM O, PETTERSSON J, et al., 2006. Comparison of EASI-derived 12-lead electrocardiograms versus paramedic-acquired 12-lead electrocardiograms using Mason-Likar limb lead configuration in patients with chest pain. Journal of Electrocardiology [J], 39（1）,13–31.
15. SURAWICZ B, CHILDERS R, DEAL BJ, et al., 2009. AHA/ACCF/HRS Recommendations for the standardization and interpretation of the electrocardiogram: Part III: Intraventricular conduction disturbances: A scientific statement from the American Heart Association Electrocardiography and Arrhythmias Committee. Journal of the American College of Cardiology [J], 53（11）, 976–981.
16. TALEBI S, VISCO F, PEKLER G, et al., 2015. Diagnostic value of lead aVR in acute coronary syndrome. American Journal of Emergency Medicine [J], 33（10）, 1527–1530.
17. VOROBIOF G, ELLESTAD MH, 2011. Lead aVR: Dead or simply forgotten? JACC. Cardiovascular Imaging[J], 4（2）, 187–190.
18. WAGNER GS, MACFARLANE P, WELLENS H, et al., 2009. AHA/ACCF/HRS recommendations for the standardization and interpretation of the electrocardiogram: Part VI: Acute ischemia/infarction; a scientific statement from the American Heart Association Electrocardiography and Arrhythmias Committee. Journal of the American College of Cardiology [J], 53（11）, 1003–1011.
19. WUNG SF, 2017. Twelve-lead electrocardiogram. In D. J. Lynn-McHale Wiegand（Ed.）, AACN procedure manual for high acuity, progressive, and critical care [M]（7th ed., pp. 494–500）. St. Louis: Elsevier.

快速复习

1. 下面哪些导联对应的是左心室侧壁？

   A V_1、V_2 导联

   B V_3、V_4 导联

   C Ⅱ、Ⅲ、aVF 导联

   D Ⅰ、aVL、V_5、V_6 导联

2. 下面哪些是胸前（心前）导联？

   A Ⅰ、aVL 导联

   B Ⅰ、Ⅱ、Ⅲ导联

   C V_1、V_2、V_3、V_4、V_5、V_6 导联

   D Ⅰ、Ⅱ、Ⅲ、aVR、aVL、aVF 导联

3. V_5 导联的正确放置位点？

   A 左侧锁骨中线，与 V_4 同一水平

   B 左腋前线，与 V_4 同一水平

   C 胸骨左缘，第 4 肋间

   D 胸骨右缘，第 4 肋间

4. 额面导联系统中，Ⅰ导联和哪个导联垂直？

   A Ⅱ

   B Ⅲ

   C aVF

   D aVL

5. 哪些导联对应左心室前壁及相邻组织？

   A V_2、V_3、V_4

   B Ⅱ、Ⅲ、aVF

   C Ⅰ、aVL、V_5

   D aVR、aVL、aVF

6. 当使用Ⅰ和aVF导联确定电轴时，电轴左偏的 QRS 波特征为____。

   A Ⅰ和 aVF 导联均直立

   B Ⅰ导联直立，aVF 导联倒置

   C Ⅰ和 aVF 导联均倒置

   D Ⅰ导联倒置，aVF 导联直立

参考答案

1. **D**。Ⅰ、aVL、V_5、V_6 导联对应的是左心室侧壁。
2. **C**。6 个胸前导联是横面导联，被标记为 V_1、V_2、V_3、V_4、V_5、V_6。
3. **B**。V_4 导联放置于左锁骨中线第 5 肋间，V_5 则在腋前线第 5 肋间，与 V_4 位于同一水平。
4. **C**。在额面导联系统中，部分导联互相垂直，Ⅰ导联垂直于 aVF，Ⅱ导联垂直于 aVL，Ⅲ导联垂直于 aVR。
5. **A**。V_2、V_3、V_4 在患者胸前彼此邻近，V_1 和 V_2 对应间隔，V_3 和 V_4 对应前壁，因此，V_2、V_3、V_4 对应左心室前壁及相邻组织。
6. **B**。Ⅰ和 aVF 导联，将心脏分为 4 个象限，因此可以用来快速区分电轴。如果Ⅰ导联 QRS 波直立，aVF 导联倒置，则为电轴左偏。

急性冠状动脉综合征

3

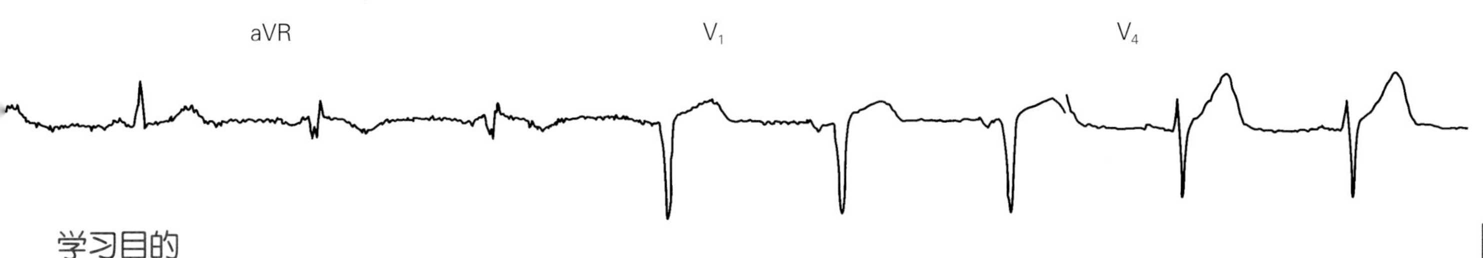

学习目的

通过本章的学习，您应该掌握如下技能：

1. 掌握冠状动脉疾病的病理生理学。
2. 正确区分稳定型心绞痛、变异型心绞痛和急性心肌梗死。
3. 放置肢体导联，加压肢体导联及胸导联。
4. 理解心肌缺血、损伤和梗死的心电图特点。
5. 掌握心电图定位和罪犯血管判断。
6. 理解急性冠状动脉综合征患者 12 导联心电图的重要性。
7. 掌握急性冠状动脉综合征患者心电图的三种分类。

关键词

心绞痛： 心脏供血及氧耗失衡导致的胸部不适症状。

心绞痛等危症： 胸痛及不适症状之外的，其他心肌缺血症状。

冠状动脉疾病： 冠状动脉粥样硬化。

透壁性梗死： 从心内膜到心外膜均发生了心肌梗死。

冠状动脉性心脏病

回顾第 1 章，急性冠状动脉综合征（ACS）是由一系列相似的病理生理过程，如冠状动脉血流突然中断，所引起的一组综合征（Amsterdam et al.，2014）。ACS 的常见病因是动脉粥样硬化斑块破裂。

动脉粥样硬化是一种全身性疾病，是大—中动脉在内皮损伤后发生的变化。血管内皮容易受到高血压、高胆固醇血症和吸烟等因素的损伤（**图 3.1**）。动脉粥样硬化受累最严重的动脉包括腹主动脉、冠状动脉、髂股动脉和颈动脉分叉（Falk et al.，2017）。冠心病也就是冠状动脉出现动脉粥样硬化。促进动脉粥样硬化的主要因素见**框 3.1**。

动脉粥样硬化病变包括脂纹、纤维斑块和复杂病变。脂纹是由脂肪（主要是胆固醇）或平滑肌细胞组成的薄病变，向动脉管腔轻微突出。它们可以出现在所有人群中，即使是那些冠状动脉性心脏病（CAD）发病率很低的人。脂纹一旦形成，就会产生很多毒性氧自由基，引起免疫和炎症变化，导致血管病变进行性加重（Brashers，2014）。从脂纹进展到复杂病变，都与血管内皮受损及其免疫反应有关。随着炎症反应的持续，脂纹变成脂质斑块，进而是纤维斑块和复杂病变，最后斑块内出血形成血栓。

动脉粥样硬化斑块，因其成分、易损性和血栓形成倾向不同而不同。稳定的、非易损斑块往往有一个比较厚的纤维帽，将其和血液隔离开来，其核心是由大量胶原蛋白、平滑肌细胞和少量脂质池构成的（**图 3.2**）。随着这些斑块增大，动脉会变得非常狭窄，后者可以引起不同的临床症状。其临床表现取决于闭塞的程度和速度（**图 3.3**）（Damjanov，2017）。

随着斑块在动脉内形成，动脉壁向外扩张（重构）。这使得血管在斑块增大的同时，管腔大小相对保持恒定。当斑块充满管腔 40% 时，血管重构停止，因为动脉已丧失继续扩张的能力。由于斑块常常在数月或者数年内增大，其他血管通路可能随着冠状动脉闭塞而扩张，这些血管通路（侧支循环）作为闭塞段远端血管的替代供血血管。因此，即便血管已完全闭塞，侧支循环的存在，仍可以防止梗死。

导致稳定斑块转变为易损斑块的危险因素包括局部和全身炎症反应、力学特征和解剖学改变（Lange et al.，2016）。如果纤维帽撕裂或者破裂，斑块内容物（即胶原蛋白、平滑肌细胞、组织因子和脂质物质）会暴露于流动的血液中。血小板黏附在受损的血管内皮处，并且彼此黏附形成血栓。黏附的血小板还可以分泌几种化学物质，包括血栓素 A_2，这些物质刺激血管收缩，减少该部位的血流量。一旦血小板被激活，凝血酶生成，纤维蛋白形成，最终就会产生富含纤维蛋白的血栓（Anderson，2016）。

小贴士

阿司匹林（一种抗血小板药物）通过阻断血栓素 A_2 的生成，降低血小板的聚集，减少血管管腔闭塞的风险。糖蛋白Ⅱb/Ⅲa 受体阻断剂可减少纤维蛋白交织和血小板黏附。纤维蛋白溶解药，是刺激纤溶酶原向纤溶酶转化的药物，可以用来溶栓。

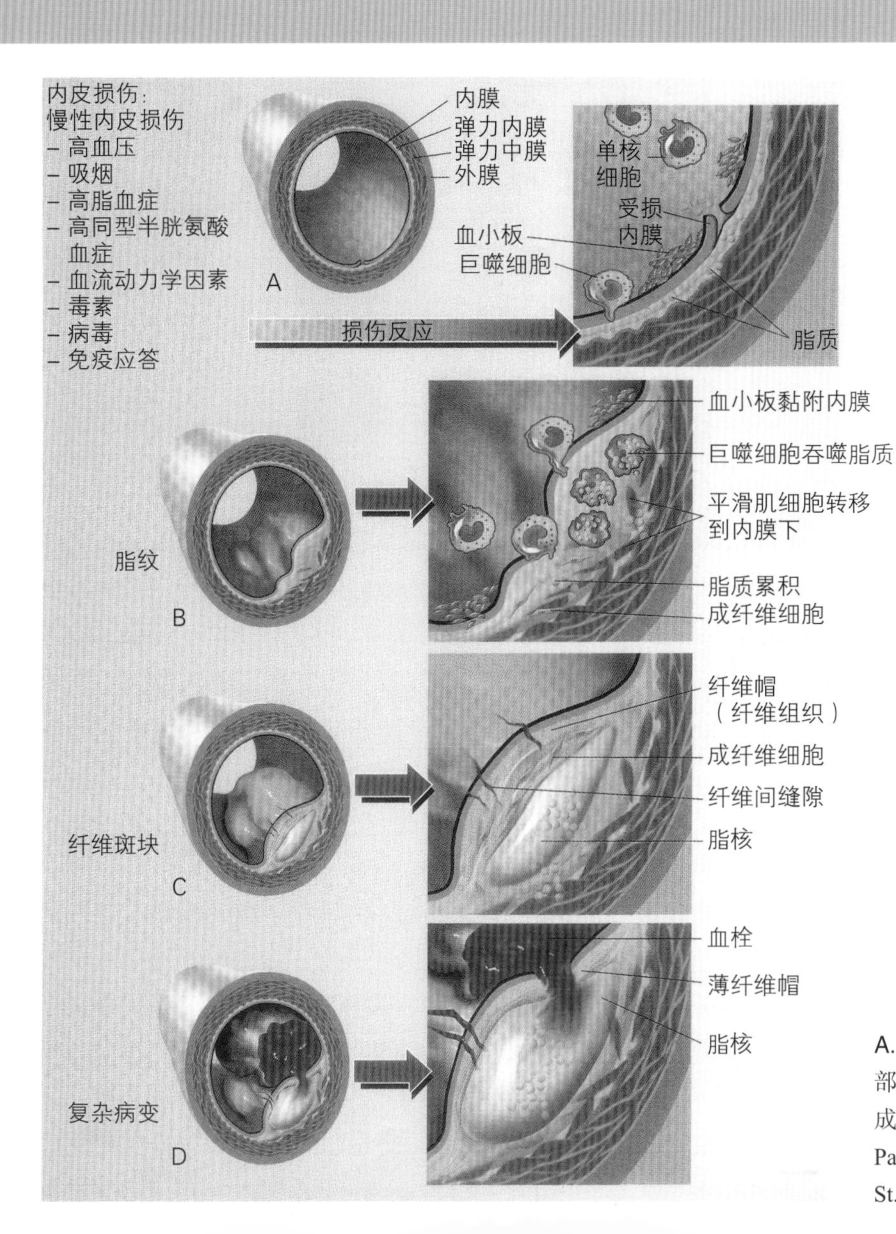

图 3.1 动脉粥样硬化进程

A. 血管内皮受损；B. 脂纹和脂核形成；C. 纤维斑块体积增大，部分呈黄色，部分白色；D. 复杂病变，红色是血栓，蓝色是纤维帽，斑块性质因为血栓形成变得复杂（引自 MCCANCE KL, HUETHER SE, BRASHERS VL, et al., 2014. Pathophysiology, the pathological basis for disease in adults and children[M], 7th ed. St. Louis, MO: Mosby.）

框 3.1 心血管病危险因素

不可控（固定）因素：
1. 年龄增加
2. 冠心病、缺血性中风、外周血管病家族史
3. 性别
4. 种族

可控性因素：
1. 腹型肥胖
2. 吸烟
3. 低密度脂蛋白胆固醇升高
4. 同型半胱氨酸升高
5. 高血压
6. 高密度脂蛋白胆固醇降低
7. 缺乏运动
8. 2 型糖尿病

诱因：
1. 炎症性指标升高
2. 社会心理因素（如工作压力、生活实践、对压力的反应）

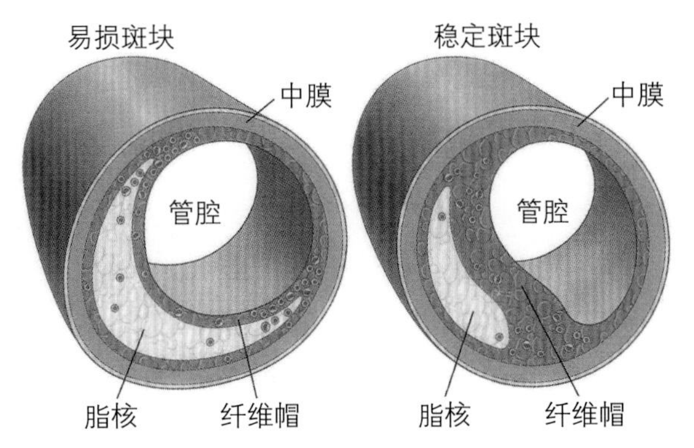

图 3.2 易损斑块稳定斑块

（引自 KUMAR V, ABBAS AK, ASTER JC, 2013. Robbins basic pathology[M], 9th ed. Philadelphia, PA: Saunders.）

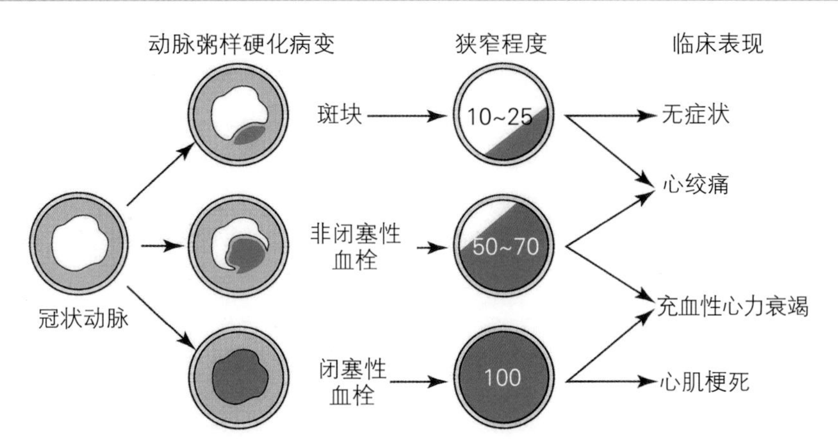

图 3.3 冠状动脉狭窄所致临床症状

（引自 DAMJANOV I, 2017. Pathology for the health professions[M], 5th ed. St. Louis, MO: Elsevier.）

缺血性心脏病

心肌缺血往往是一支或多支冠状动脉闭塞或逐渐狭窄的结果（Morrow et al.，2015）。内皮功能障碍、微血管疾病和血管痉挛因素可单独存在或与冠状动脉粥样硬化并存，它们可能是某些患者心肌缺血的主要原因（Morrow et al.，2015），见图 3.4。

冠状动脉狭窄或闭塞，可能中断病变血管远端的氧供。如果缺血的原因没有解除，病变区域血流没有恢复，缺血便可能导致细胞损伤，最后导致细胞死亡，即梗死。缺血性心脏病的临床表现包括心绞痛、无症状心肌缺血、急性心肌梗死或心源性猝死。早期评估和治疗是防止缺血恶化的关键。

心绞痛是最常见的临床表现（Boden，2016）。它最常发生于最少有一支冠脉闭塞的冠心病患者，也可见于冠状动脉正常，以及

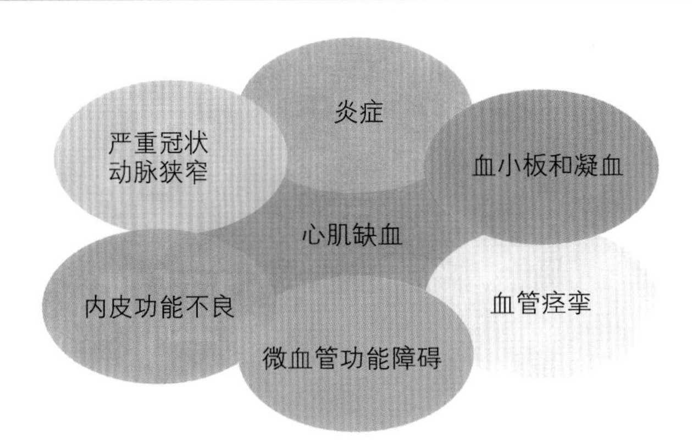

图 3.4 缺血性心脏病的病理生理学
（引自 MANN DL, ZIPES DP, LIBBY P, et al., 2015. Braunwald's heart disease: A textbook of cardiovascular medicine[M], 10th ed. Philadelphia, PA: Saunders.）

血压控制不良和心脏瓣膜病的人群。心绞痛之所以出现，是因为心脏的供血（减少）和氧耗（增加）的平衡被打破。缺血可以通过减低心肌耗氧（休息或 β 受体阻断剂减慢心率）或使用硝酸酯类药物（NGT）扩张冠状动脉增加血流来缓解。

临床表现

与心绞痛相关的不适症状，一般认为与乳酸、组胺、腺苷、缓解肽和 5- 羟色胺等物质有关。这些物质在乳酸酸中毒期间急剧增加，然后释放到循环中刺激神经末梢。缺血性胸部不适可以发生在胸部、颈部、手臂或背部，它们往往在胸骨后或左胸部最先出现，然后放射到手臂（尤其左臂尺侧）、手腕、下颌、上腹部、左肩或肩胛骨之间（**图 3.5**）。心绞痛患者描述症状时，常用的词汇见**框 3.2**。

尽管胸部不适是缺血性心脏病的典型症状，但也可能存在一些心绞痛等危症（除了胸痛或心前区不适以外的其他缺血症状）。**框 3.3** 列举了心绞痛等危症。

小贴士

不是所有的胸部不适都是心源性的。获得准确的病史，对于确定患者的体征和症状是否继发于冠状动脉疾病的缺血至关重要。

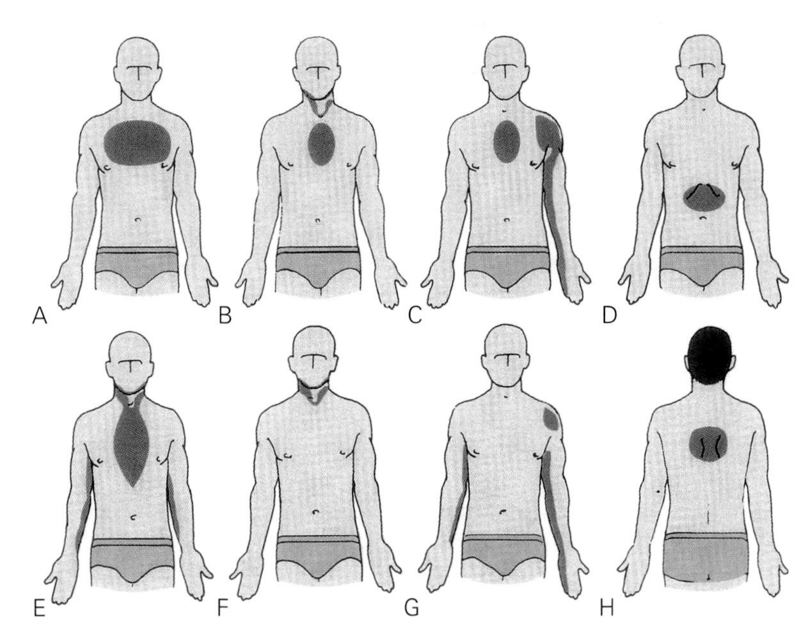

图 3.5 心绞痛的常见部位
A. 上胸部；B. 胸骨后放射至颈部和下颌；C. 胸骨后放射到左臂；D. 上腹部；E. 上腹部放射到颈部、下巴和手臂；F. 脖子和下巴；G. 左肩；H. 肩胛间
（引自 URDEN LD, STACY KM, LOUGH ME, 2018. Critical care nursing: Diagnosis and management[M], 8th ed. St. Louis, MO: Mosby.）

框 3.2 患者常用来描述心绞痛的词汇

沉重感
压榨感
窒息
挤压
绞痛
紧缩感
爆棚
烧灼感
挠抓感
绳子勒住胸口
重物压在胸口
胸口被老虎钳紧紧咬住

框 3.3 心绞痛等危症

- 腹部或者上腹部不适
- 精神状态的急剧恶化
- 呼吸困难
- 头晕
- 心律失常
- 出汗过多
- 全身乏力
- 孤立性手臂痛或下颌痛
- 轻微头痛
- 心悸
- 肩膀或者背部疼痛
- 突然疲劳
- 晕厥或者晕厥前兆
- 不明原因的恶心或呕吐

心绞痛等危症在老年人、糖尿病患者、女性、非心脏术后的患者中，可能更为常见（Karve et al.，2007）。老年人症状多不典型，如呼吸困难、晕厥、上肢疼痛、乏力、一过性精神异常、不明原因的恶心、腹痛或上腹部不适（Glickman et al.，2012）。与年轻患者相比，他们的既往史可能更为复杂，如高血压、心力衰竭、心肌梗死病史。糖尿病患者可能会出现不典型的自主神经功能障碍。常见的症状与体征，包括全身乏力、晕厥、头晕或者精神状态的改变。

患有缺血性心脏病的妇女，通常有心绞痛等危症（表 3.1）。由于未能认识到其症状的严重性，一些患者会忽视这些症状，部分患者会去就诊，但接诊医生仍然可能不重视这些症状，导致误诊（McSweeney et al., 2003）。2003 年一项针对 515 名妇女的研究，报道了一些急性心肌梗死诊断中有趣的发现（McSweene，2003）：

表 3.1 女性心血管症状

心梗前 1 个月的症状	百分比（%）	心梗期间症状	百分比（%）
异常疲劳	71	呼吸急促	58
睡眠障碍	48	虚弱	55
呼吸急促	42	异常疲劳	43
消化不良	39	冷汗	39
焦虑	36	头晕	39
心动过速	27	恶心	36
手臂沉重或乏力	25	手臂沉重或乏力	35
思维 / 记忆变化	24	手背酸痛	32
视野改变	23	发烧 / 面赤	32
食欲不振	22	消化不良	31
手臂刺痛	22	上胸部疼痛	31
夜间呼吸困难	19	心动过速	23

（1）78% 的女性在心肌梗死前，其前驱症状可能持续超过 1 个月，症状可能是每天发作也可能每周数次。只有约 30% 的人主诉胸部不适，她们描述为疼痛（33%）、紧绷感（33%）、压迫感（32%）、尖锐痛（23%）和烧灼感（21%）。这些描述并不互相排斥。

（2）最常见的急性症状是呼吸急促（58%）、虚弱（55%）、异常疲劳（43%）、冷汗（39%）以及头晕（39%）。这些描述互相之间也不冲突。43% 的心肌梗死患者没有任何胸部不适。当出现胸部不适 / 疼痛时，主要部位在背部（37%）和上胸部（28%）。疼痛最常描述为压迫性（22%）、疼痛（15%）或紧缩感（15%），其强度被评为严重的占 59%。这些选项之间并不冲突。

诊断

疑诊为冠心病的心前区不适患者，可能进行的检查包括实验室检查（心脏生物标记物）、12 导联心电图（ECG）、胸部和超声心动图。无创压力测定或者冠状动脉造影检查可确定心肌缺血范围，以制订整体治疗计划（Tobin et al.，2017）。

12 导联心电图是诊断缺血性胸闷或心绞痛的重要工具。首份心电图应该在首次医疗接触后 10 min 内获取。尽管休息时心电图表现可能正常，但 50% 或以上的缺血性心脏病的患者，会在心绞痛发作当时出现异常（Morrow et al.，2015）。最常见的表现是一过性 ST 段压低，反映了心内膜下缺血（Cinquegrani，2016）。因为缺血影响复极，所以表现为心电图上的 ST 段和 T 波变化（**图 3.6**）。选择在 J 点处测量，当 2 个及 2 个以上解剖相邻的导联 ST 段压低 0.5 mm 以上，则提示存在心肌缺血（Thygesen et al.，2102）。也可能同时合并 T 波倒置，当胸闷症状缓解时，ST 段可恢复至正常。

小贴士

损伤后的心肌释放酶和蛋白质，后者通过破裂的细胞膜进入血液。如肌红蛋白、肌钙蛋白 T、肌钙蛋白 I、肌酸激酶及肌酸激酶同工酶、乳酸脱氢酶（Halim et al.，2010）。这些血液中的物质，被称为心脏生物标记物，可通过实验室检测以确定心肌梗死的存在。

稳定型心绞痛

稳定（经典）型心绞痛在严重程度、体征和症状、诱发事件和治疗反应方面，保持相对稳定和可预测性。其特征是短暂的胸部不适与增加心脏耗氧量的活动有关。常见的诱发事件和可能相关的体征见**框 3.4**。症状持续时间通常不超过 5 min。在休息或使用短效硝酸甘油（NGT）后，症状可在 5 min 内缓解（Amsterdam et al.，

框 3.4 稳定型心绞痛

常见诱因：
1. 情绪激动
2. 劳累 / 用力
3. 寒冷刺激

症状和体征：
1. 呼吸困难
2. 心肌
3. 出汗
4. 恶心或呕吐

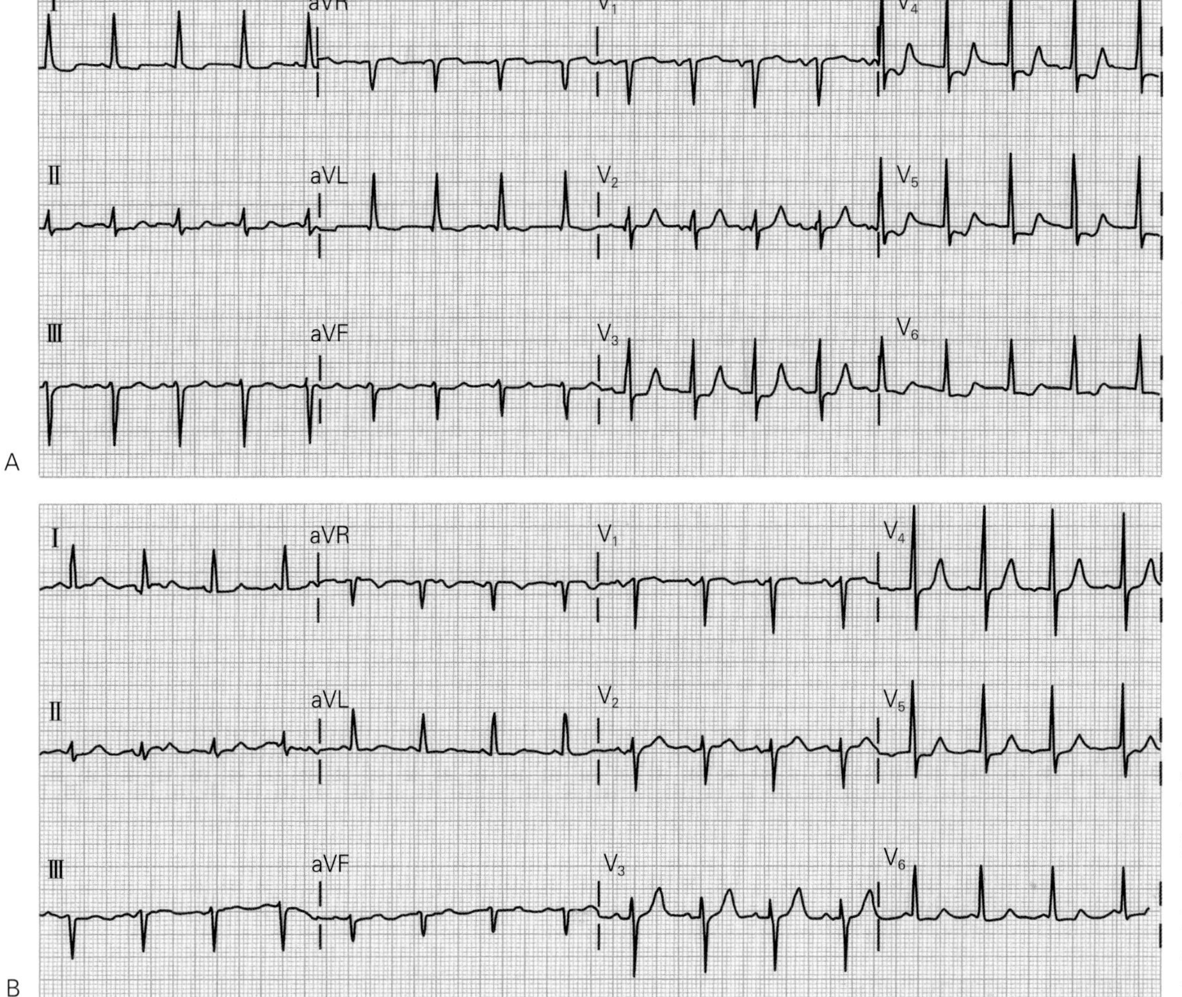

图 3.6　缺血性心脏病患者心电图检查
A. 心绞痛发作时，可见 ST 段压低和 T 波倒置；B. 舌下含服硝酸甘油和随后针对胸痛的治疗之后的心电图表现
（引自 BENJAMIN IJ, GRIGGS RC, WING EJ, et al., 2016. Andreoli and Carpenter's Cecil essentials of medicine[M], 9th ed. Philadelphia, PA: Saunders.）

2014）。如果上述处理后症状持续 5~10 min 才减轻，提示这些症状要么不是缺血引起的，要么源自严重的缺血，如不稳定型心绞痛（UA）或者急性心肌梗死（Morrow et al.，2015）。

变异型心绞痛

变异型心绞痛，又称为 Prinzmetal 心绞痛或者 Prinzmetal 变异心绞痛，是心绞痛的一种特殊形式。它是冠状动脉痉挛导致的。此类心绞痛可以发生在无明显冠心病的健康人群或者非阻塞性动脉粥样斑块的患者。从患者的临床表现很难怀疑变异型心绞痛。与慢性稳定型心绞痛相比，变异型心绞痛患者年纪一般较轻，冠心病危险因素较少（吸烟除外）。在一些患者中，变异型心绞痛和偏头痛以及雷诺现象相关，提示可能与更广泛的血管痉挛性疾病相关（Boden，2016）。

变异型心绞痛通常发生在休息时，多发生在午夜至上午 8 点。患者可能因此从睡梦中醒来（Kawano et al.，2012）。在 30~60 min 之内，患者可能出现 2~3 次的症状反复。常见诱因包括吸烟、使用可卡因、寒冷、过度通气、低镁血症、胰岛素抵抗、药物（抗偏头痛药物、化疗药、麻醉剂、抗生素）和维生素 E 缺乏（Kaski et al.，2010）。

虽然症状表现严重，但持续时间仅数分钟，可伴有与房室相关的晕厥（房传导阻滞或者室性心动过速）。如果痉挛持续时间过长，可能导致心内膜下或透壁性心肌梗死、心搏骤停和心源性猝死（Kaski et al.，2010）。

稳定型心绞痛患者，主要表现为 ST 段压低；变异型心绞痛患者，通常在心绞痛发作时出现 ST 段抬高。剧烈的胸痛和心电图改变可自行缓解，也可以在使用 NGT 后缓解。症状缓解后，ST 段通常回到基线，因为 NGT 可以缓解痉挛，如果心电图采集不及时，可能变异型心绞痛的心电图证据会缺失。

如**图 3.7** 所示，多导联心电图提示左前降支痉挛导致的 ST 段抬高，这一结果是在服用 NGT 前数分钟采集到的。患者诉使用 NGT 后胸痛症状缓解，随后的心电图检查提示 ST 段抬高现象恢复正常（**图 3.8**），提示变异型心绞痛。

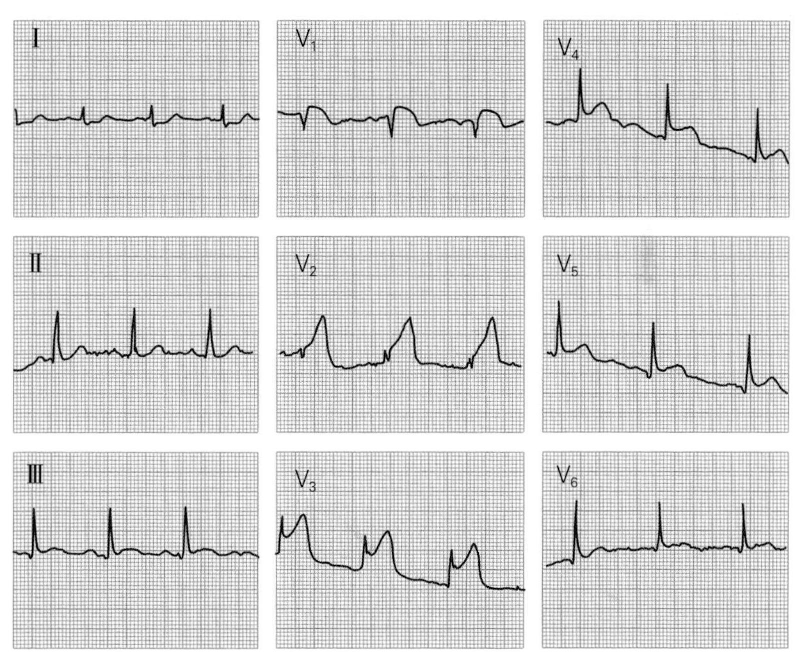

图 3.7 服用 NGT 数分钟前的多导联心电图，显示左前降支痉挛导致的 ST 段抬高

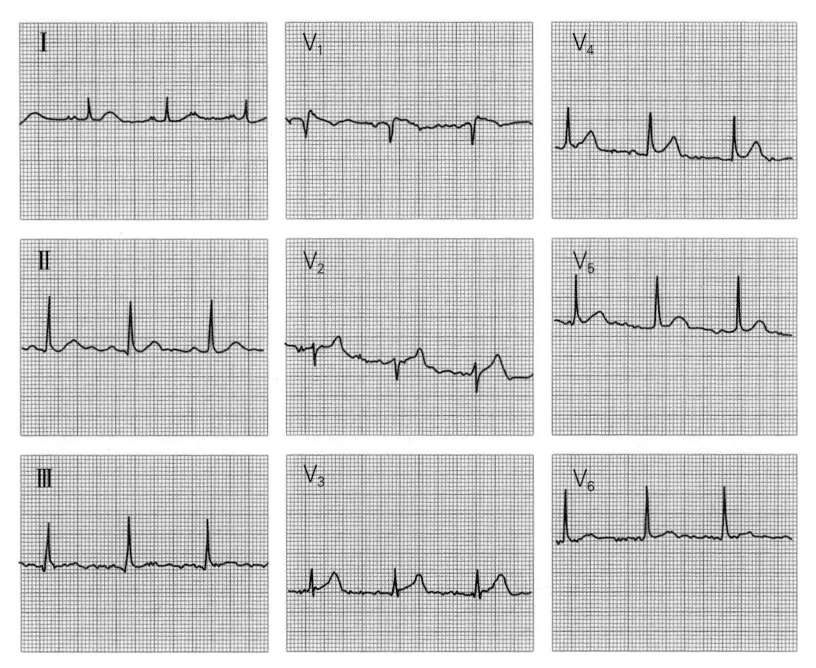

图 3.8　使用 NGT 后的心电图

需要注意的是，冠状动脉次全闭塞的患者，在劳累和生理应激后也可以出现 ST 段抬高，使用 NGT 同样可以缓解。在管理这些患者时，不能只看心电图，还应该结合患者的临床影像学、病史，后者的重要性再怎么强调也不为过。

微血管性心绞痛

心绞痛有时候也可以发生在没有明显冠状动脉狭窄及痉挛的基础上。在微血管性心绞痛中，心绞痛与冠状动脉远端分支病变和微血管病变（CMD）有关。缺血和心绞痛的发生，是因为冠状动脉微血管的功能和结构改变，破坏了其在心肌耗氧量增加时，出现血管扩张和增加血流的反应（Chen et al.，2016）。CMD 的患者心血管事件发生率显著增加，包括需要高压氧治疗的心衰、猝死和心肌梗死（Chen et al.，2016）。

小贴士

微血管性心绞痛可以发生在患有或不患有冠状动脉狭窄的患者中（Löffer et al.，2016）。

这种类型的心绞痛的病理生理学是很复杂的。可能的机制包括内皮功能障碍、微血管痉挛、全身性血管紊乱和心内膜下灌注异常。其病因则包括全身炎症反应增加、胰岛素抵抗、血管收缩异常、微血管床扩张受损、雌激素缺乏、胸痛敏感性增加等。微血管性心绞痛的危险因素与其他常见冠心病类似（Löffer，2016）。

微血管性心绞痛最常见于绝经期或绝经后妇女。心绞痛发作的特点通常是运动后胸痛（Naderi et al.，2016），多在运动停止后数分钟出现，表现为对 NGT 治疗的反应差（Crea et al.，2014）。该疾病的治疗策略，临床证据之间存在矛盾。

不同类型心绞痛的对比，见**表 3.2**。

表 3.2 心绞痛

类型	病理学	特点	治疗
稳定型	1 条及以上冠状动脉，因为粥样硬化，狭窄程度 >70%	1. 诱因包括情绪激动、运动、劳累或受凉 2. 症状持续时间不超过 15 min 3. 心绞痛发作时 ST 段压低 4. 休息或使用 NGT 可以缓解	1. 阿司匹林 2. 舌下含服 NGT 3. 控制危险因素：戒烟、锻炼、控制体重，降压、使用他汀类药物等
变异型	血管痉挛	1. 通常在休息时发生 2. 发作期间，短暂 ST 段抬高	1. 钙通道阻滞剂 2. 硝酸酯类药物
微血管性	远端小血管病变	1. 多见于女性 2. 发作表现为劳累后持续不适 3. 发作时 ST 段压低	1. 硝酸酯类药物（不一定获益） 2. ACI 抑制剂 3. 雌激素 4. 经皮电刺激 5. 生活方式改善
不稳定型	斑块破裂伴血小板及纤维蛋白性血栓，加重冠状动脉狭窄	1. 心绞痛发作频率、持续时间或严重程度增加 2. 新发或休息时发作心绞痛，或轻微体力活动诱发 3. 不适表现为胸痛 4. 持续 10 min 或更长 5. 心绞痛发作时 ST 段压低	1. 阿司匹林和氯吡格雷 2. 抗缺血药 3. 肝素 / 低分子肝素 4. 糖蛋白 Ⅱb/ Ⅲa 受体阻断剂

急性冠状动脉综合征

大多数患者，不稳定型心绞痛（UA）心肌梗死和猝死的发生都是由于斑块突然破裂，继发血栓形成导致的（Kumar et al.，2018），见图 3.9。如果冠状动脉仅仅是部分或中度狭窄，可能没有任何症状体征（无症状心肌缺血），或表现为不稳定型心绞痛、非 ST 段抬高型心肌梗死（NSTEMI）或猝死。冠状动脉完全闭塞，可能导致 ST 段抬高型心肌梗死（STEMI）。它们之间的治疗措施不同，所以我们分开讨论。

UA 和 NSTEMI 常常合并在一起讨论，被称为 NSTE–ACS。因为它们的心电图改变，往往表现为受累区域导联的 ST 段压低和 T 波倒置。UA 和 NSTEMI 的区别在于，缺血是否造成了细胞膜破坏及血清心脏标记物是否升高（Amsterdam，2014）。

心内膜下心肌和心外膜下心肌分别是心肌的最内、最外两层（图 3.10）。心内膜和内膜下区域，是心脏灌注最少的区域，也

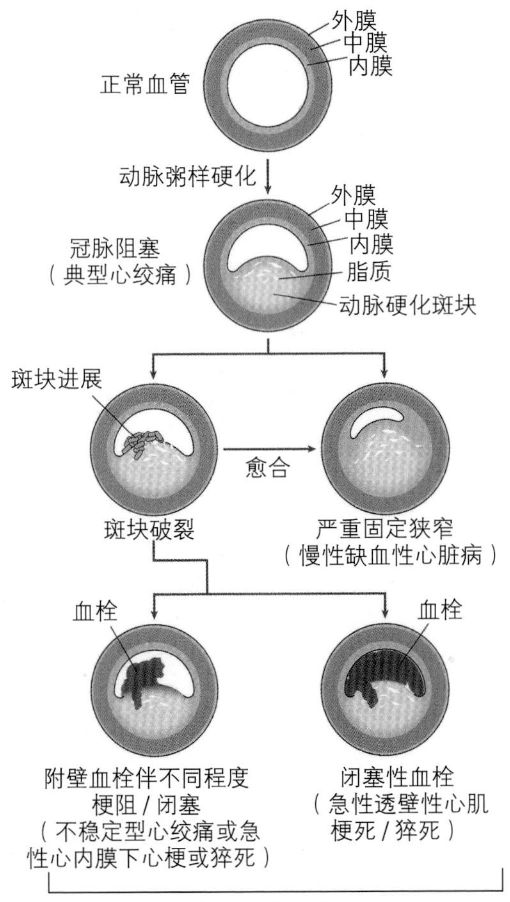

图 3.9　不同类型 ACS 的病理进程

（引自 KUMAR V, ABBAS AK, ASTER JC, 2018. Robbins basic pathology[M], 10th ed. Philadelphia PA: Elsevier. Modified and redrawn from Schoen FJ, 1989. Interventional and surgical cardiovascular pathology: Clinical correlations and basic principles. Philadelphia, PA: Saunders, p 63.）

是最容易发生缺血的区域。因为这些区域对氧气的需求量很大，由冠状动脉最远端分支供血。术语“透壁性”用来描述心内膜到心外膜区域的缺血、损伤、梗死。例如，透壁性梗死是整个心室壁的坏死。

小贴士

梗死发生后，心脏生物标记物升高。不稳定型心绞痛患者没有这些标志物升高，是因为他们没有组织损伤。

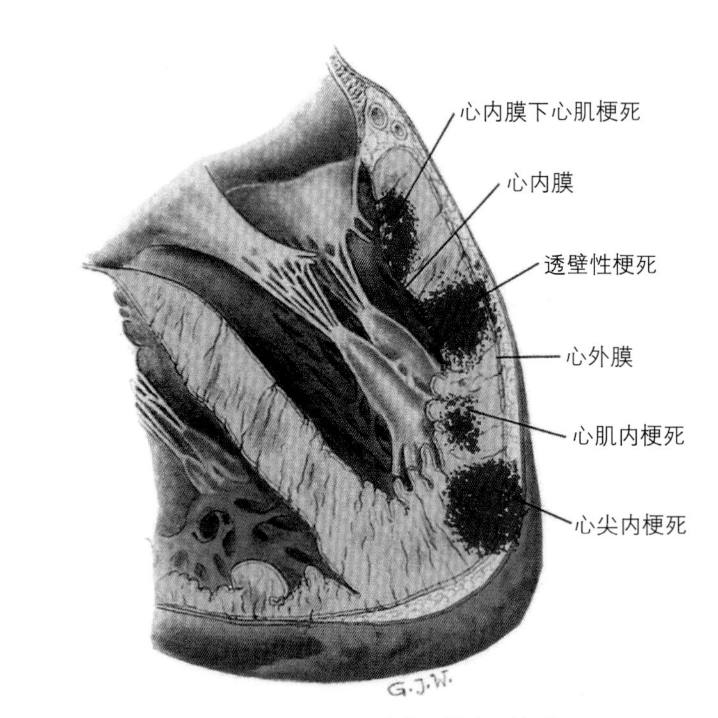

图 3.10　心肌细胞的可能梗死部位

（引自 URDEN LD, STACY KM, LOUGH ME, 2018. Critical care nursing: Diagnosis and management[M], 8th ed. St. Louis, MO: Mosby.）

当冠状动脉阻塞时，罪犯血管的支配区域成为危险区（**图3.11**）。一旦血管闭塞，供血区域的缺血当即就会发生。无氧代谢随之而来，乳酸在心肌细胞中堆积，导致心肌收缩力迅速丧失（Schoen et al.，2015）。收缩和舒张功能障碍，一般在血流中断后30~45 s 发生（Blanc-Brude，2011）。缺血也会导致心律失常，可能是因为缺血区电活动不稳定所致（Schoen et al.，2015）。

如果罪犯血管血流没恢复，心内膜下的心肌细胞在 20~40 min 便开始出现损伤的迹象。如果血流迅速恢复，危险区心肌就有可能被挽救。有氧代谢恢复，细胞开始修复，心肌收缩力随之恢复。

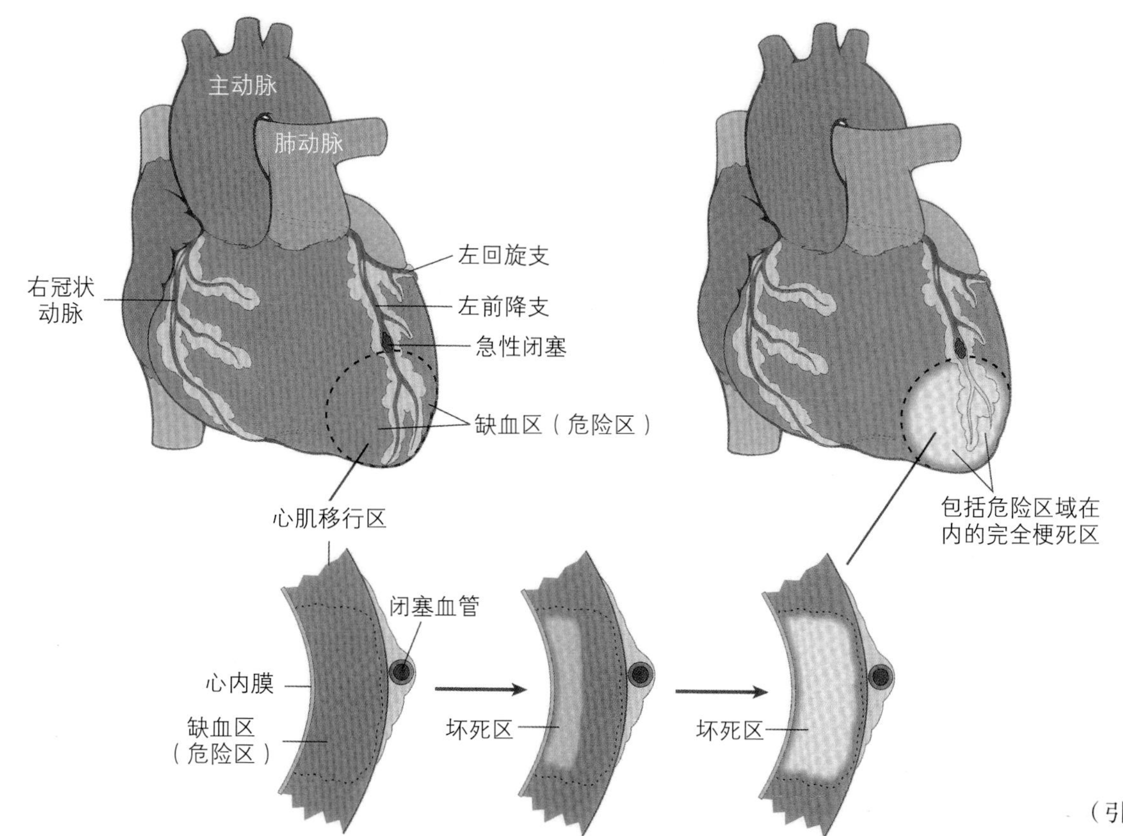

图 3.11　冠状动脉阻塞后，心肌细胞坏死过程
（引自 KUMAR V, ABBAS AK, ASTER JC, 2018. Robbins basic pathology[M], 10th ed. Philadelphia, PA: Elsevier.）

当心肌血供中断时间过长，通常在 2~4 h 后就会发生心肌细胞死亡。其发生速度取决于有没有侧支循环，闭塞是持续性还是间歇性，受累区域心肌的代谢 / 氧耗，以及心肌细胞对缺血的敏感性因素（Schoen et al.，2015；Thygesen et al.，2012）。如果不进行临床干预（即再灌注治疗），心肌梗死可以扩张到全层心肌。早期再灌注治疗的获益是最大的。

ACS 的诊断依据如下：①患者的心电图表现；②心脏生物标记物结果；③患者的病史和临床表现（图 3.12）。

患者临床表现和预后，取决于以下因素：

（1）罪犯血管所支配的心肌总量；

（2）心肌缺血的严重性和持续时间；

（3）缺血心肌的电活动是否稳定；

（4）冠状动脉闭塞的发展速度、严重程度；

（5）侧支循环建立情况。

临床表现

ACS 的症状包括胸骨后疼痛、压迫感、沉重感，持续时间 10 min 以上。通常发生在休息或轻微体力活动后（Amsterdam，2014）。胸部不适可伴有心绞痛等危症，如不明原因的新发或加重的劳力性呼吸困难（最常见），原因不明的疲劳、出汗、恶心呕吐或晕厥（Amsterdam，2014）。不典型表现包括胸膜炎性疼痛、上腹痛、急性发作性消化不良，或在无胸痛情况下呼吸困难加重。不典型主诉多见于以下人群：年轻（25~40 岁）、高龄（75 岁以上）、女性、糖尿病、慢性肾功能不全或者痴呆的患者（Amsterdam，2014；Lange et al.，2016）。

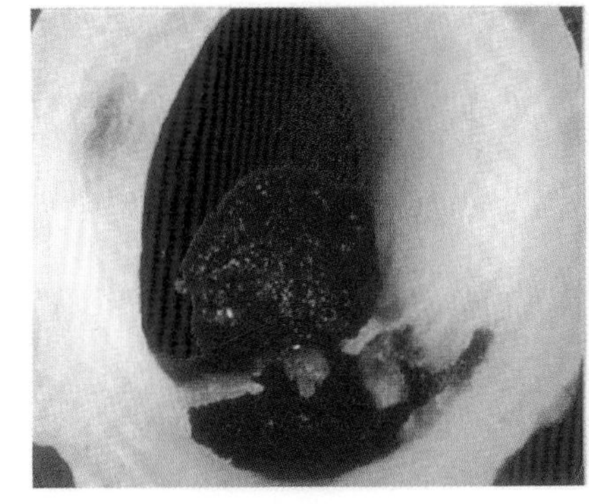

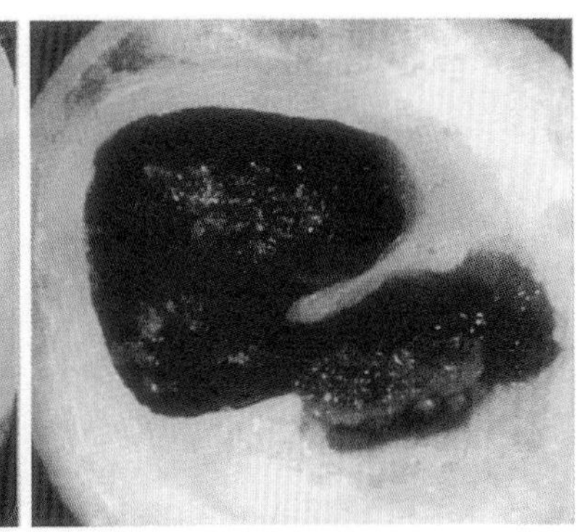

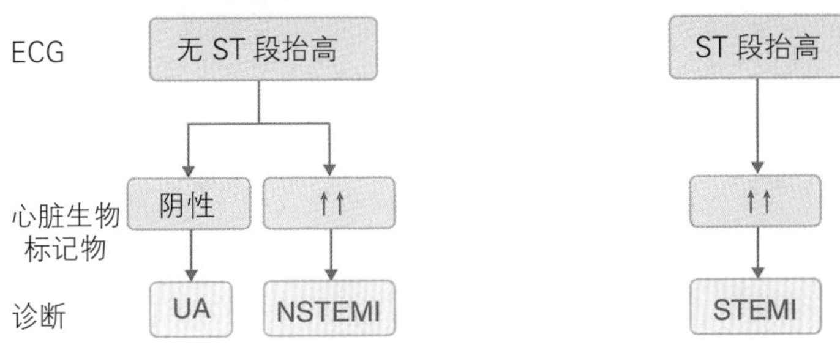

图 3.12　急性冠状动脉综合征

各种类型 ACS 患者的症状、形态学、心电图和血清学表现。ACS 患者常主诉胸部疼痛或不适，如罪犯血管被新鲜血栓完全堵塞（右图），患者心电图表现为 ST 段抬高，随后血清生物标记物升高，患者诊断为 STEMI。如果罪犯血管仅部分闭塞（左图），患者不表现 ST 段抬高，若心脏生物标记物没有升高，则诊断为 UA，否则诊断为 NSTEMI（引自 GOLDMAN L, SCHAFER AI, 2016. Goldman–Cecil medicine[M], 25th ed. Philadelphia, PA: Saunders.）

ACS 与稳定型心绞痛的鉴别要点：①在休息或轻微体力活动后出现症状，除非及时治疗，症状持续时间多超过 10 min；②严重、压榨性的胸痛；③症状进展更快，发作更为频繁，表现更重，可从睡眠中醒来（Giugliano et al.，2015）。

采集病史时，要有针对性地提问，以确定 ACS 的概率。患者常有稳定型心绞痛或者心肌梗死病史。体格检查可能没有阳性发现，与 NSTE-ACS 相比，STEMI 的患者常表现为窦性心动过速、低血压和皮肤苍白湿冷。检查时还应该留意其他和 STEMI 症状相似的疾病，如主动脉夹层、急性心包炎、急性心肌梗死和肺栓塞。

诊断

ACS 的诊断是基于病史和临床表现、心脏生物标记物和心电图检查结果。本章后面将讨论临床表现和心电图表现。

心脏生物标记物

心脏生物标记物可用于急性心肌梗死，尤其 STEMI 的诊断（**表 3.3**）。当患者心电图没有 ST 段抬高时，诊断可能不明确。生物标记物还可以用于鉴别 UA 和 NSTEMI。

表 3.3　心脏生物标记物

生物标记物	升高时间	达峰时间	回落时间
肌钙蛋白（cTnI、cTnT）	2~4 h	10~24 h	大面积梗死，持续 14 d（偶尔更久）
肌酸激酶同工酶（CK-MB）	4~6 h	12~24 h	48~72 h 恢复正常
肌红蛋白	1~3 h	6~12 h	24~36 h 恢复正常

cTnI, 肌钙蛋白 I; cTnT, 肌钙蛋白 T; CK-MB, 肌酸激酶同工酶

心脏肌钙蛋白（cTnI 和 cTnT）是诊断心肌梗死的首选标记物。肌钙蛋白是骨骼肌和心肌中附着于原肌球蛋白的物质。在缺血、肌肉损伤、肌肉破坏后，这些物质会释放入血。由于正常心肌标记物在不同实验室之间存在不同，目前临床实践指南将肌钙蛋白浓度升高定义为与正常人相比，超过第 99 百分位（Amsterdam，2014）。

对于表现为 ACS 症状的患者，肌钙蛋白应在症状出现时采集。并在间隔 3 h 和 6 h 后复查，以评估其上升下降趋势（Amsterdam，2014）。若是两个至少间隔 6 h 的标本，都没有检出肌钙蛋白升高，则诊断为 UA。如果存在水平升高，则诊断为 NSTEMI（无 ST 段抬高）或 STEMI（心电图 2 个以上连续导联 ST 段抬高）。

肌酸激酶同工酶（CK-MB）可以用于评估心梗面积的大小（Amsterdam，2014）。在无法获得肌钙蛋白检测结果的情况下，可作为替代指标（Thygesen et al.，2012）。

小贴士

肌钙蛋白升高可见于很多种情况，如心力衰竭、慢性肾脏病、肺栓塞、心肌炎、心包炎、败血症、移植排斥、化疗、直接或间接心脏外伤等（Giugliano et al.，2015）。

12 导联心电图

要识别心肌缺血、损伤和梗死的心电图表现，需要综合分析 QRS 波、ST 段和 T 波的形态变化。定位病变区域，主要依据出现问题的导联，并且考虑其对应的心脏节段。一旦识别出病变位置，应该根据冠状动脉解剖学，推测哪个冠状动脉发生阻塞。**表 3.4** 总

结了冠状动脉常见的供血模式。

评估梗死区域范围和相对大小的其中一个方法，就是根据导联的数目判断。心电图中只有少数导联出现异常，提示梗死范围比多数导联均异常的患者小。一般来说，血管闭塞越靠近近端，梗死范围越大，出现异常的导联数目也就越多。

左心室分为不同的区域，心肌梗死可以发生在室间隔、前壁、侧壁、下壁和后壁（图 3.13）。如果心电图显示Ⅱ、Ⅲ、aVF 导联异常，则受累区域在下壁。由于大部分患者下壁是由右冠状动脉供血，因此可以合理地推测这些心电图异常是右冠状动脉部分或完全闭塞的结果。当面向间隔、前壁、侧壁的导联（V_1~V_6，Ⅰ、aVL）出现异常，有理由怀疑是左冠状动脉部分或完全闭塞所致。根据心电图改变进行心梗定位，将在本章后面进行更为详细的讨论。

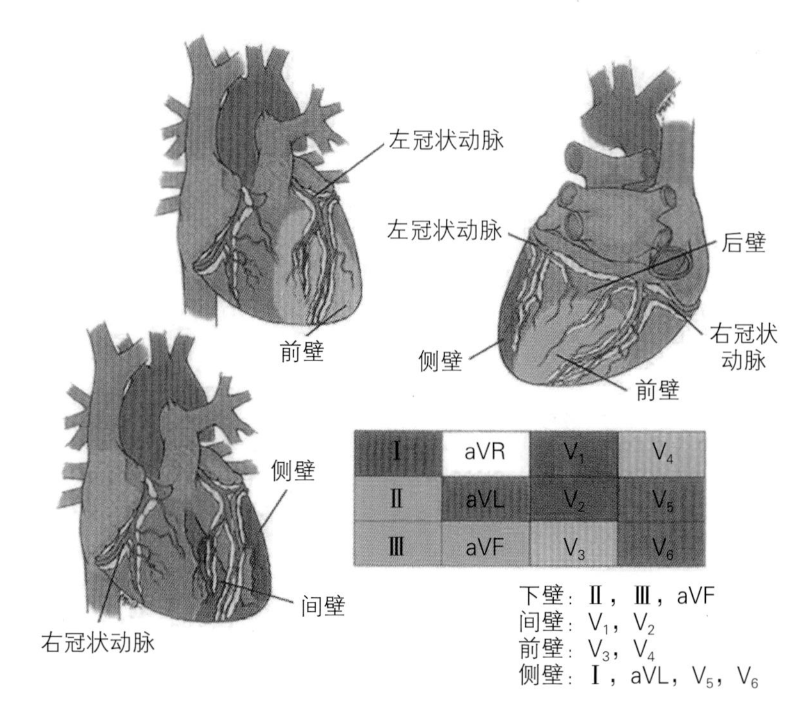

图 3.13 心脏外观及对应导联

表 3.4 心肌梗死的定位

解剖区域	对应导联	镜像导联	罪犯血管
左室前壁	V_3、V_4	V_7、V_8、V_9	左冠状动脉（前降支）
间隔	V_1、V_2	V_7、V_8、V_9	左冠状动脉（前降支）
左室下壁	Ⅱ、Ⅲ、aVF	Ⅰ、aVL	右冠状动脉（大多数）
右心室	V_1R~V_6R	Ⅰ、aVL	右冠状动脉
左室侧壁	Ⅰ、aVL、V_5、V_6	Ⅱ、Ⅲ、aVF（高侧壁梗死时）	左冠状动脉（前降支/回旋支）或右冠状动脉
左室后壁	V_7、V_8、V_9	V_1~V_4	回旋支或右冠状动脉
弥漫性内膜下缺血	aVR、V_1	Ⅰ、aVL、V_4~V_6（可能还有其他导联）	左主干、前降支近端或三支病变

不稳定型心绞痛和非 ST 段抬高型心肌梗死

UA 又被称为梗死前心绞痛、恶化或渐进性心绞痛、中间型冠状动脉综合征、闭塞前综合征，是介于稳定型心绞痛和急性心肌梗死前的一种中等严重的疾病。UA 和 NSTEMI 都是冠状动脉不完全闭塞造成血流受限所致。UA 是罪犯血管支配区内膜下心肌缺血，而 NSTEMI 则是发生在内膜下的心肌梗死。

12 导联心电图

最常见的心电图异常是面向缺血区导联的 ST 段压低和 T 波倒置（**图 3.14，3.15**）。高达 50% 的 NSTE-ACS 患者会出现上述心电图改变（Lange et al., 2016）。10% 的患者会出现一过性（持续时间小于 20 min）ST 段抬高（Giugliano et al., 2015）。

小贴士

高达 50% 的心肌梗死患者，第一份心电图没有任何异常（Cinquegrani, 2016）；心电图异常不能排除心肌梗死。

小贴士

疑诊为 ACS 的患者，如果其心电图唯一改变是 ST 段压低（尤其 V_1~V_4 导联），强烈提示后壁心肌梗死，应加做 V_7~V_9 导联以进一步评估。

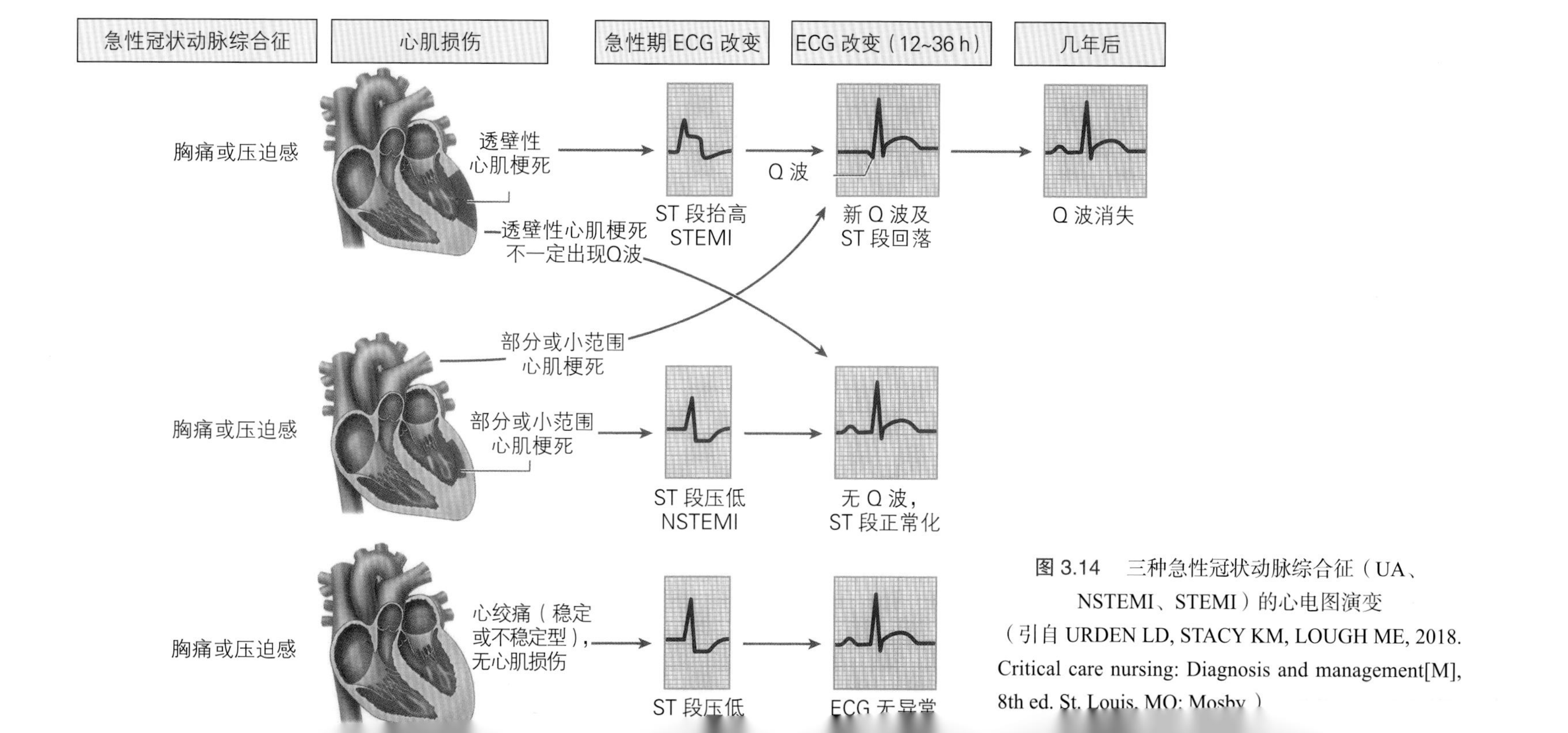

图 3.14　三种急性冠状动脉综合征（UA、NSTEMI、STEMI）的心电图演变（引自 URDEN LD, STACY KM, LOUGH ME, 2018. Critical care nursing: Diagnosis and management[M], 8th ed. St. Louis, MO: Mosby）

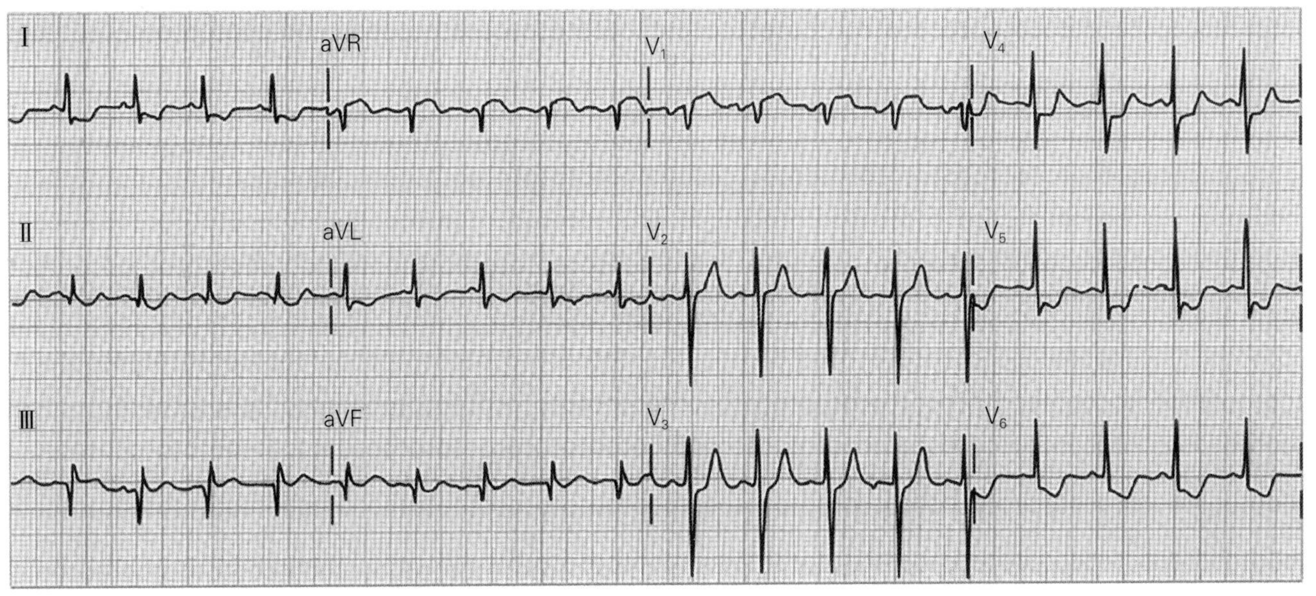

图 3.15

持续性胸痛患者心电图提示明显的 ST 段压低，诊断为 NSTEMI。Ⅰ、aVL、V_4~V_6 导联可见 ST 段压低 1~3 mm。患者既往有下壁心肌梗死（引自 ANDREOLI TE, BENJAMIN IJ, GRIGGS RC, et al., 2010. Andreoli and Carpenter's Cecil essentials of medicine. Philadelphia, PA: Saunders.）

ST 段抬高型心肌梗死

前文已提及，非 ST 段抬高型心肌梗死的冠状动脉是不完全闭塞导致的内膜下缺血。而 STEMI 往往是心外膜血管的完全闭塞。这种闭塞可以导致心室透壁性心肌缺血（图 3.10）。

12 导联心电图

STEMI 的心电图改变往往是可以预测的。下文描述的心电图改变，出现在面向罪犯血管所致梗死区域的相邻导联上。

· 超急性期 T 波改变：冠状动脉血流中断的几分钟内，心电图上可观察到面向缺血区的导联出现超急性 T 波。表现为高尖、宽大、直立的形态（图 3.16）。临床上，这种 T 波改变不容易看到，因为患者在寻求医疗救助时，它们可能已经演变。除了急性心肌梗死，高尖 T 波的其他病因包括高钾血症、左心室肥厚、左束支传导阻滞、急性心包炎、急性中枢神经系统事件（如颅内出血）、良性早期复极等。

小贴士

超急性期 T 波改变，最早在胸痛发作后 30min 内出现，早于心肌损伤标志物升高和 ST 段改变（Sovari et al.，2007）。

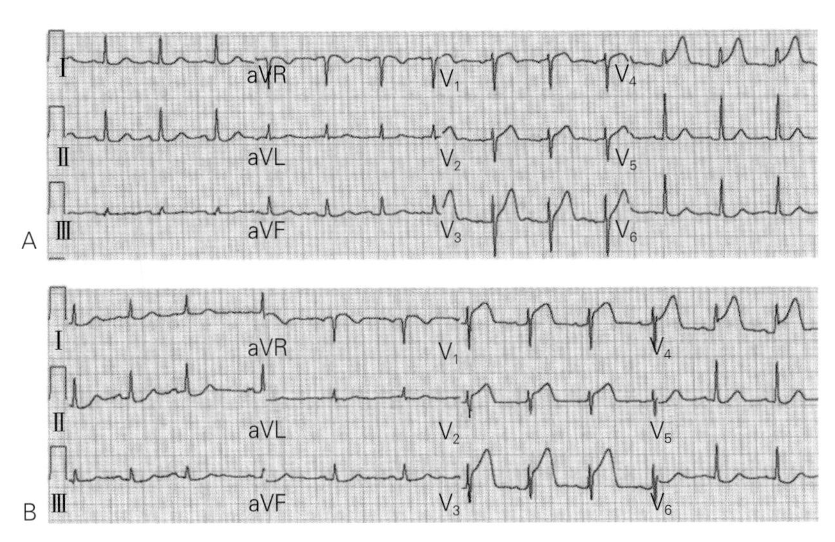

图 3.16 急性心肌梗死的超急性期 T 波

A. 患者表现为胸痛伴汗出，心电图 V_3 和 V_4 导联出现高尖、宽大、直立的 T 波，相应导联的 ST 段也刚刚开始抬高，V_1 和 V_2 导联也很可疑；B. 同一患者的 30 min 后的心电图，V_1~V_4 导联都出现 ST 段抬高

（引自 WALLS RM, HOCKBERGER RS, GAUSCHE-HILL M, 2018. Rosen's emergency medicine[M], 9th ed. Philadelphia, PA: Elsevier.）

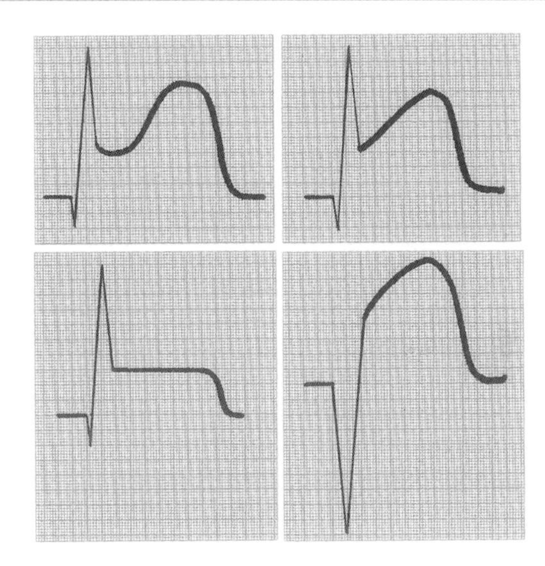

图 3.17 急性心肌梗死中 ST 段抬高的各种形态

（引自 GOLDBERGER AL, GOLDBERGER ZD, SHVILKIN A, 2018. Goldberger's clinical electrocardiography: A simplified approach[M], 9th ed. Philadelphia, PA: Elsevier.）

小贴士

STEMI 以外导致 ST 段抬高的疾病有：良性早期复极、心包炎、束支传导阻滞、心室起搏节律等，这些情况将在第 4 章继续讨论。

· ST 段改变：心肌损伤的心电图证据，是 ST 段抬高（图 3.17）。ACS 的患者，如果 2 个及以上的连续导联（V_2、V_3 除外），新出现 J 点处 ST 段抬高 ≥ 1 mm，提示心肌损伤（Gara et al.，2013）。V_2 和 V_3 导联，如果男性 ST 段抬高 2 mm，女性抬高 1.5 mm 以上，则认为存在显著 ST 段抬高（Gara et al.，2013）。连续心电监测，有助于发现 ST 段变化，以确定 ACS、无症状心肌梗死的诊断，也有助于发现未被识别的心肌缺血。

· QRS 波变化：心肌梗死根据其解剖位置（如前壁、下壁）及是否产生病理性 Q 波进行分类。Q 波心肌梗死通常认为是透壁性心肌梗死的同义词，非 Q 波心肌梗死被称为心内膜下梗死（Morrow et al.，2015）。这些术语目前已被取代，因为病理性 Q 波形成需要数小时。心脏磁共振研究表明，某些情况下，心电图 Q 波的形成，更多地取决于梗死的大小，而不是心肌受累的深度（Scirica et al., 2015）。

小贴士

心电图区分心肌梗死患者是否有 ST 段抬高，主要是用来指导再灌注治疗在内的治疗策略。绝大多数 STEMI 患者会出现病理性 Q 波（O'Gara et al., 2013）。

· T 波倒置：ACS 患者中，T 波倒置可能早于 ST 段改变，也可能同时发生。T 波倒置是心肌缺血的标志。与心肌缺血和梗死相关的 T 波通常狭窄且对称（Kurz et al., 2014）。这种倒置状态，可能持续数天、数周甚至数月时间，也可能永远留存（Wagner et al., 2009）。

心肌梗死的定位

面向心脏特定位置的心电图导联被组合在一起用于分析心肌缺血、损伤或者梗死。因为心电图证据必须在最少 2 个解剖相邻的导联中找到，所以评估这些导联的变化，有助于确定病变区域的位置并推测其背后的罪犯血管。一般来说，血管阻塞越靠近近端，梗死面积越大，提示病变的导联数目也就越多（Morris et al., 2012）。

对 STEMI 来说，梗死的定位很有意义。然而 NSTE-ACS 患者 ST 段压低和和 T 波改变提示心肌缺血的存在，它们在定位罪犯血管方面不太可靠。因为这些心电图异常反映的是内膜下缺血，而不是透壁性缺血（Halim et al., 2010）。

小贴士

心电图预判的梗死位置和实际梗死位置之间是否一致，取决于以下因素：心脏的解剖位置和大小、冠状动脉解剖特点、冠状动脉长度及闭塞位点、陈旧性梗死以及伴随的药物及电解质相关的心电图变化。

查看 ACS 患者 12 导联心电图时，应留意每个导联是否有 ST 段改变（抬高或压低）。如果存在 ST 段改变，则以“mm”为单位记录其移位。检查 T 波方向、形态和大小的变化。检查每个导联是否有病理性 Q 波，如果有，则测量其振幅和持续时间。

前壁梗死

前壁梗死，是由于前降支血流中断所致（**图 3.18**）。心电图表现为面向梗死区域的 V_3、V_4 导联异常。V_1 和 V_2 导联异常，则提示合并有间隔受累（**图 3.19**）。如果同时合并有间隔支受累，则前降支近端的闭塞，就称为前间壁梗死（**表 3.5**）。后者心电图异常，表现为 V_1~V_4 导联异常（**图 3.20**）。若对角支也受累，则表现为前侧壁梗死。

如果 V_3、V_4 导联提示前壁梗死的同时，V_5 和 V_6 导联也有提示性改变，则称为前侧壁梗死，或前壁梗死延伸至侧壁。这种类型的心肌梗死，也可能表现在 Ⅰ、aVL 导联。如果闭塞发生在间隔支和对角支近端，将导致广泛前壁梗死，心电图表现为 V_1~V_6 导联，Ⅰ、aVL 导联均异常。前壁和前间壁梗死，也会在 V_7、V_8、V_9 导联出现镜像改变。这种镜像改变不会表现在肢体导联，因为它们不在一个平面。

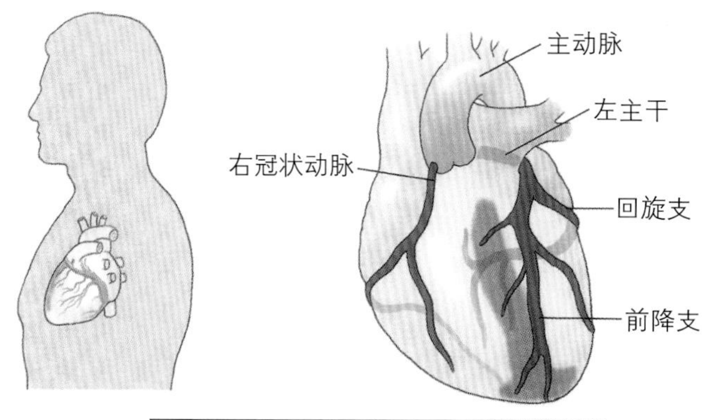

I 侧壁	aVR	V_1 间隔	V_4 前壁
II 下壁	aVL 侧壁	V_2 间隔	V_5 侧壁
III 下壁	aVF 下壁	V_3 前壁	V_6 侧壁

图 3.18 前壁梗死

前降支中段闭塞可导致前壁梗死。近端闭塞时，若间隔支也受累，则为前间壁梗死；对角支也受累，则为前侧壁梗死。若闭塞位点同时位于二者近端，则为广泛前壁梗死

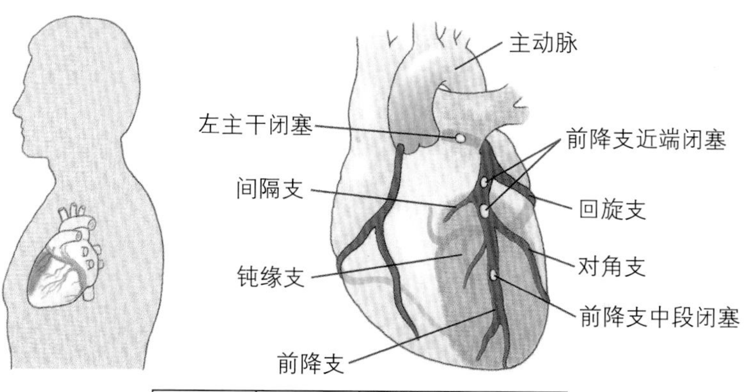

I 侧壁	aVR	V_1 间隔	V_4 前壁
II 下壁	aVL 侧壁	V_2 间隔	V_5 侧壁
III 下壁	aVF 下壁	V_3 前壁	V_6 侧壁

图 3.19 前间壁梗死

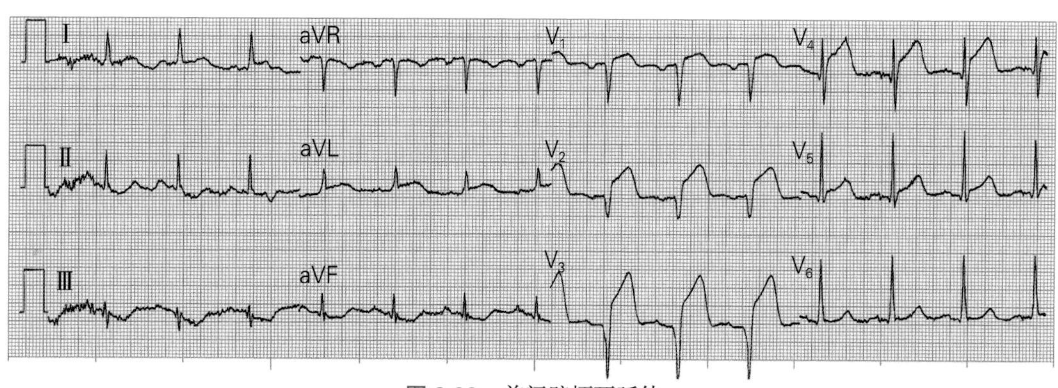

图 3.20 前间壁梗死延伸

R 波递增不良，是用来描述胸前导联 V_1~V_4 导联 R 波减小的术语。可能的原因包括右心室肥厚、左心室肥厚、左束支阻滞。R 波递增不良，也是前壁梗死的非特异性指标。

表 3.5　前壁和间隔梗死

解剖位置	相邻导联	镜像导联	可能的并发症
左室前壁	V_3、V_4	V_7、V_8、V_9	左心室功能障碍，包括心衰、心源性休克、房室传导阻滞、束支阻滞、室性早搏、房扑、房颤
间隔支	V_1、V_2	V_7、V_8、V_9	
前间壁	V_1、V_2、V_3、V_4	V_7、V_8、V_9	
前侧壁	Ⅰ、aVL、V_3、V_4、V_5、V_6	Ⅱ、Ⅲ、aVF（高侧壁），V_7、V_8、V_9	

小贴士

Wellens 综合征，又称为前降支 T 波综合征，是一种与前降支近端严重狭窄相关的心电图表现。患者通常有胸部不适的病史，心电图表现可以是一过性的，以胸痛缓解后 V_2~V_4 导联的 T 波双向或倒置为特征。患者心肌酶学正常或轻度升高。极少数患者有 ST 段抬高（Mao et al.，2013）。

De winter 综合征被认为是 STEMI 的等危症。与前降支近端急性闭塞相关（Martinez–Losas et al.，2016）。患者表现为胸痛，但缺乏典型前壁 STEMI 的心电图特征。De winter 综合征心电图特征为前壁 ST 段上斜型压低超过 1 mm，T 波对称高尖，胸前导联无 ST 段抬高。但 aVR 导联 ST 段抬高 0.5~1 mm（Goktas et al.，2017）。对于这两种综合征，快速识别和紧急再灌注治疗，可以避免前壁梗死的进展。

下壁梗死

下壁的对应导联是Ⅱ、Ⅲ、aVF。大多数人下壁由右冠状动脉的后降支供血（右优势型）。锐缘支近端的冠状动脉主干闭塞，将同时导致下壁和右心室梗死；而锐缘支远端的主干闭塞，则只发展成下壁梗死，右心室得以幸免（**图 3.21，表 3.6**）。下壁导联的镜像导联是Ⅰ、aVL。

部分患者的下壁，是由回旋支所发出的后降支供血的（左优势型）。若只是后降支近端闭塞，则出现下壁梗死。回旋支近端闭塞，可能同时合并下壁、侧壁和后壁梗死。下壁梗死的患者，如果 V_1 导联出现 ST 段抬高，同时可能合并右心室梗死（Kurz et al.，2014）。**图 3.22** 是一个心肌梗死的例子。

右室梗死

当心电图改变提示下壁梗死时，应警惕同时合并右室梗死。右心室由冠状动脉的锐缘支供血（**图 3.23**），后者闭塞可以导致孤立性右室梗死。锐缘支近端的冠状动脉主干闭塞，将同时导致下壁和右室梗死。

评估右室需要使用右胸导联（**表 3.7**）。这些导联恰好朝向右室，可显示梗死后的 ST 段抬高。若时间紧迫，不能同时获得全部右胸导联，可以仅做 V_3R、V_4R 导联（Wagner et al.，2009）。右室梗死最敏感的心电图指标是 V_1、V_4R 导联 ST 段抬高 1 mm（O'Gara et al.，2013）。一些研究人员发现，在 V_4R 导联 J 点后 0.06 s 测量 ST 段抬高的敏感度，要比在 J 点测量时高（Seo et al.，2011）。在出现 ACS 症状后，要尽快记录右胸导联，因为与右室梗死相关的 ST 段改变持续时间，远较肢体导联中下壁 ST 段抬高的持续时间短（Wagner et al.，2009）。**图 3.24** 是一个右室梗死的例子。

主动脉
左主干
优势型
右冠状动脉
间隔支
回旋支
a
b
钝缘支
右室支
对角支
左前降支
后降支
回旋支后侧分支

A

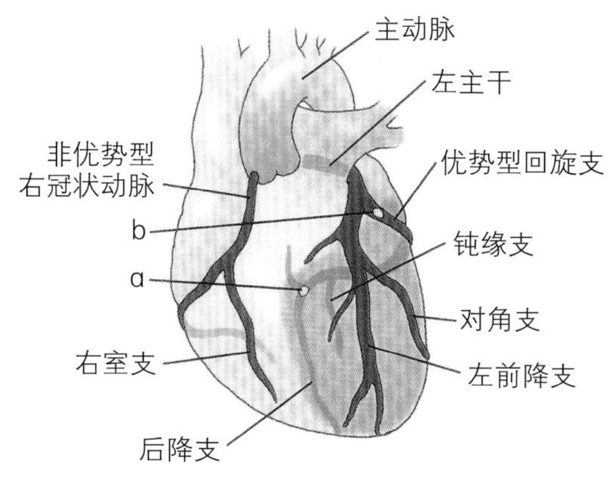

Ⅰ 侧壁	aVR	V_1 间隔	V_4 前壁
Ⅱ 下壁	aVL 侧壁	V_2 间隔	V_5 侧壁
Ⅲ 下壁	aVF 下壁	V_3 前壁	V_6 侧壁

B

图 3.21

A. 下壁梗死，冠状动脉解剖为右优势型。a 点闭塞导致下壁和右室梗死，b 点处闭塞则导致下壁梗死；B. 下壁梗死，冠状动脉解剖显示回旋支占优势。a 点闭塞导致下壁梗死，b 点处闭塞则导致侧壁和下侧壁梗死

小贴士

通过对 V_1 导联的仔细观察，可以发现右室梗死的存在。有时右室梗死也可以反映在 V_1、V_2 导联，因为在右胸导联中，V_1、V_2 导联的位置，分别对应于 V_2R 和 V_1R。下壁梗死时，若 V_1 和（或）V_2 导联 ST 段也抬高，且前者抬高幅度大于后者时，则合并右室梗死。相反地，前间壁梗死患者的 V_2 导联 ST 段抬高幅度大于 V_1。使用 V_1 导联诊断右室梗死，特异性较高，但敏感性不足。

表 3.6　下壁梗死

解剖结构	相邻导联	镜像导联	可能的并发症
下壁	Ⅱ、Ⅲ、aVF	Ⅰ、aVL	心动过缓，房室传导阻滞

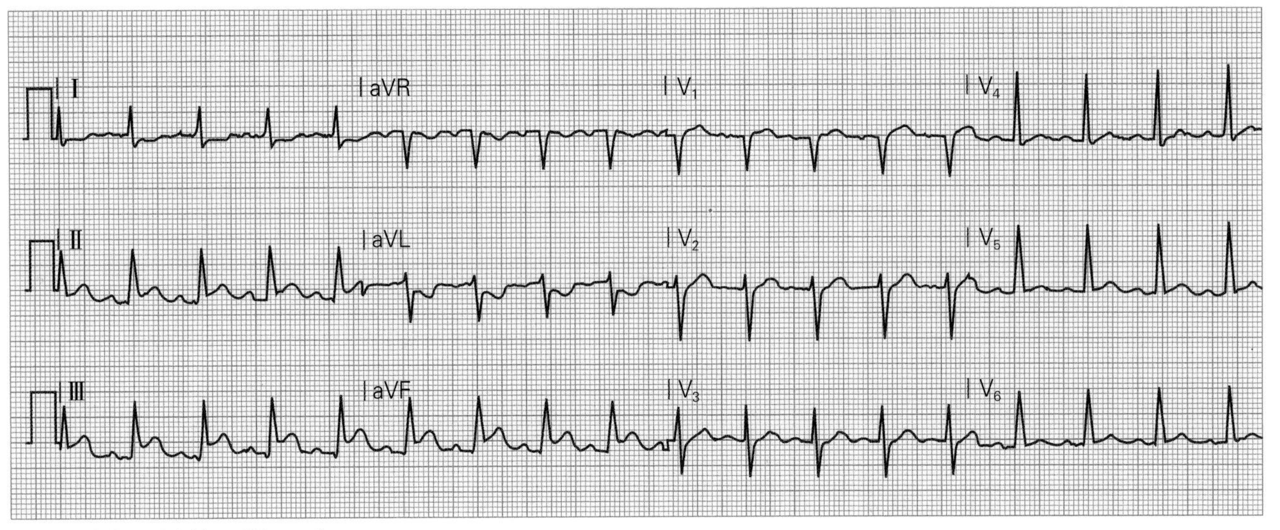

图 3.22　下壁梗死

下壁导联Ⅱ、Ⅲ、aVF 可见 ST 段抬高及病理性 Q 波，镜像导联Ⅰ、aVL 出现 ST 段压低

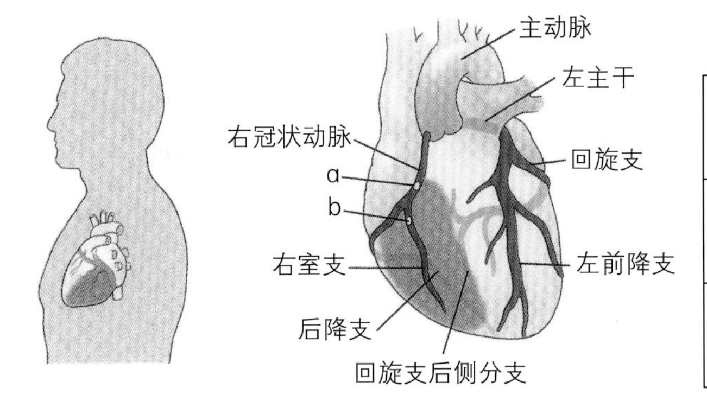

Ⅰ 侧壁	aVR	V_1 间隔	V_4 前壁	V_4R 右室
Ⅱ 下壁	aVL 侧壁	V_2 间隔	V_5 侧壁	V_5R 右室
Ⅲ 下壁	aVF 下壁	V_3 前壁	V_6 侧壁	V_6R 右室

图 3.23　右室梗死

a 点位于锐缘支近端，此处闭塞导致下壁和右室梗死；b 点闭塞则导致孤立性右室梗死

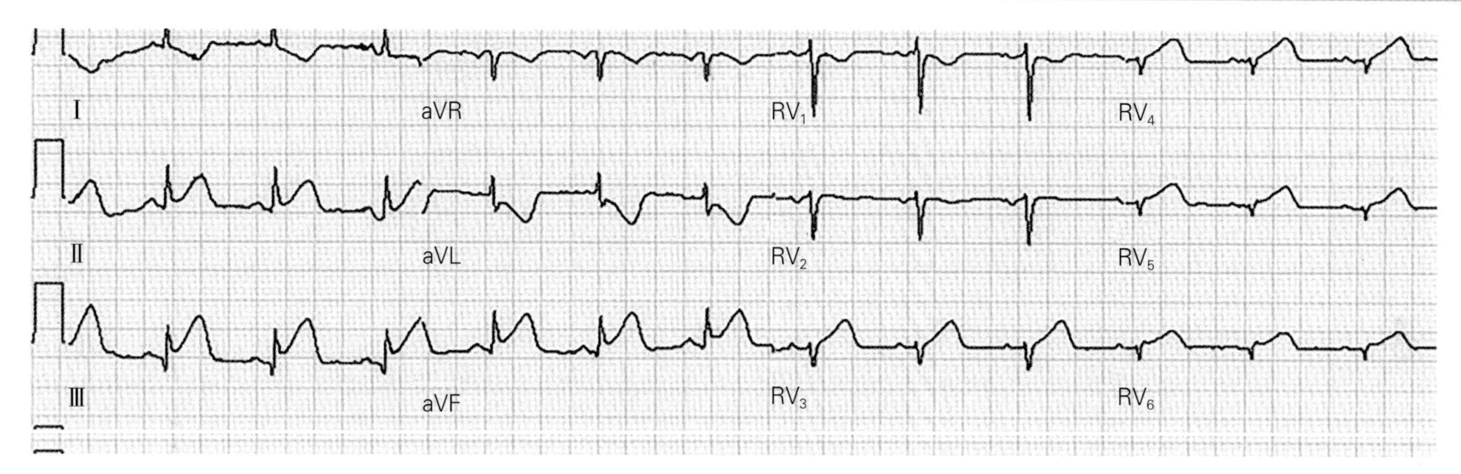

图 3.24　下壁及右室梗死

下壁导联Ⅱ、Ⅲ、aVF 可见 ST 段抬高，镜像导联Ⅰ、aVL 出现 ST 段压低；右胸导联 V_3R~V_6R 也有 ST 段抬高（引自 WALLS RM, HOCKBERGER RS, GAUSCHE-HILL M, 2018. Rosen's emergency medicine: Concepts and clinical practice[M], 9th ed. Philadelphia, PA: Elsevier.）

表 3.7　右室梗死

解剖结构	相邻导联	镜像导联	可能的并发症
右室	V_1R~V_6R	Ⅰ、aVL	心动过缓，房室传导阻滞，室性心律失常，低血压，右心室衰竭，前负荷不足
下壁 + 右室	Ⅱ、Ⅲ、aVF，V_1R~V_6R	Ⅰ、aVL	

据统计，25% 的右室梗死会出现明显的血流动力学异常（Goldenstein，2012）。患者可能表现为或逐渐出现继发于心动过缓、使用硝酸酯类药物的低血压（Goldenstein，2012）。

侧壁梗死

左心室侧壁可由回旋支、前降支或右冠状动脉的分支供血，所以，侧壁梗死常常是前壁或下壁梗死的延伸。由于左心室外侧壁由胸前导联（V_5、V_6）和肢体导联（Ⅰ、aVL）共同观察，所以侧壁梗死的心电图线索，可以在以下导联中寻找：Ⅰ、aVL、V_5、V_6（图 3.25，表 3.8）。高侧壁梗死主要表现为Ⅰ、aVL 导联 ST 段改变，下侧壁梗死则表现为 V_5、V_6 导联 ST 段异常。前者还可以在其镜像导联Ⅱ、Ⅲ、aVF 看到 ST 段异常。

孤立性侧壁梗死通常是回旋支闭塞，所以常被遗漏。更常见的是，前降支近端闭塞（前侧壁梗死）或右冠状动脉分支（下侧壁梗死）累及侧壁。图 3.26 是一个侧壁梗死的例子。

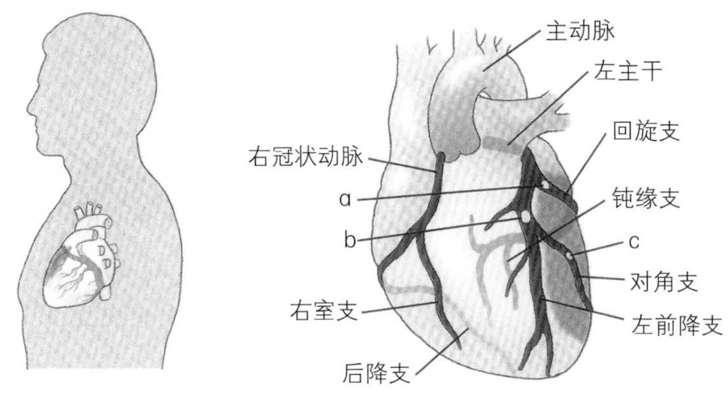

I 侧壁	aVR	V_1 间隔	V_4 前壁
Ⅱ 下壁	aVL 侧壁	V_2 间隔	V_5 侧壁
Ⅲ 下壁	aVF 下壁	V_3 前壁	V_6 侧壁

图 3.25　侧壁梗死

冠状动脉解剖提示回旋支闭塞（a 点）、前降支近端闭塞（b 点）、钝缘支闭塞（c 点）

表 3.8　侧壁梗死

解剖结构	相邻导联	镜像导联	可能的并发症
侧壁 LV	Ⅰ、aVL、V_5、V_6	Ⅱ、Ⅲ，aVF（高侧壁梗死）；aVR	心律失常

下侧壁梗死

后壁心肌梗死常常与下壁和侧壁梗死并存。专家建议采用下侧

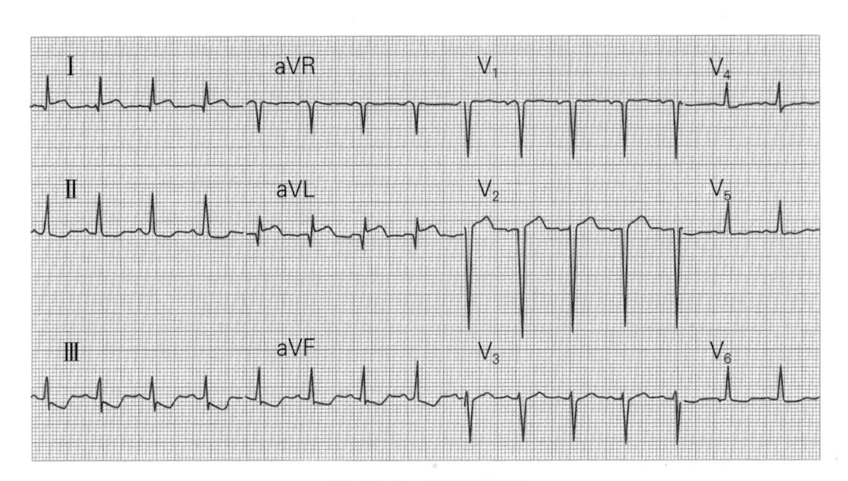

图 3.26　侧壁梗死

Ⅰ导联可见 ST 段抬高和小 Q 波，aVL 导联可见大 Q 波和 ST 段抬高。患者既往有 NSTEMI，V_2~V_6 导联有 T 波倒置，当时的冠状动脉造影提示间隔支远端前降支主干闭塞。本次心电图检查前一天，ST 段抬高演变，所有 T 波变为直立。患者随后再次出现胸痛，心电图表现如上。再次冠状动脉造影提示新发的钝缘支闭塞（引自 SURAWICZ B, KNILANS TK, 2001. Chou’s electrocardiography in clinical practice: Adult and pediatric[M], 5th ed. Philadelphia, PA: Saunders.）

壁梗死一词代替后壁梗死（Thygesen et al.，2012）。大部分患者的左心室的下侧壁主要是回旋支供血，少部分是右冠状动脉。

由于标准的 12 导联心电图没有导联直接对应下侧壁，因此需要额外的胸导联（V_7、V_8、V_9）以观察下侧壁。下侧壁梗死心电图改变是上述导联的 ST 段抬高（**图 3.27，表 3.9**）。镜像导联 V_1~V_4 导联中，也可以看到 R 波高尖、ST 段下移（Anderson，2016）。**图 3.28** 是一个下侧壁梗死的例子。

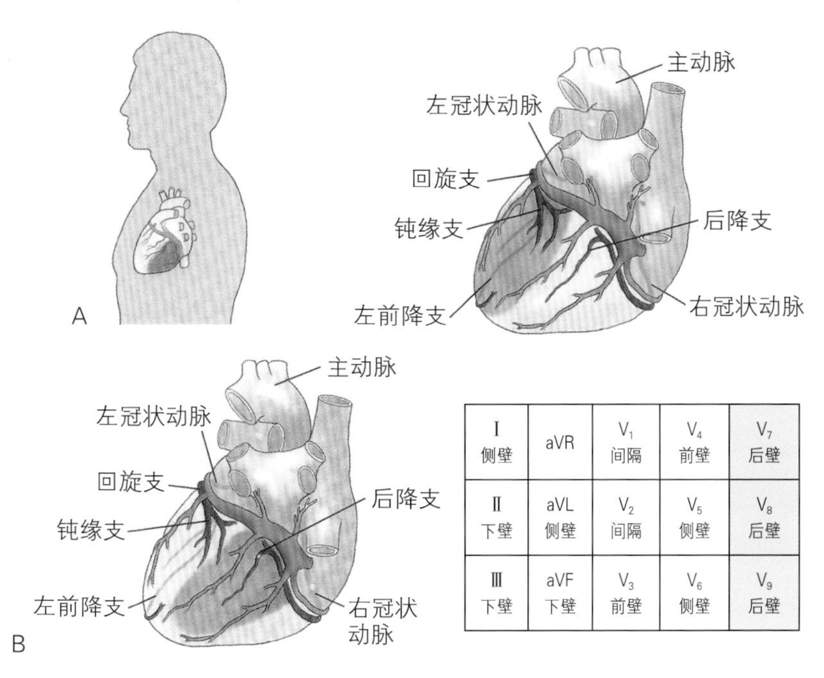

图 3.27　下侧壁（后壁）梗死定位

A. 冠状动脉解剖显示右冠状动脉占优势，血管闭塞则导致下壁和后壁梗死；B. 冠状动脉解剖显示回旋支占优势，钝缘支闭塞是孤立性后壁梗死的常见原因

表 3.9　下侧壁（后壁）梗死

解剖结构	相邻导联	镜像导联	可能的并发症
下侧壁	V_7，V_8，V_9	V_1 ~ V_4 导联 R 波高尖、ST 段压低	窦房结和房室结功能障碍
	V_8	aVL, aVF, V3（Chein, Gregg, Wen, 2016）	

其他

本章讲述的心电图改变，不是绝对的。也不是每个梗死都会遵循这个规律。然而，一旦掌握这些典型改变，它们可以在临床实践中作为一个参考。我们还需要掌握一些有诊断价值的“例外”情形。

典型心电图改变，可能在发生顺序、时间上与前述有所不同。一些梗死不产生 Q 波，另外一些梗死后 Q 波可能会消失。还有一些患者梗死后 ST 段持续抬高。

还有一种特殊情况是关于梗死定位，有时候心电图可以进行定位，但不是特别精确。例如，心电图上看上去是侧壁梗死，实则有可能是前壁。由于心电图是通过皮肤感知心脏电活动，所以这种误差可能存在于任何梗死。如前所述，包括解剖变异、患者位置和其他基础条件在内的因素，都可能影响感知定位和实际位置。患者特殊的冠状动脉解剖和侧支循环，也会影响梗死位置的判断。鉴于以上原因，急救人员难免会遇到一些梗死难以定位的情况。两种常见情形是心尖梗死和下外侧壁梗死。

心尖是心室距心房最远的尖端。该区域由前壁（前降支供血）和下壁（右冠状动脉供血）组织构成。鉴于个体冠状动脉解剖不同，右冠状动脉闭塞不仅可以导致下壁梗死，还会影响部分前壁组织；同样地，部分前降支闭塞的患者，缺血可能从前壁延伸至下壁。这些情况就产生了所谓的心尖梗死（**图 3.29**）。

冠状动脉解剖分布的另外一个常见变异，可能产生下外侧壁梗死。在前降支支配下壁的部分人群，该血管闭塞产生的梗死，不仅累及下壁，还累及外侧壁。**图 3.30** 是下外侧壁梗死的常见解释。

另外一种可能的解释为，心尖和下外侧壁梗死是侧支循环导致

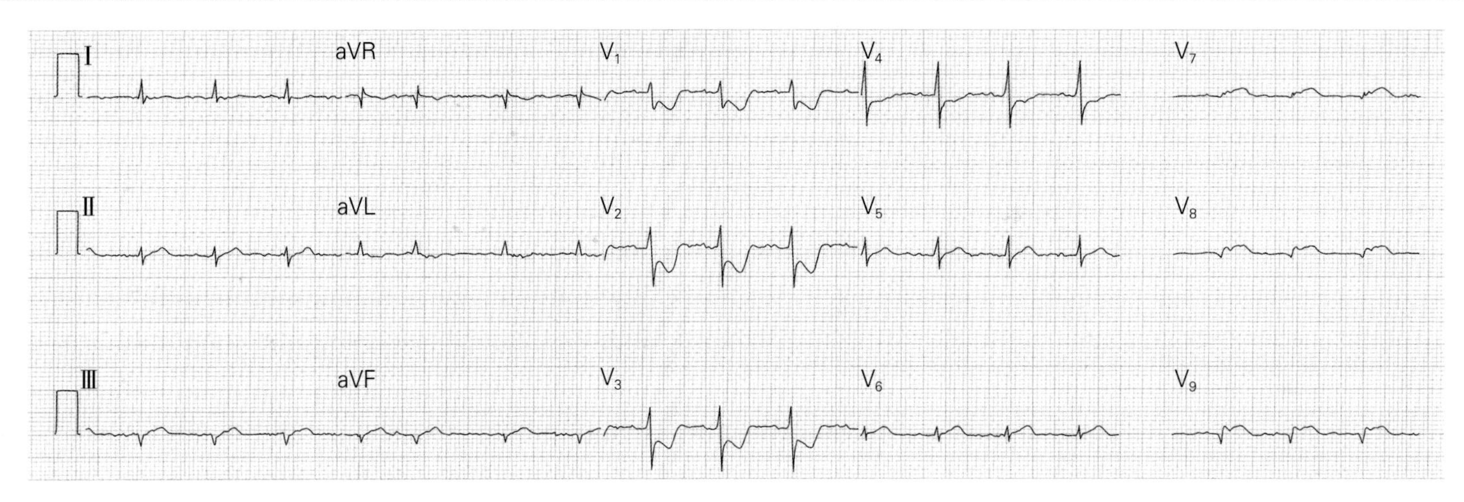

图 3.28

一名 76 岁糖尿病患者，回旋支闭塞后行心电图检查。V_1~V_4 导联可见 ST 段压低，提示后壁梗死。V_7~V_9 导联有助于发现 ST 段抬高并确诊（右图）。后壁梗死的患者，分析后壁导联有助于诊断及确定再灌注治疗，而仅分析 12 导联心电图可能会漏诊（引自 WIEGAND DL, 2017. AACN procedure manual for high acuity, progressive, and critical care[M], 7th ed. St. Louis, MO: Elsevier.）

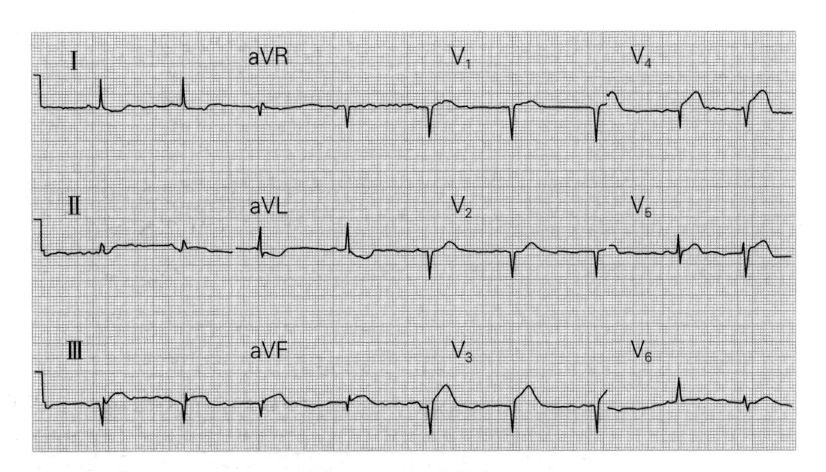

图 3.29 心尖部梗死

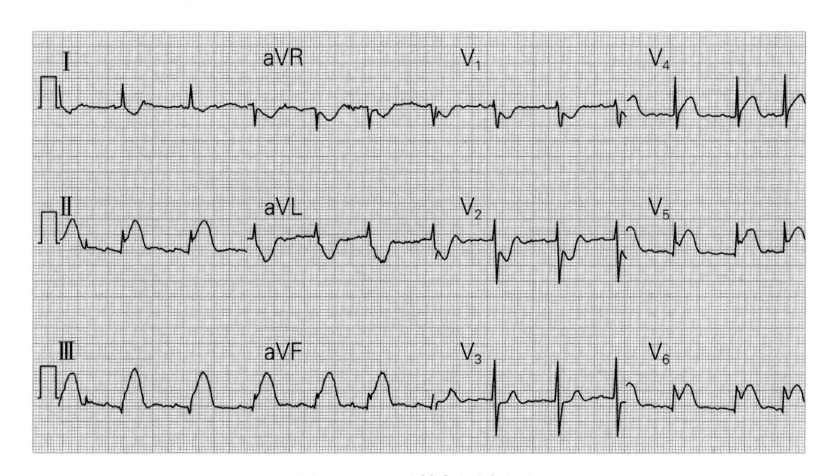

图 3.30 下外侧壁梗死

另外一个冠状动脉支配。因此，任何一个冠状动脉闭塞，都可能会在意想不到的区域产生损伤，并且在心电图上表现为另外一支血管闭塞后的典型特征。

急性冠状动脉综合征的处理

ACS 的干预，旨在改善心肌组织氧供，降低心肌氧耗，保护缺血心肌，恢复冠状动脉血流量，防止动脉再次闭塞（Brown，2013）。作为医疗人员，必须做好 ACS 识别、诊断，并采取措施加快数据收集，推进患者评估和再灌注治疗流程。早期识别梗死，可大大缩短总缺血时间，即从 STEMI 症状出现到罪犯血管成功再灌注的时间（Gara et al.，2013）。

目前的指南建议，所有疑诊为 ACS 的患者，均应在首次医疗接触 10 min 内完成心电图采集。由于 1/3 的患者可能没有胸痛症状，研究人员开发了一种实用的方法来识别患者，特别是没有胸痛的患者，他们在院前和急诊室都要求立即行 12 导联心电图检查（Glickman，2012）。研究发现，在 STEMI 所有年龄分组中，女性都比男性胸痛比例小，而且胸痛的频率随年龄增长而降低。然而，呼吸困难、全身乏力、晕厥或精神状态等症状随年龄增长而增加。因此，30 岁以上的胸痛患者，50 岁以上的呼吸急促、精神状态异常、上肢疼痛、晕厥或全身乏力的患者，80 岁以上有腹痛或者恶心 / 呕吐的患者，都应该立即进行心电图检查（Glickman，2012）。

院前处理

当患者出现心绞痛或心前区不适症状时，应该迅速进行初步检查，必要时稳定患者的气道、呼吸和循环（ABC）。患者可以自行选择一个舒适体位。确保患者不要自行上下楼梯和走向担架。评估患者生命体征和血氧饱和度，并且给予吸氧，维持血氧饱和度在 94% 以上（Conner et al.，2015）。

小贴士

当前在吸氧方面有所争议。AHA 2013 年 STEMI 管理指南指出，氧疗适用于低氧血症（氧饱和度 <90%）的患者（OCara et al.，2013）。AHA / ACC 2014 年 NSTE-ACS 管理指南建议对氧饱和度 <90%，呼吸窘迫或者低氧血症等高危患者进行氧疗（Amsterdam，2014）。指南还指出，心脏病患者常规吸氧可能会产生不良影响，包括增加冠状动脉阻力，减少冠状动脉血流量，增加死亡风险（Amsterdam，2014）。AHA 2015 年心肺复苏指南则建议，对 ACS 症状稳定的患者，氧疗不能降低死亡率或加快胸痛症状缓解，但有可能减少梗死面积。氧合正常的患者，吸氧是否有效证据尚不充分。在院前、急诊科和院内，对于氧饱和度正常的 ACS 疑似或确诊患者，可考虑停止氧疗（OConnor et al.，2015b）。

AVOID 研究（STEMI 患者空气与氧气对比研究），发表于国际复苏委员会系统综述之后，研究显示，STEMI 患者在没有缺氧的情况下氧疗，可能增加早期心肌损伤以及 6 个月后心肌梗死面积（Stub et al.，2015）。

需要重点获取的病史包括症状发作时间，使用 0~10 分的量表记录和评估患者疼痛和不适严重程度。破裂的斑块及内容物，可能触发凝血瀑布，故而抗血小板和抗凝是 ACS 治疗的重要组成部分，在排除禁忌证后，应该尽快给予阿司匹林并予以心电监护。在对任何非创伤性胸痛的患者进行初步评估时，都应该尽快获得清晰的 12 导联心电图，并且在转运过程中，根据患者病情进行二次评估。

小贴士

除了 ST 段抬高，院前 ECG 还能发现一些重要的一过性异常。这些都是急诊室 ECG 无法提供的信息。这些信息可以加快疑诊急性心血管事件患者的临床诊断和管理决策制定（Boothroyd，2013）。

STEMI 警报项目已经在全国许多紧急医疗服务系统和医院内实施，以试图最大限度地减少总缺血时间。尽管 STEMI 的院外评估已很准确，但将心电图传给急诊室工作人员，可提高分诊和治疗决策的准确性（Davis et al.，2007）。如果心电图提示 STEMI，应通知接诊医院开始填写溶栓通知单。

小贴士

2017 年一项研究通过与临床确诊的 STEMI 相比，基于软件分析流程的误诊原因。在 44 611 例患者中，假阳性的主要原因是心电图干扰、早期复极、可能的心包炎 / 心肌炎、病因不明、左心室肥厚和右束支阻滞。产生假阴性的原因主要是 ST 段临界性抬高，或 T 波高大使得 ST/T 比例下降，低于软件算法的阈值。

建立静脉通道，并根据治疗方案给予镇痛药物。对于血流动力学稳定的缺血性胸痛患者，可每隔 3~5 min 给予 NGT 舌下含服或 NGT 喷雾，直到疼痛缓解或者血压偏低限制其使用（OConnor et al.，2015a）。虽然 NGT 有明确的益处，包括扩张冠状动脉、外周动脉和静脉。但是没有证据表明，急性心肌梗死的患者可以常规静脉、口服或者局部使用 NGT。下壁合并右室梗死的患者，应避免使用 NGT。因为后者是一种血管扩张剂，会减少右室梗死患者的前负荷，进而导致严重的低血压。除了重新评估和记录患者生命体征及用药前后的不适程度外，在治疗前后（如使用硝酸甘油）进行 12 导联心电图检查也是必需的。

吗啡是一种有效的镇痛镇静药物，可以扩张静脉、降低心率和收缩压，从而减少心肌氧耗。一些研究表明，ACS 和急性失代偿心衰使用吗啡后不良事件发生率上升（Amsterdam，2014）。许多医疗机构使用芬太尼代替吗啡镇痛。芬太尼是一种脂溶性阿片类药物。与吗啡相比，对心血管影响更小，起效更快，作用时间更短。根据患者血流动力学，可能需要使用抗心律失常药物、升压药、补液或强心药。

小贴士

右室梗死的患者，给予硝酸甘油和吗啡必须谨慎。低血压可能引起冠状动脉血流减少进而导致严重后果。因为冠状动脉是主动脉分支，低血压可能导致前者血流量减少。如果这种情况发生在陈旧梗死的患者，可能导致梗死区的侧支循环，或导致存活心肌的区域缺血。低血压的危害主要是可以减少冠状动脉灌注、扩大损伤面积。

专家建议基层医疗机构将病情稳定，不需要紧急干预的患者转诊至有 PCI 能力的医院，并绕行急诊科（O’Gara et al.，2013）。

院前溶栓是 STEMI 治疗重要的组成部分，当转运时间 >30 min 时，可以作为替代治疗（O’Gara et al.，2015a）。虽然颅内出血相对罕见，但溶栓治疗后其发生率上升，因此有溶栓条件的医院，也可以直接转运至有 PCI 条件的医院，见图 3.31（O’Gara et al.，2015a）。

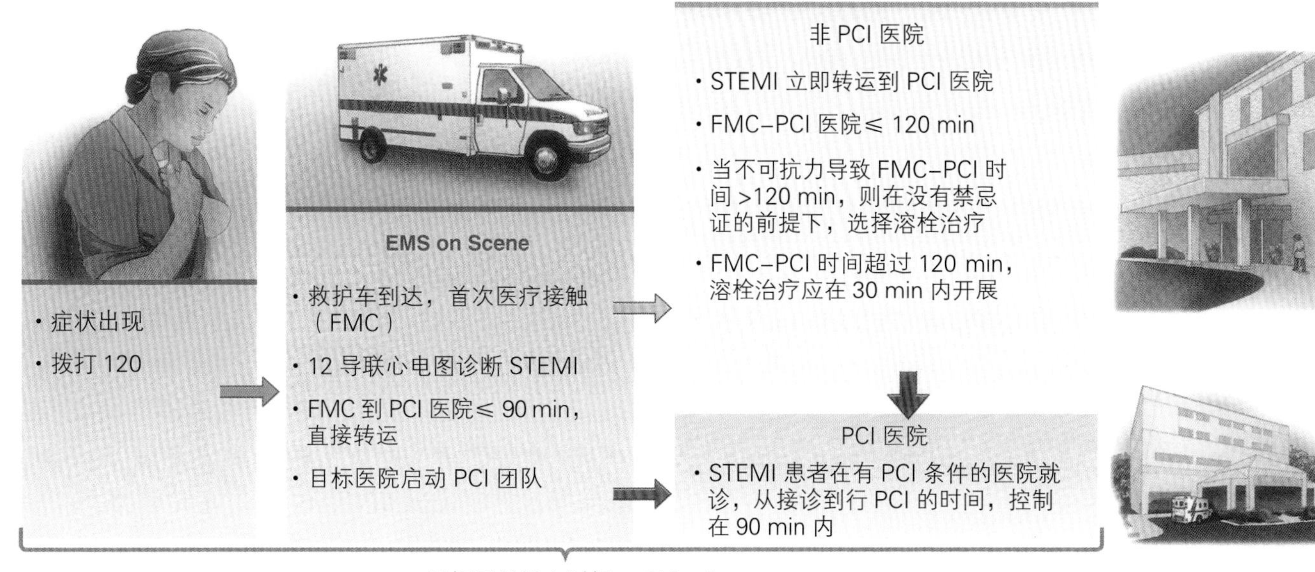

图 3.31　胸痛及 ACS 患者院前评估及治疗方案

（引自 URDEN LD, STACY KM, LOUGH ME, 2018. Critical care nursing: Diagnosis and management[M], 8th ed. St. Louis, MO: Mosby.）

急诊室处理

虽然有缺血性胸痛的患者可能乘坐救护车来急诊室，但许多人是乘私家车来的，后者应该尽快进行分诊。

快速评估并稳定患者的 ABC，反复评估患者的精神状态、生命体征和血氧饱和度水平至关重要。连续心电监护必不可少，必要时可以给予氧疗。如果没有禁忌证，应该给予阿司匹林，建立静脉通路。在完成溶栓治疗同意书的同时，在 30 min 内完成床旁胸片，并且进行初步的实验室检查，包括生物标记物、电解质和凝血功能。

进行有针对性的病史采集和体格检查，评估和记录患者胸部不适症状，冠心病危险因素以及相关的体征和症状。考虑有无其他 ACS 鉴别诊断，如主动脉夹层、急性心包炎、急性心肌炎和血栓。使用 0~10 分量表评估患者疼痛和不适的严重程度，并且重新评估患者对治疗的反应。

因为使用非甾体抗炎药会增加心脏不良事件（如再梗死、高血压、心力衰竭、心脏破裂）的风险。急性期不应该给予这些药物（阿司匹林除外），且应该在出院前停用（Amsterdam，2014；OConner，2015a；OConner，2013）。

采集并分析心电图，分析有无 ACS 的线索。STEMI 患者最为紧急，其次是 NSTEMI，然后才是其他可疑的心源性胸痛。通过心电图导联分析损伤和缺血部位。牢记：心电图异常最少应该在两个相邻的导联中体现。

小贴士

采集和复查 12 导联心电图，是评估和处理缺血性胸痛患者的重要组成部分。在患者到达后 10 min 内应完成第一份心电图检查。临床指标有变化时，应该复查心电图。

根据 12 导联心电图检查结果，将患者分为 3 种类型：① ST 段抬高；② ST 段压低；③正常 / 不典型心电图。

1. ST 段抬高

2 个及以上连续导联中的 ST 段抬高，考虑 STEMI。如果在下壁 Ⅱ、Ⅲ、aVF 导联发现 ST 段抬高，还要警惕可能存在右室梗死。

STEMI 的首诊医生，应该考虑通过药物（溶栓）、机械（PCI）的方法进行再灌注治疗（OConner，2015b）。由于就诊耽误时间，不建议常规咨询心脏科医生或其他医生，除非病情不确定或模棱两可（OConner，2015b）。在确定溶栓还是 PCI 时，必须考虑几个因素，包括从症状出现的时间、患者的临床表现和血流动力学状态、患者年龄、梗死部位、急诊室就诊时 STEMI 持续时间、患者并发症、出血风险、禁忌证、PCI 延迟时间、PCI 医生和医院能力（OConner，2015a；Gara et al.，2013）。虽然及时 PCI 治疗的预后良好，但在只有少数医院能开展的情况下，溶栓治疗仍然在 STEMI 中发挥重要作用。STEMI 的其他治疗包括抗心绞痛、抗凝、β 受体阻断剂、ACEI 和他汀类药物。

小贴士

ACS 患者发生心搏骤停，应在心脏自主心律恢复后进行 12 导联心电图检查。目前的复苏治疗建议对院外心搏骤停（OHCA）患者进行紧急冠状动脉造影。此外，OHCA 考虑心源性原因所致，但心电图无 ST 段抬高时，进行急诊冠状动脉造影，也是合理选择。

2. ST 段压低

胸痛 / 心前区不适伴有 ST 段压低或一过性 ST–T 异常，提示心肌缺血。V_1 和 V_2 导联 ST 段压低，应该考虑是否存在下侧壁缺血。出现症状反复发作、缺血性心电图改变或者肌钙蛋白阳性的 NSTE–ACS 患者，应该入院进一步评估（Amsterdam，2014）。稳定期 NSTE–ACS 患者，应该入住普通监护病房（Amsterdam，2014）。持续性心绞痛、血流动力学不稳定、不受控制的心律失常或心梗面积较大的患者，应该入住冠心病监护病房（Amsterdam，2014）。NSTE–ACS 的治疗包括抗心绞痛、抗血小板、抗凝治疗。左心室功能低下会影响药物治疗和血运重建的（PCI 及搭桥）策略选择，所以应对心功能进行重点评估（Amsterdam，2014）。

3. 正常 / 不典型心电图

正常心电图或非特异性 ST–T 改变，不具备诊断价值，应该进一步评估。建议将体征和症状提示 ACS 或心电图表现不典型的患者收入急诊室胸痛单元或合适的床位（OConner，2015b）。假如患者有症状或临床高度疑诊 STEMI，应该进行连续心电图检查或连续评估 ST 段，以免遗漏潜在的 ST 段抬高。非侵入性检查（CTA）、心脏磁共振、心肌显像、负荷超声心动图可以用于确诊适合从急诊室出院的患者（OConner，2015b）。图 3.32 是 ACS 患者诊治流程图。

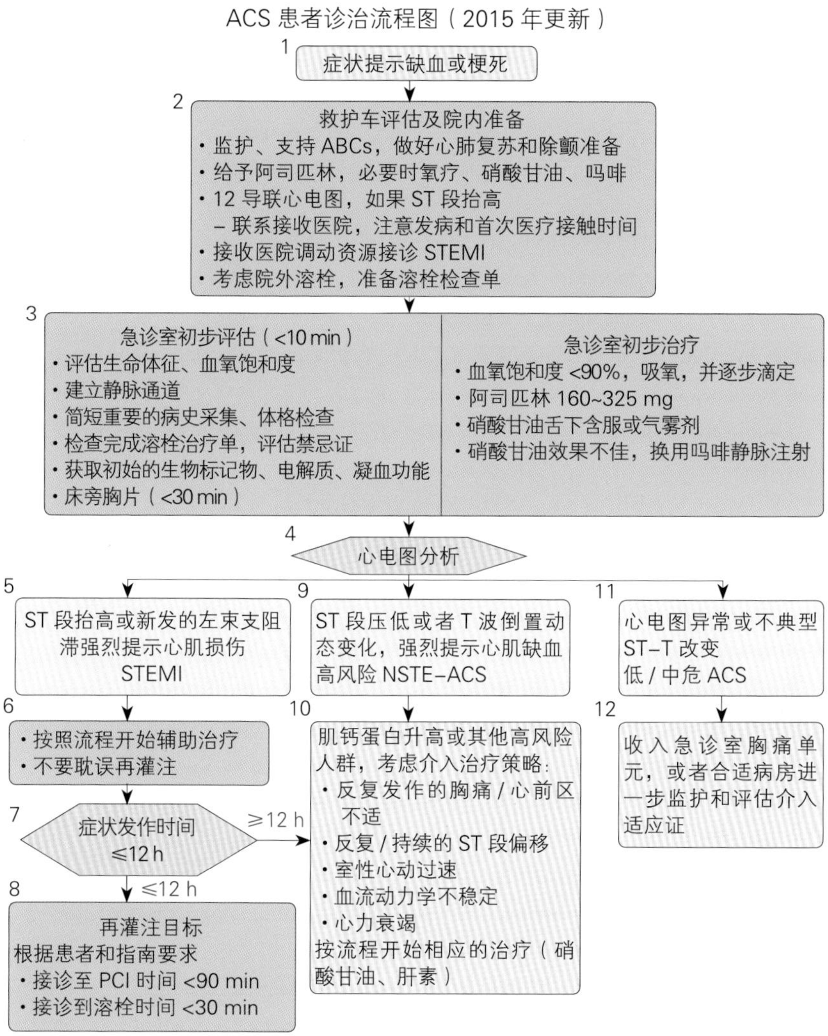

ACS 患者诊治流程图（2015 年更新）

1 症状提示缺血或梗死

2 救护车评估及院内准备
- 监护、支持 ABCs，做好心肺复苏和除颤准备
- 给予阿司匹林，必要时氧疗、硝酸甘油、吗啡
- 12 导联心电图，如果 ST 段抬高
  - 联系接收医院，注意发病和首次医疗接触时间
- 接收医院调动资源接诊 STEMI
- 考虑院外溶栓，准备溶栓检查单

3 急诊室初步评估（<10 min）
- 评估生命体征、血氧饱和度
- 建立静脉通道
- 简短重要的病史采集、体格检查
- 检查完成溶栓治疗单，评估禁忌证
- 获取初始的生物标记物、电解质、凝血功能
- 床旁胸片（<30 min）

急诊室初步治疗
- 血氧饱和度 <90%，吸氧，并逐步滴定
- 阿司匹林 160~325 mg
- 硝酸甘油舌下含服或气雾剂
- 硝酸甘油效果不佳，换用吗啡静脉注射

4 心电图分析

5 ST 段抬高或新发的左束支阻滞强烈提示心肌损伤 STEMI

6
- 按照流程开始辅助治疗
- 不要耽误再灌注

7 症状发作时间 ≤12 h（≥12 h → 10）

8 ≤12 h
再灌注目标
根据患者和指南要求
- 接诊至 PCI 时间 <90 min
- 接诊到溶栓时间 <30 min

9 ST 段压低或者 T 波倒置动态变化，强烈提示心肌缺血 高风险 NSTE-ACS

10 肌钙蛋白升高或其他高风险人群，考虑介入治疗策略：
- 反复发作的胸痛 / 心前区不适
- 反复 / 持续的 ST 段偏移
- 室性心动过速
- 血流动力学不稳定
- 心力衰竭

按流程开始相应的治疗（硝酸甘油、肝素）

11 心电图异常或不典型 ST-T 改变 低 / 中危 ACS

12 收入急诊室胸痛单元，或者合适病房进一步监护和评估介入适应证

图 3.32 ACS 患者诊治流程图

（Reprinted with permission. Web-Integrated 2010 & 2015 American Heart Association guidelines for CPR & ECC Part 9: Acute coronary syndromes. ECCguidelines. heart.org. © 2015 American Heart Association, Inc.）

参考文献

1. AMSTERDAM EA, WENGER NK, BRINDIS RG, et al., 2014. 2014 AHA/ACC guideline for the management of patients with non-ST-elevation acute coronary syndromes. Journal of the American College of Cardiology [J], 64（24）, 1-150.
2. ANDERSON JL, 2016. ST segment elevation acute myocardial infarction and complications of myocardial infarction. In L. Goldman & A. I. Schafer（Eds.）, Goldman-Cecil medicine [M]（25th ed., pp. 441-456）. Philadelphia, PA: Saunders.
3. BLANC-BRUDE O, 2011. Myocardial cell death and regeneration. In P. Théroux（Ed.）, Acute coronary syndromes: A companion to Braunwald's heart disease [M]（2nd ed., pp. 66-80）. Philadelphia, PA: Saunders.
4. BODEN WE, 2016. Angina pectoris and stable ischemic heart disease. In L. Goldman & A.I.Schafer（Eds.）, Goldman-Cecil medicine [M]（25th ed., pp.420-431）. Philadelphia, PA: Saunders.
5. BOOTHROYD LJ, SEGAL E, BOGATY P, et al., 2013. Information on myocardial ischemia and arrhythmias added by prehospital electrocardiograms. Prehospital Emergency Care [J], 17（2）, 187-192.
6. BOSSON N, SANKO S, STICKNEY RE, et al., 2017. Causes of prehospital misinterpretations of ST elevation myocardial infarction. Prehospital Emergency Care [J],21（3）,283-290.
7. BRASHERS VL, 2014. Alterations of cardiovascular function. In K. L. McCance, S. E. Huether, V. L. Brashers, & N. S. Rote（Eds.）, Pathophysiology: The biologic basis for disease in adults and children（7th ed., pp.1129-1193）. St. Louis: Mosby.
8. BROWN DF, 2013. Acute coronary syndrome. In J.G.Adams（Ed.）, Emergency medicine [M]（2nd ed., pp. 452-468）.Philadelphia, PA: Saunders.
9. CHEN C, WEI J, ALBADRI A, et al., 2016. Coronary microvascular dysfunction—Epidemiology, pathogenesis, prognosis, diagnosis, risk factors and therapy. Circulation Journal [J], 81（1）, 3-11.

10. CHIEN SC, GREGG R, WEN MS, 2016. The relationship between ST depression in standard 12–leads and the ST elevation in extended leads. Journal of Electrocardiology [J], 49（6）, 926–926.
11. CINQUEGRANI MP, 2016. Coronary heart disease. In I. J. Benjamin, R. C. Griggs, E. J. Wing, & J. G. Fitz（Eds.）, Andreoli and Carpenter's Cecil essentials of medicine [M]（9th ed., pp. 87–109）. Philadelphia, PA: Saunders.
12. CREA F, CAMICI PG, BAIREY MERZ CN, 2014. Coronary microvascular dysfunction: An update. European Heart Journal, 35（17）, 1101–1111.
13. DAMJANOV I, 2017. The cardiovascular system. In Pathology for the health professions [M]（5th ed., pp. 133–164）.St.Louis, MO: Elsevier.
14. DAVIS DP, GRAYDON C, STEIN R, et al., 2007. The positive predictive value of paramedic versus emergency physician interpretation of the prehospital 12–lead electrocardiogram. Prehospital Emergency Care [M], 11（4）, 399–402.
15. FALK E, BENTZON JF, 2017. New and emerging insights into the pathobiology of acute myocardial infarction.In D. A. Morrow（Ed.）, Myocardial infarction: A companion to Braunwald's heart disease [M]（pp.22–33）. St. Louis, MO: Elsevier.
16. GIUGLIANO RP, CANNON CP, BRAUNWALD E, 2015. Non–ST–elevation acute coronary syndromes.In D.L.Mann, D. P. Zipes, P. Libby, R.O. Bonow, & E. Braunwald（Eds.）, Braunwald's heart disease: A textbook of cardiovascular medicine [M]（10th ed., pp. 1155–1181）. Philadelphia, PA: Saunders.
17. GLICKMAN SW, SHOFER FS, WU MC, et al., 2012. Development and validation of a prioritization rule for obtaining an immediate 12–lead electrocardiogram in the emergency department to identify ST–elevation myocardial infarction.American Heart Journal [J], 163（3）, 372–382.
18. GOKTAS MU, SOGUT O, YIGIT M, et al., 2017. A novel electrocardiographic sign of an ST–segment elevation myocardial infarction–equivalent: De Winter syndrome. Cardiology Research [J], 8（4）,165–168.
19. GOLDSTEIN JA, 2012. Acute right ventricular infarction. Cardiology Clinics [J], 30（2）, 219–232.
20. HALIM SA, NEWBY K, OHMAN EM, 2010. Diagnosis of acute myocardial ischemia and infarction. In M. H. Crawford, J. P. DiMarco, & W. J. Paulus（Eds.）, Cardiology [M]（3rd ed., pp. 345–360）. Philadelphia, PA: Elsevier.
21. KARVE AM, BOSSONE E, MEHTA RH, 2007. Acute ST–segment elevation myocardial infarction: critical care perspective. Critical Care Clinics [J], 23（4）, 685–707.
22. KASKI JC, ARROYO–ESPLIGUERO R, 2010. Variant angina pectoris. In M.H. Crawford, J. P. DiMarco, & W. J. Paulus（Eds.）, Cardiology [M]（3rd ed., pp. 301–309）. Philadelphia, PA: Elsevier.
23. KAWANO H, MOTOYAMA T, YASUE H, et al., 2002. Endothelial function fluctuates with diurnal variation in the frequency of ischemic episodes in patients with variant angina. Journal of the American College of Cardiology [J], 40（2）, 266–270.
24. KUMAR V, ABBAS AK, ASTER JC, 2018. Heart. In V. Kumar, A. K.Abbas, & J.C. Aster（Eds.）, Robbins basic pathology [M]（10th ed.）. Philadelphia, PA: Elsevier.（pp. 399–441）.
25. KURZ MC, MATTU A, BRADY WJ, 2014. Acute coronary syndrome. In J. A. Marx, R. S. Hockberger, & R.M. Walls（Eds.）, Rosen's emergency medicine [M]（8th ed., pp. 997–1033）. Philadelphia, PA: Saunders.
26. LANGE RA, HILLIS LD, 2016. Acute coronary syndrome: Unstable angina and non–ST–elevation myocardial infarction. In L. Goldman & A. I. Schafer（Eds.）, Goldman–Cecil medicine [M]（25th ed., pp. 432–441）. Philadelphia, PA: Saunders.
27. LÖFFLER AI, BOURQUE J, 2016. Coronary microvascular dysfunction, microvascular angina, and management. Current Cardiology Reports [M], 18（1）. https://doi.org/10.1007/s11886–015–0682–9.
28. MAO L, JIAN C, WEI W, et al., 2013. For physicians: Never forget the specific ECG T–wave changes of Wellens' syndrome. International Journal of Cardiology [J], 167（1）, e20–e21.
29. MARTÍNEZ–LOSAS P, FERNÁNDEZ–JIMÉNEZ R, 2016. de Winter syndrome.

Canadian Medical Association Journal [J], 188（7）, 528–528.

30. MCSWEENEY JC, CODY M, O'SULLIVAN P, et al., 2003. Women's early warning symptoms of acute myocardial infarction. Circulation [J], 108（21）, 2619–2623.
31. MORRIS F, BRADY WJ, 2002. Acute myocardial infarction—Part I. British Medical Journal [J], 324（7341）,831–834.
32. MORROW DA, BODEN WE, 2015. Stable ischemic heart disease. In D.L. Mann, D. P. Zipes, P. Libby, R. O. Bonow, & E. Braunwald（Eds.）, Braunwald's heart disease: A textbook of cardiovascular medicine [M]（10th ed., pp.1182–1244）. Philadelphia, PA: Saunders.
33. NADERI S, CHO L, 2016. Sex and ethnicity issues in interventional cardiology. In E. J. Topol &P. S. Teirstein（Eds.）, Textbook of interventional cardiology [M]（7th ed.）（pp. 141–150）. Philadelphia, PA:Elsevier.
34. O'CONNOR RE, AL ALI AS, BRADY WJ, et al., 2015a. 2015 American Heart Association guidelines for CPR & ECC. Retrieved from American Heart Association. Web–based Integrated Guidelines for Cardiopulmonary Resuscitation and Emergency Cardiovascular Care–Part 9: Acute Coronary Syndromes:Eccguidelines.heart.org.
35. O'CONNOR RE, AL ALI AS, BRADY WJ, et al., 2015b. Part 9: Acute coronary syndromes: 2015 American Heart Association guidelines update for cardiopulmonary resuscitation and emergency cardiovascular care. Circulation [J], 132（18 Suppl 2）, 483–500.
36. O'GARA PT, KUSHNER FG, ASCHEIM DD, et al., 2013. 2013 ACCF/AHA guideline for the management of ST–elevation myocardial infarction. Journal of the American College of Cardiology [J], 61（4）, e78–e140.
37. SCHOEN EJ, MITCHELL RN, 2015. The heart. In V. Kumar, A. K. Abbas, & J.C. Aster（Eds.）, Robbins and Cotran pathologic basis of disease [M]（9th ed., pp. 523–578）. Philadelphia, PA: Saunders.
38. SCIRICA BM, MORROW DA, 2015. ST–elevation myocardial infarction: Pathology, pathophysiology, and clinical features. In D. L. Mann, D. P. Zipes, P. Libby, R. O. Bonow, & E. Braunwald（Eds.）, Braunwalds heart disease: A textbook of cardiovascular medicine [M]（10th ed., pp. 1068–1094）. Philadelphia: Saunders.
39. SEO DW, SOHN CH, RYU JM, et al., 2011. ST elevation measurements differ in patients with inferior myocardial infarction and right ventricular infarction. American Journal of Emergency Medicine [J], 29（9）, 1067–1073.
40. SOVARI AA, ASSADI R, LAKSHMINARAYANAN B, et al., 2007. Hyperacute T wave, the early sign of myocardial infarction. American Journal of Emergency Medicine [J], 25（7）, 859. e1–859.e7.
41. STUB D, SMITH K, BERNARD S, et al. on behalf of the AVOID investigators.（2015）. Air versus oxygen in ST–segment elevation myocardial infarction. Circulation [J], 131（24）,2143–2150.
42. THYGESEN K, ALPERT JS, JAFFE AS, et al., 2012.Third universal definition of myocardial infarction. Circulation [J], 126（16）, 2020–2035.
43. TOBIN K, EAGLE K, 2017. Angina pectoris. In E. T. Bope & R. D. Kellerman（Eds.）, Conn's current therapy 2017（pp.85–91）. Philadelphia, PA: Elsevier.
44. WAGNER GS, MACFARLANE P, WELLENS H, et al., 2009. AHA/ACCF/HRS recommendations for the standardization and interpretation of the electrocardiogram: Part VI: Acute ischemia/infarction; a scientific statement from the American Heart Association Electrocardiography and Arrhythmias Committee. Journal of the American College of Cardiology [J], 53（11）, 1003–1011.

快速复习

1. 除 V_2 和 V_3 导联，两个及两个以上相邻导联，J 点处 ST 段抬高 >2 mm，提示患者为 ACS。（ ）
   A 正确
   B 错误
2. 一名 66 岁的胸痛男性，症状评分是 9/10，12 导联心电图提示下壁导联Ⅱ、Ⅲ、aVF 的 ST 段抬高。Ⅰ、aVL 导联 ST 段压低，这些心电图特点提示（ ）
   A 侧壁 NSTE-ACS，ST 段抬高是镜像改变
   B 前壁 NSTE-ACS，ST 段抬高是镜像改变
   C 下壁 STEMI，ST 段压低是镜像改变
   D 后壁 STEMI，ST 段压低是镜像改变
3. 广泛前壁 STEMI 的患者，心电图检查的特征性改变出现在哪些导联？（ ）
   A V_7~V_9 导联
   B Ⅱ、Ⅲ、aVF 导联
   C V_1~V_4 导联，V_4R 导联
   D Ⅰ、aVL、V_1~V_6 导联
4. 高侧壁梗死的镜像导联是（ ）
   A Ⅱ、aVR
   B V_1~V_3
   C Ⅱ、Ⅲ、aVF
   D V_2~V_4
5. 80 岁女性突发呼吸困难，12 导联心电图提示Ⅰ、aVL、V_2~V_4 导联 ST 段抬高，发病 4 h 后肌钙蛋白水平升高，基于以上信息，可考虑诊断为（ ）
   A STEMI
   B NSTEMI
   C 不稳定型心绞痛
   D 变异型心绞痛

心电图实践

为帮助大家掌握本章内容，我们提供了心电图供读者分析（图3.33~3.41）。建议按照以下流程进行分析：

1. 确定心率与节律：这是心电图分析的第一步。如果基线漂移或者存在干扰，也应引起重视。任何一种情况影响了判断，报告中应该注明“可能”“明显”等字眼进行修正。
2. 分析波形、节段、间期：选择每个导联中有代表性的波形或波群。除aVR外，每个导联都应该注意有无典型改变，特别是ST段有无抬高和压低。如果有，则以“mm”进行表示。检查T波的方向、形态、大小，注意有无T波高尖或倒置。检查所有导联，看有无Q波。病理性Q波的时相常超过0.03 s、高度大于同导联R波的1/4；以上条件至少满足其中一项（Anderson，2016）。
3. 寻找有无ACS迹象：如有ST段偏移，则根据导联定位确定缺血、损伤的区域。如怀疑是ACS，需要进行解剖定位及罪犯血管判断。
4. 估测电轴：使用I和aVF导联估算QRS电轴。

分析心电图所见：根据12导联心电图检查结果进行分组：① ST段抬高；② ST段压低；③正常 / 不典型心电图。我们对每份心电图的解读都附在本章末尾。请注意每个导联和图形的解释，仅限于本书讨论的内容。因此，有经验的心电图医生可能会发现一些本书没有提及的内容。

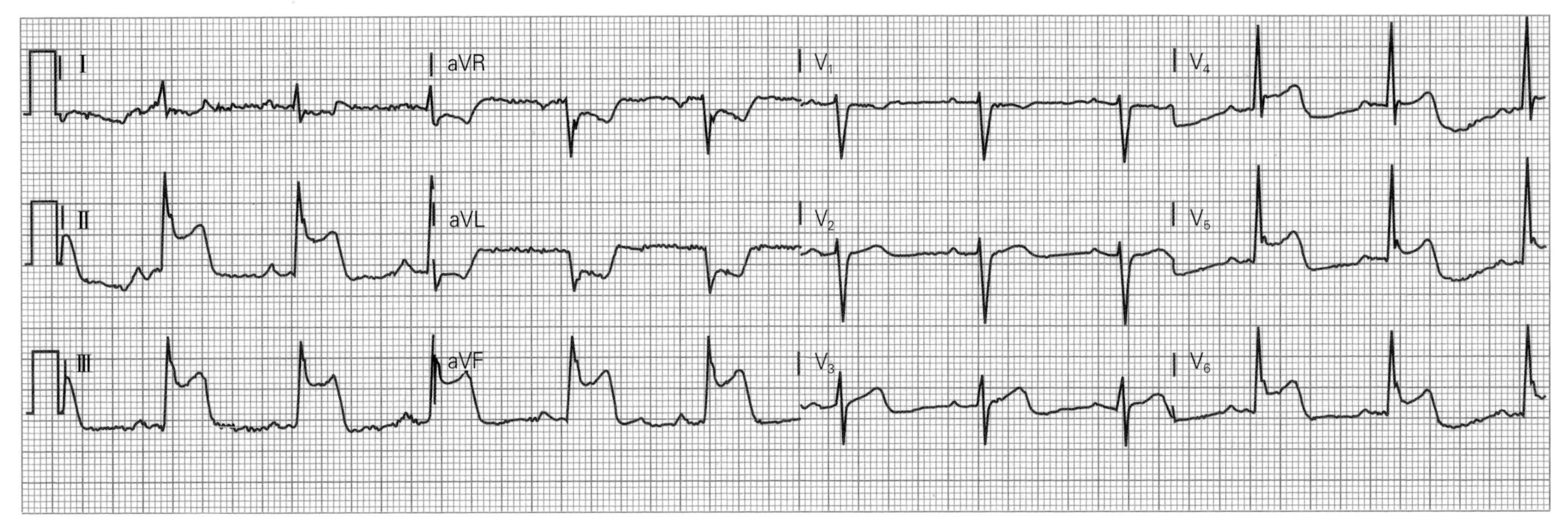

×1.0 0.05~40 Hz 25 mm/s

Ⅰ 侧壁	aVR —	V_1 间隔	V_4 前壁
Ⅱ 下壁	aVL 侧壁	V_2 间隔	V_5 侧壁
Ⅲ 下壁	aVF 下壁	V_3 前壁	V_6 侧壁

心率和节律? ____________ ST 段抬高? ____________ ST 段压低? ____________

T 波改变? ____________ 病理性 Q 波? ____________ 电轴? ____________

诊断：____________

图 3.33

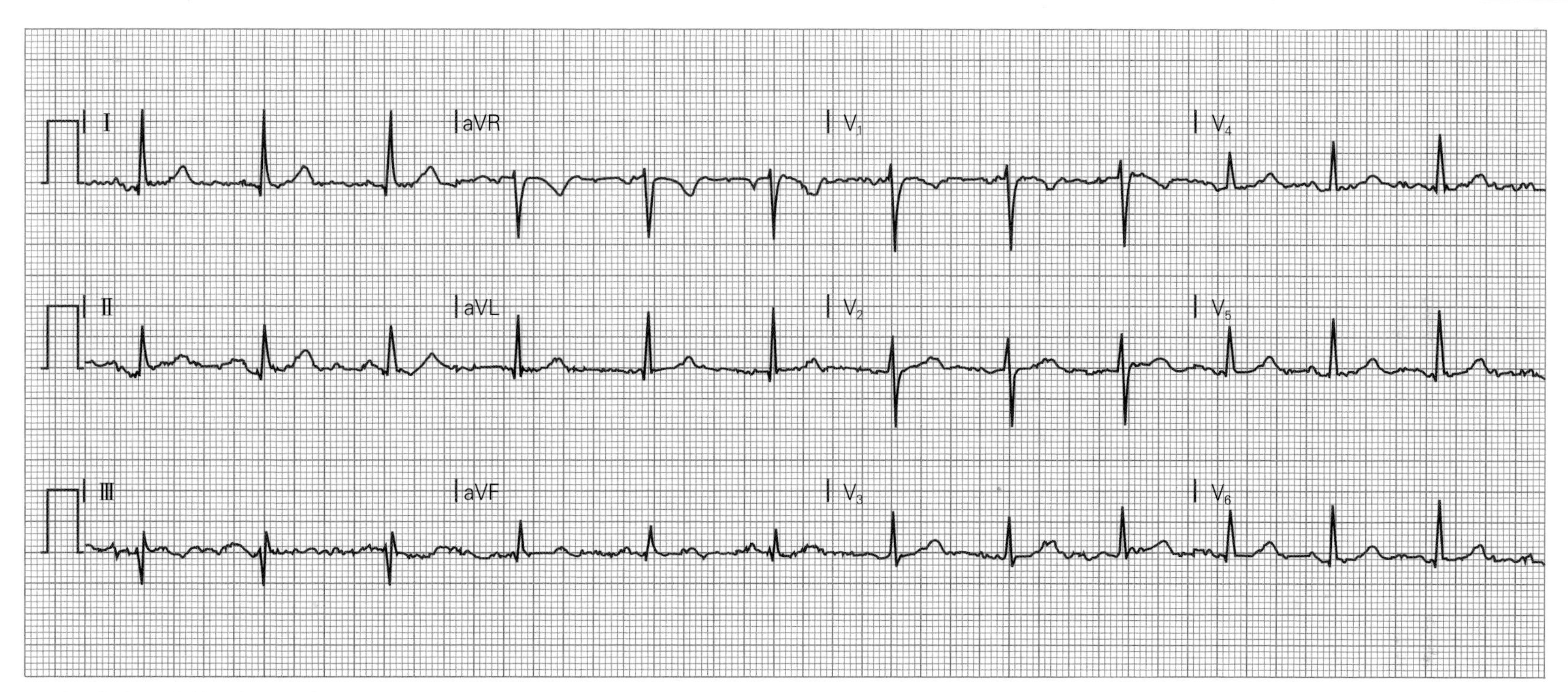

×1.0 0.05~150 Hz 25 mm/s

Ⅰ 侧壁	aVR —	V_1 间隔	V_4 前壁
Ⅱ 下壁	aVL 侧壁	V_2 间隔	V_5 侧壁
Ⅲ 下壁	aVF 下壁	V_3 前壁	V_6 侧壁

心率和节律? ______ ST 段抬高? ______ ST 段压低? ______

T 波改变? ______ 病理性 Q 波? ______ 电轴? ______

诊断: ______

图 3.34

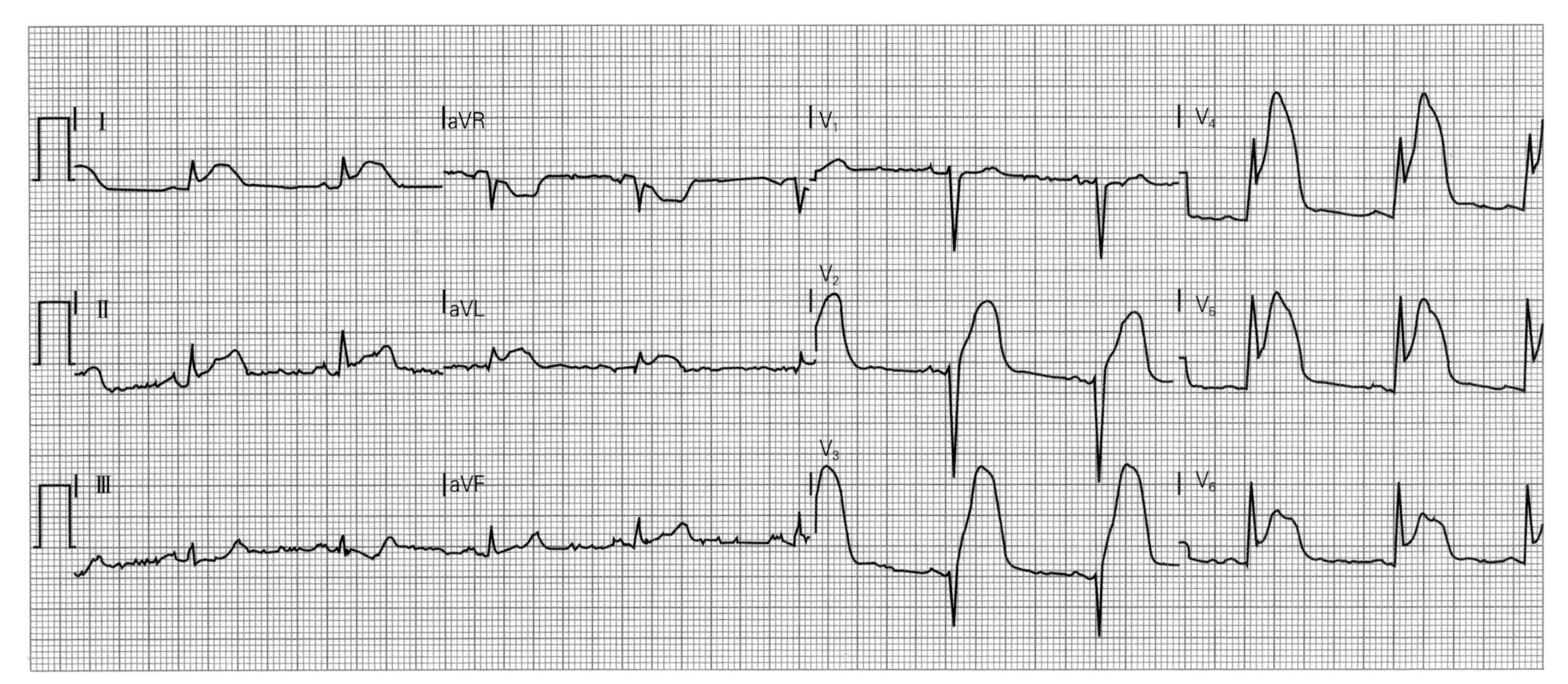

×1.0 0.05~15x0 Hz 25 mm/s

Ⅰ 侧壁	aVR —	V_1 间隔	V_4 前壁
Ⅱ 下壁	aVL 侧壁	V_2 间隔	V_5 侧壁
Ⅲ 下壁	aVF 下壁	V_3 前壁	V_6 侧壁

心率和节律？＿＿＿＿＿＿＿＿ ST 段抬高？＿＿＿＿＿＿＿＿ ST 段压低？＿＿＿＿＿＿＿＿

T 波改变？＿＿＿＿＿＿＿＿ 病理性 Q 波？＿＿＿＿＿＿＿＿ 电轴？＿＿＿＿＿＿＿＿

诊断：＿＿＿＿＿＿＿＿＿＿＿＿＿＿＿＿＿＿＿＿＿＿＿＿

图 2-25

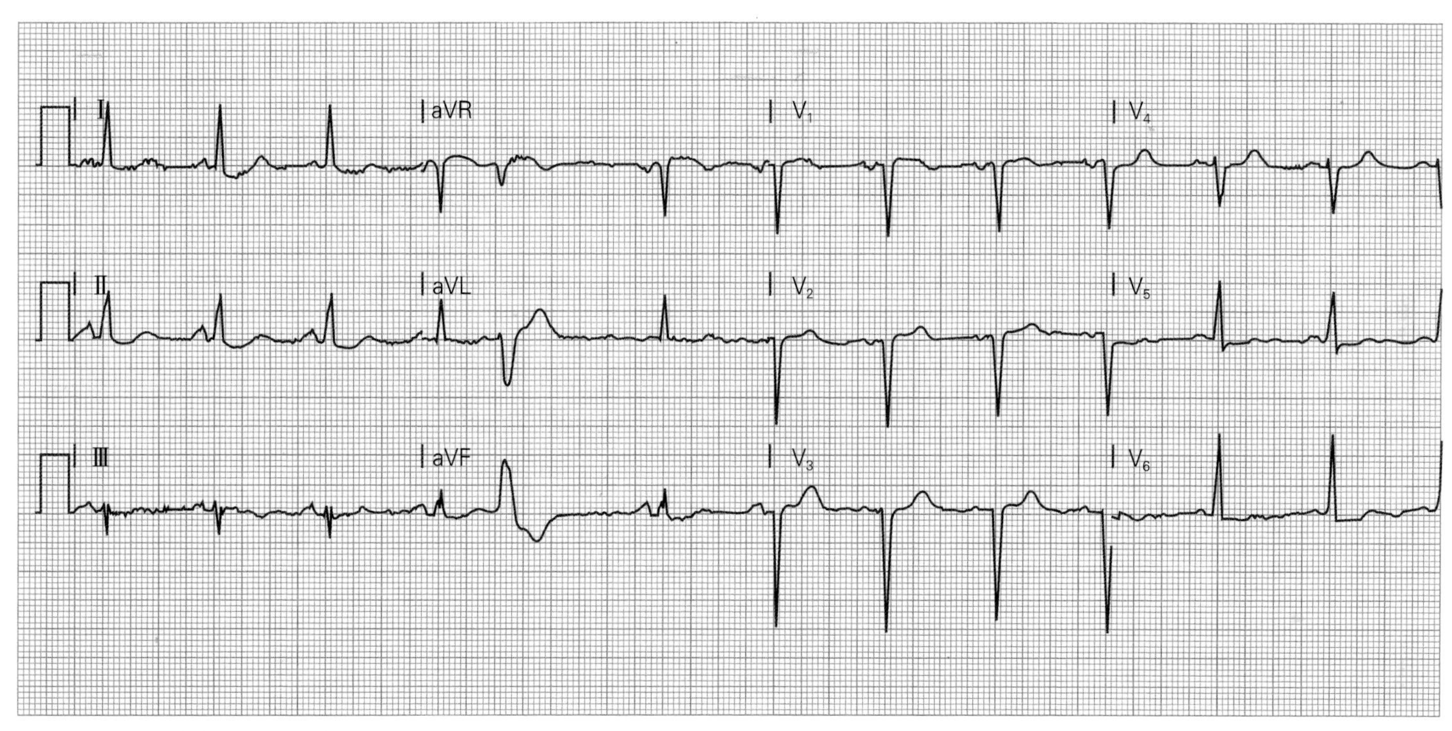

×1.0　0.05~150 Hz　25 mm/s

Ⅰ 侧壁	aVR —	V_1 间隔	V_4 前壁
Ⅱ 下壁	aVL 侧壁	V_2 间隔	V_5 侧壁
Ⅲ 下壁	aVF 下壁	V_3 前壁	V_6 侧壁

心率和节律? ______________________ ST 段抬高? ______________________ ST 段压低? ______________________

T 波改变? ______________________ 病理性 Q 波? ______________________ 电轴? ______________________

诊断: ____

图 3.[illegible]

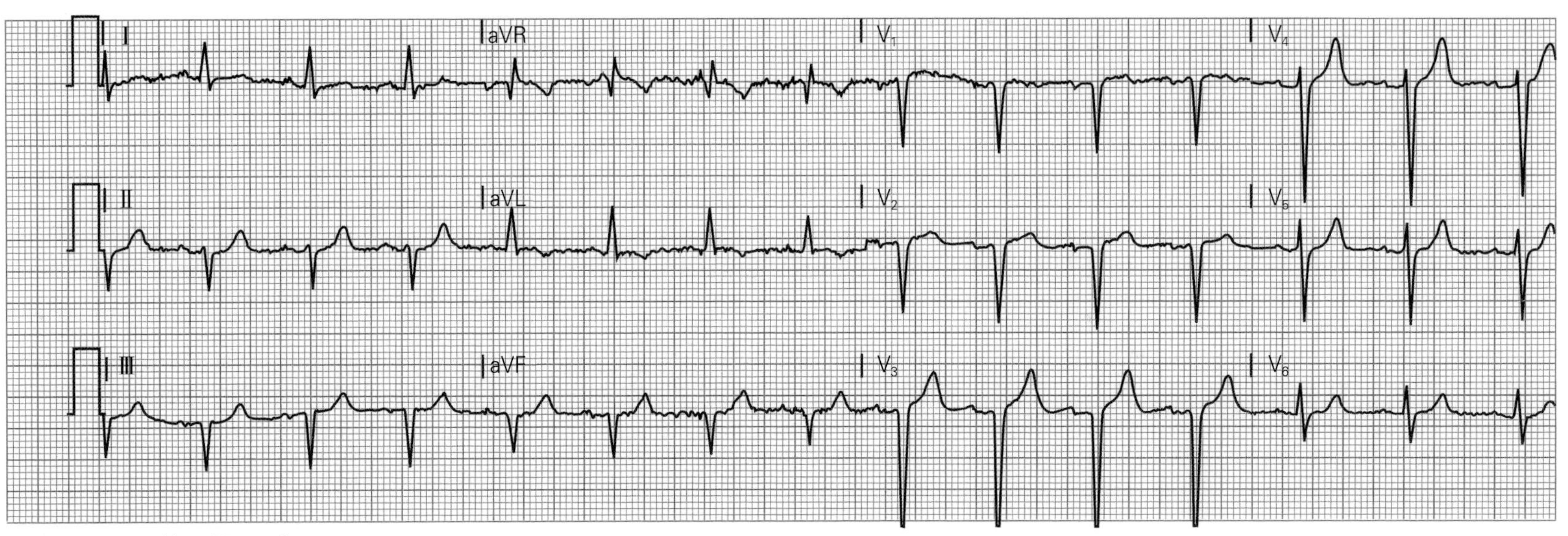

×1.0　0.05~40 Hz　25 mm/s

Ⅰ 侧壁	aVR —	V_1 间隔	V_4 前壁
Ⅱ 下壁	aVL 侧壁	V_2 间隔	V_5 侧壁
Ⅲ 下壁	aVF 下壁	V_3 前壁	V_6 侧壁

心率和节律? ________　ST 段抬高? ________　ST 段压低? ________

T 波改变? ________　病理性 Q 波? ________　电轴? ________

诊断：________

图 3.37

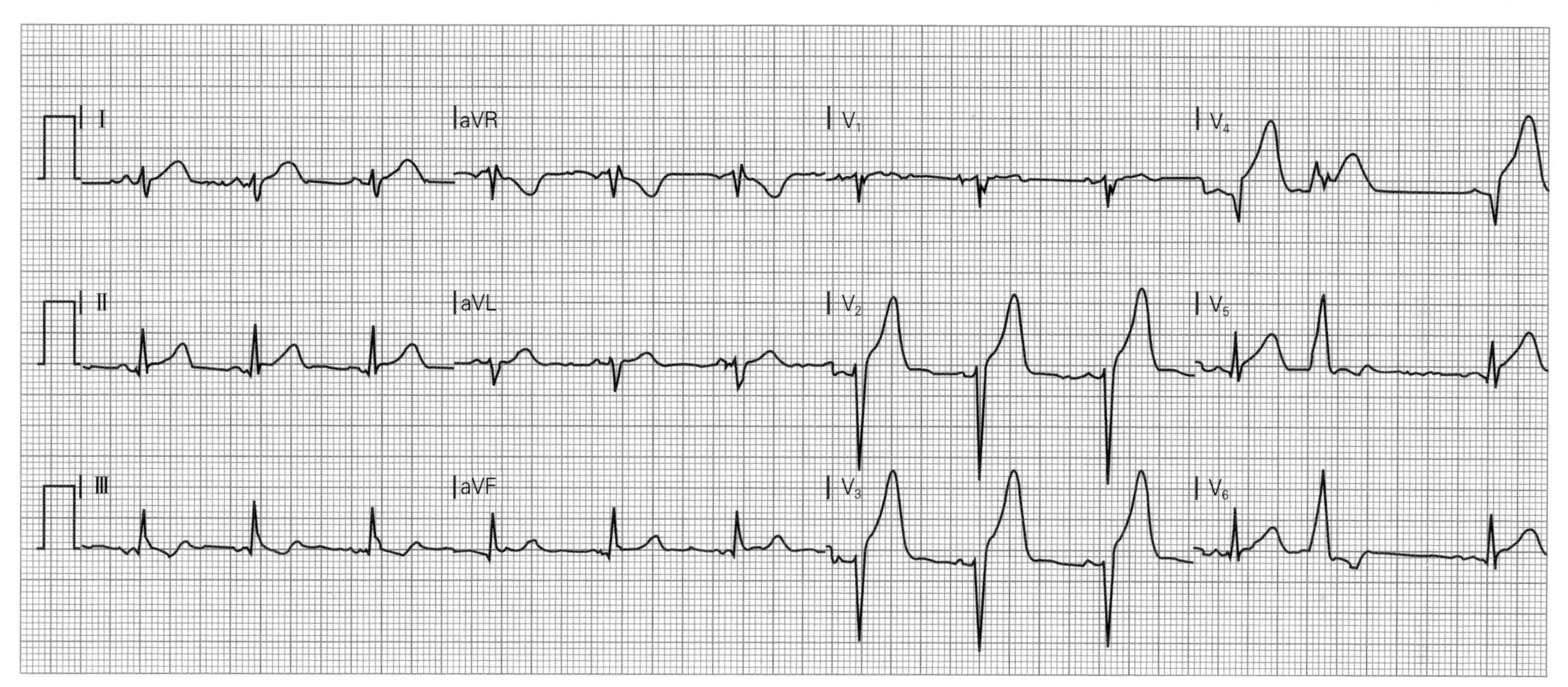

×1.0 0.05~150 Hz 25 mm/s

I 侧壁	aVR —	V_1 间隔	V_4 前壁
Ⅱ 下壁	aVL 侧壁	V_2 间隔	V_5 侧壁
Ⅲ 下壁	aVF 下壁	V_3 前壁	V_6 侧壁

心率和节律？________ ST 段抬高？________ ST 段压低？________

T 波改变？________ 病理性 Q 波？________ 电轴？________

诊断：________

图 3.38

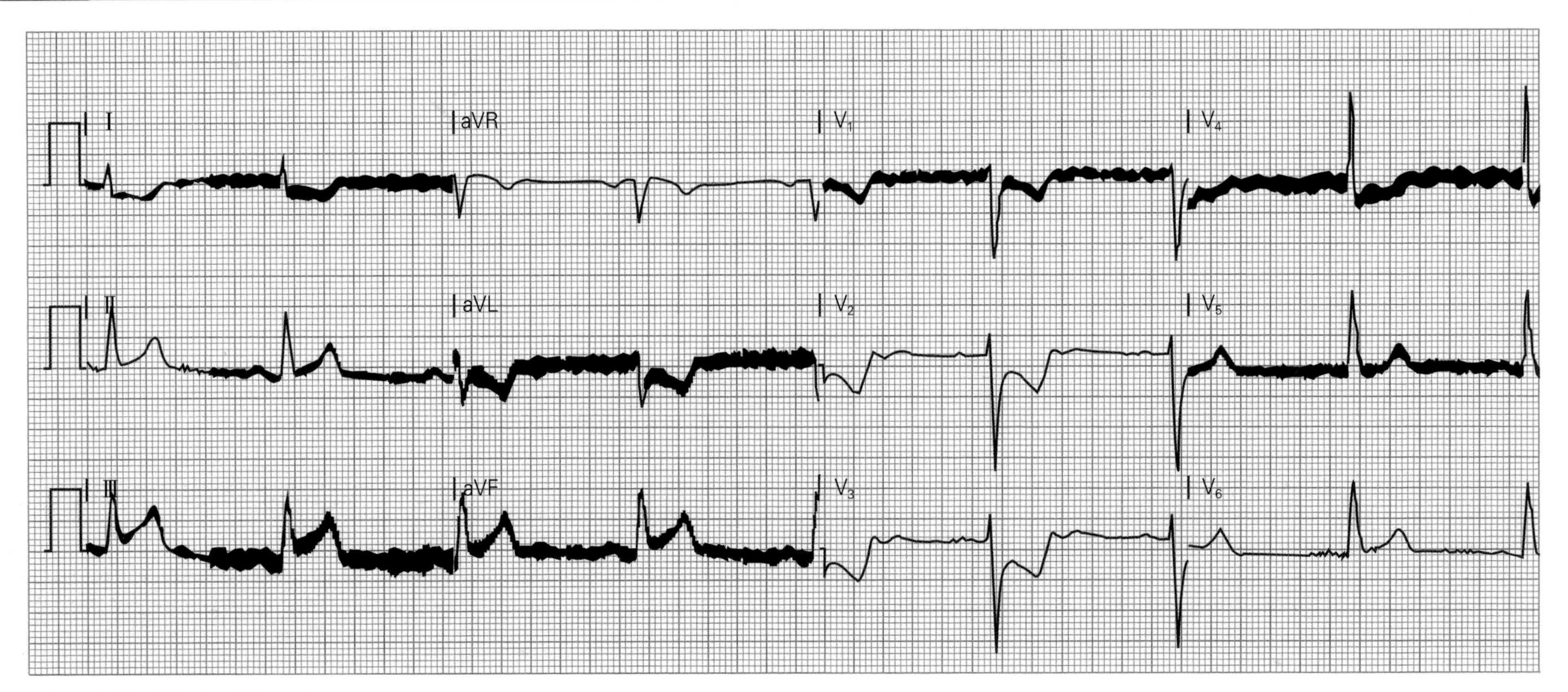

×1.0　0.05~150 Hz　25 mm/s

Ⅰ 侧壁	aVR —	V_1 间隔	V_4 前壁
Ⅱ 下壁	aVL 侧壁	V_2 间隔	V_5 侧壁
Ⅲ 下壁	aVF 下壁	V_3 前壁	V_6 侧壁

心率和节律？＿＿＿＿＿＿＿＿＿＿　ST 段抬高？＿＿＿＿＿＿＿＿＿＿　ST 段压低？＿＿＿＿＿＿＿＿＿＿

T 波改变？＿＿＿＿＿＿＿＿＿＿　病理性 Q 波？＿＿＿＿＿＿＿＿＿＿　电轴？＿＿＿＿＿＿＿＿＿＿

诊断：＿＿＿＿＿＿＿＿＿＿＿＿＿＿＿＿＿＿＿＿＿＿＿＿＿＿＿＿

图 3.39

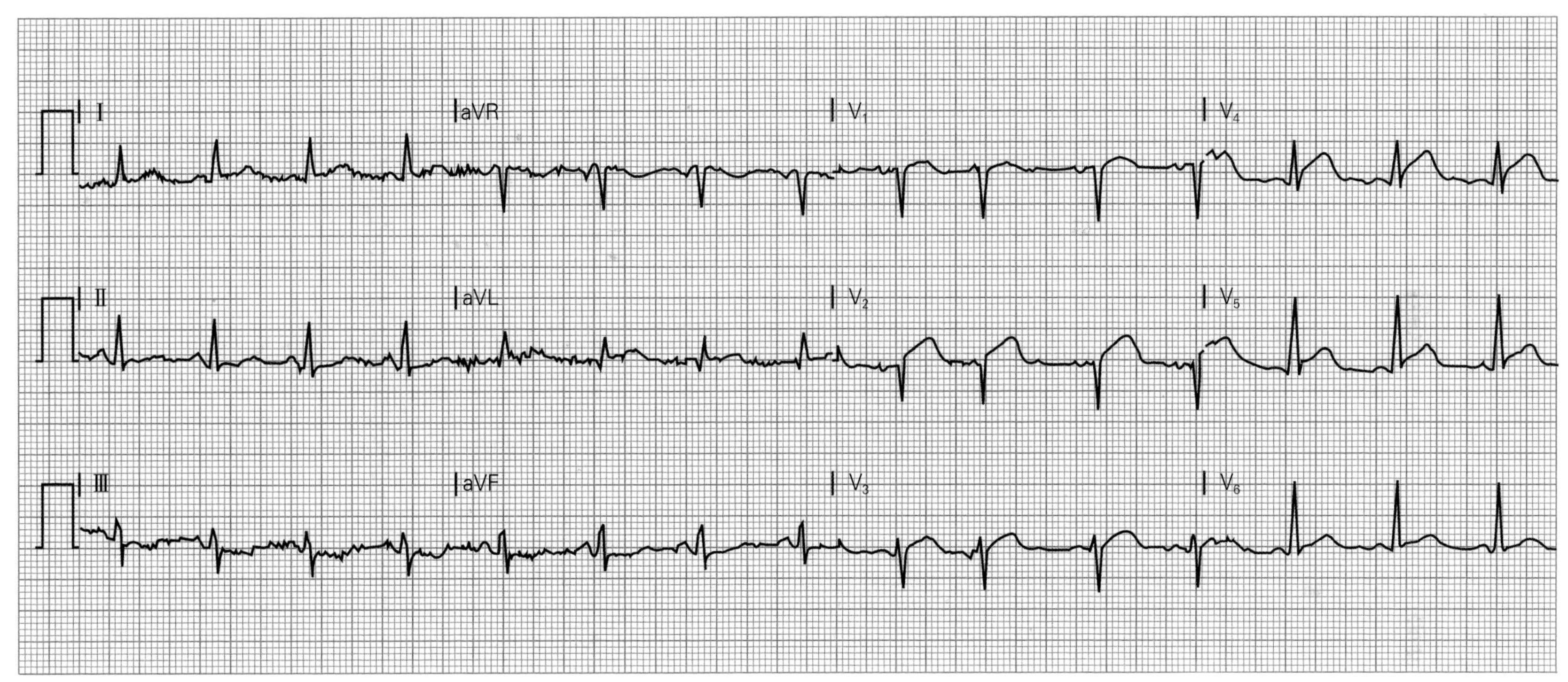

×1.0　0.05~150 Hz　25 mm/s

Ⅰ 侧壁	aVR —	V_1 间隔	V_4 前壁
Ⅱ 下壁	aVL 侧壁	V_2 间隔	V_5 侧壁
Ⅲ 下壁	aVF 下壁	V_3 前壁	V_6 侧壁

心率和节律？＿＿＿＿＿＿　ST 段抬高？＿＿＿＿＿＿　ST 段压低？＿＿＿＿＿＿

T 波改变？＿＿＿＿＿＿　病理性 Q 波？＿＿＿＿＿＿　电轴？＿＿＿＿＿＿

诊断：＿＿＿＿＿＿

图 3.40

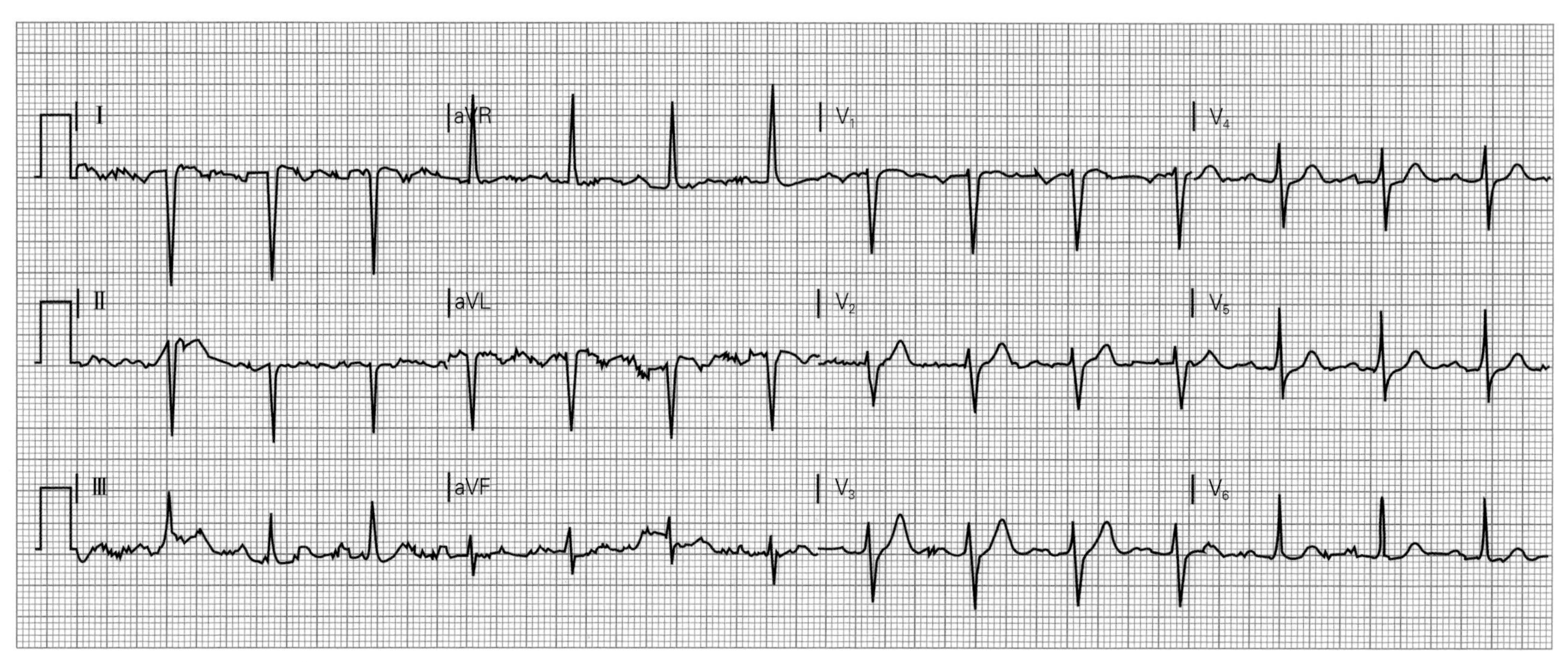

×1.0 0.05~150 Hz 25 mm/s

I 侧壁	aVR —	V_1 间隔	V_4 前壁
II 下壁	aVL 侧壁	V_2 间隔	V_5 侧壁
III 下壁	aVF 下壁	V_3 前壁	V_6 侧壁

心率和节律? ______ ST 段抬高? ______ ST 段压低? ______

T 波改变? ______ 病理性 Q 波? ______ 电轴? ______

诊断: ______

图 3.41

病例分析

对于每一个病例，详细叙述其临床表现，系统分析其 12 导联心电图改变，根据心电图检查结果，制定治疗策略。

病例 3.1

患者女性，51 岁，突发呼吸急促、乏力、左手刺痛。否认胸痛和心前区不适。患者自述 2 h 前在做园艺工作时，症状开始出现。既往史无特殊，也无药物过敏史。每天口服的药物包括阿司匹林和多种维生素，以及助眠药褪黑素。

体格检查显示，患者神志清楚，对人物、地点、时间和事件都有意识。皮肤红润、温暖干燥，呼吸音清。外周氧饱和度 96%，血压 128/58 mmHg，脉搏 68 次 / 分，呼吸 18 次 / 分。患者已安置心电监护、建立静脉通路。**图 3.42** 是患者的 12 导联心电图。分析下列心电图，描述您对该患者的初步干预措施。

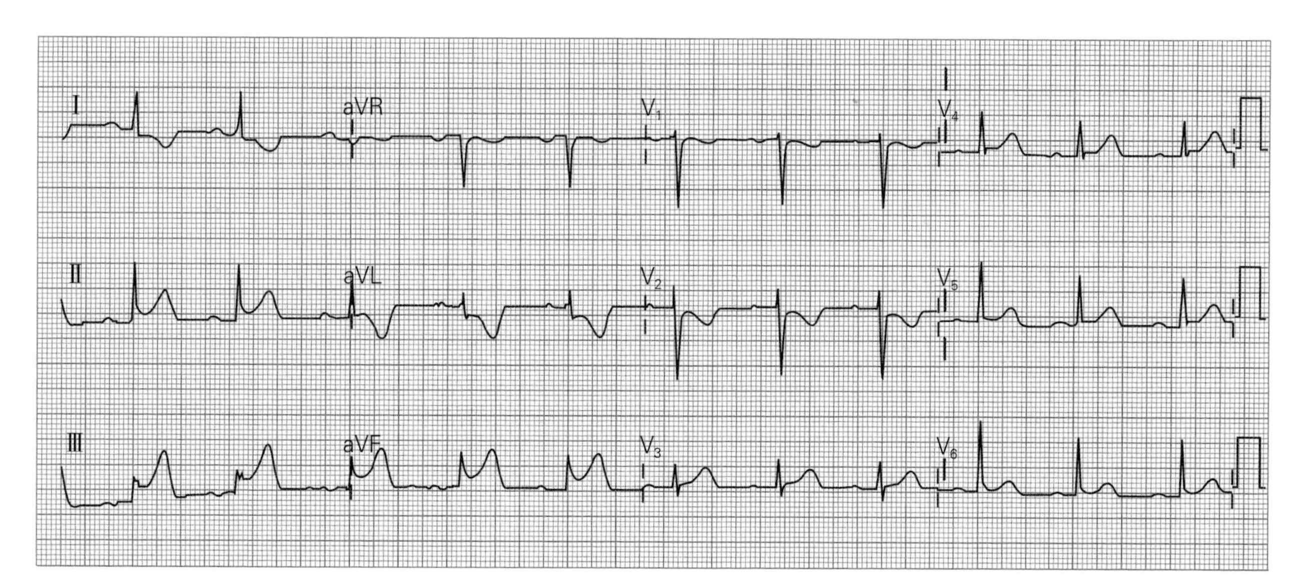

×1.0　0.05~150 Hz　25 mm/s

图 3.42

病例 3.2

患者男性，58 岁，胸部压榨性疼痛，并放射到左侧手臂，胸痛评分 10/10。否认恶心、呕吐和气短。45 min 前收拾餐桌时，开始出现症状。既往有哮喘病史，1 年前因肺栓塞，接受过下腔静脉滤器植入。目前使用的药物包括华法林、沙丁胺醇，对青霉素过敏。

体格检查显示，患者对人物、地点、时间和事件都有意识。皮肤红润、温暖湿润，呼吸音清。外周氧饱和度 98%，血压 130/70 mmHg，脉搏 53 次 / 分，呼吸 20 次 / 分。患者已安置心电监护、建立静脉通路。**图 3.43** 是患者的 12 导联心电图。分析下列心电图，描述您对该患者的初步干预措施。

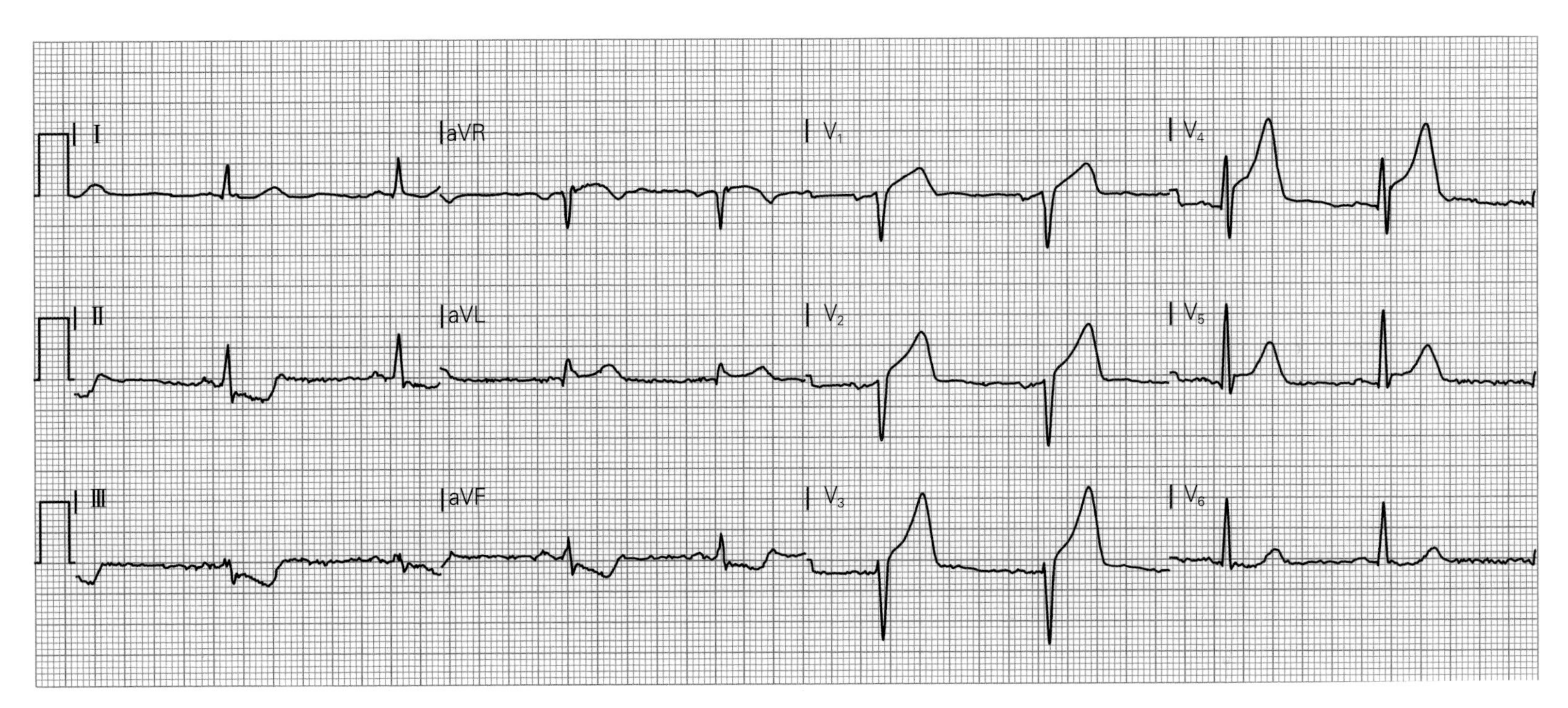

参考答案

1. **B**。除 V_2 和 V_3 导联，2 个及 2 个以上相邻导联，J 点处 ST 段抬高 >1 mm，提示患者为 ACS。V_2 和 V_3 导联，40 岁以上男性 ST 段抬高 >2 mm，女性抬高 1.5 mm 提示 ACS。
2. **C**。下壁导联 ST 段抬高，提示下壁 STEMI，Ⅰ、aVL 是其镜像导联。
3. **D**。广泛前壁梗死指的是 V_1~V_6 导联 ST 段都抬高，Ⅰ、aVL 也抬高。
4. **C**。高侧壁导联指的是Ⅰ、aVL，其镜像导联是下壁导联。
5. **A**。心电图和肌钙蛋白检查结果提示 STEMI。心绞痛患者肌钙蛋白不升高，应没有组织损伤。

心电图实践参考答案

图 3.33

心率和节律：窦性心律，65 次 / 分。

ST 段抬高：Ⅱ、Ⅲ、aVF、V_3、V_4、V_5、V_6。

ST 段压低：Ⅰ、aVL。

电轴：正常。

诊断：怀疑下侧壁梗死，加做 V_4R 导联评估有无右室梗死，Ⅰ、Ⅲ导联干扰。

图 3.34

心率和节律：窦性心律，75 次 / 分。

电轴：正常。

诊断：正常心电图，Ⅰ、Ⅱ、Ⅲ、aVL、aVF、V_3 导联干扰。

图 3.35

心率和节律：窦性心动过缓，59 次 / 分。

ST 段抬高：Ⅰ、aVL、V_2、V_3、V_4、V_5、V_6。

T 波改变：V_2、V_3、V_4、V_5 导联 T 波高尖。

电轴：正常。

诊断：怀疑前侧壁梗死，Ⅱ、Ⅲ导联基线不稳。

图 3.36

心率和节律：窦性心律，75 次 / 分，偶发室性早搏。

ST 段压低：Ⅰ、Ⅱ、aVF、V_5、V_6。

电轴：正常。

诊断：无 STEMI 证据，Ⅲ导联有干扰。

图 3.37

心率和节律：窦性心律，90 次 / 分。

ST 段抬高：V_1~V_4 导联 ST 段抬高，Ⅱ、aVF 临界抬高。

T 波改变：aVL 导联 T 波倒置。

病理性 Q 波：V_1~V_3。

电轴：左偏。

诊断：V_1~V_4 导联 ST 段抬高，Ⅱ、aVF 临界抬高，R 波递增不良，提示可能是下壁、前侧壁 STEMI。电轴左偏，aVR、aVL 和 V_1 导联有干扰，应该加做 V_4R 导联评估有无右室梗死。

图 3.38

心率和节律：窦性心律，73 次 / 分，偶发室性早搏。

ST 段抬高：V_2、V_3、V_4、V_5、V_6。

ST 段压低：Ⅲ。

T 波改变：V_2、V_3、V_4 导联 T 波高尖。

电轴：正常。

诊断：可疑前壁 STEMI。

图 3.39

心率和节律：不易确定。

诊断：图像质量差影响分析，Ⅰ、Ⅱ、Ⅲ、aVL、aVF、V_1~V_6 导联有干扰。

图 3.40

心率和节律：窦性心律，92 次 / 分，偶发室上性早搏。

ST 段抬高：V_2~V_4 导联 ST 段抬高，V_1 和 V_5 导联临界性抬高。

ST 段压低：Ⅱ、Ⅲ、aVF。

病理性 Q 波：V_1、V_2。

电轴：正常。

诊断：可疑前间壁梗死，Ⅰ、Ⅲ、aVL、aVF 导联有干扰。

图 3.41

心率和节律：89 次 / 分。

诊断：肢体导联接反（Ⅰ导联 P-QRS-T 波倒置，aVR 导联 P-QRS-T 波直立）。

病例分析参考答案

病例 3.1

虽然患者没有胸痛或心前区不适，但表现了心绞痛等危症(突发的呼吸急促、疲劳）。因为心绞痛和心前区不适可以在任何时候发生，所以在反复评估生命体征时，一定多次询问是否出现了症状。一旦症状出现，应及时告知医生。

患者的 12 导联心电图显示下壁 STEMI（Ⅱ、Ⅲ、aVF 导联 ST 段抬高，镜像导联Ⅰ、aVL 出现 ST 段压低）。此时应该加做 V_4R 导联评估有无右室梗死。由于 V_3~V_6 导联存在临界性 ST 段抬高，还应该密切观察后续心电图，评估是否有侧壁梗死。警惕下壁梗死的并发症，如心律失常和房室传导阻滞。

选择药物（溶栓）或机械（PCI）方法进行再灌注治疗。通过再灌注治疗时，尽量缩短再灌注治疗时间。在准备溶栓治疗单的同时，完成床旁胸片，并且进行初步实验室检查，包括心脏生物标记物、电解质和凝血评估。

病例 3.2

如无禁忌证，尽早给予阿司匹林。根据患者的 12 导联心电图，疑诊前间壁 STEMI。快速评估患者溶栓和 PCI 的适应证、禁忌证。选择再灌注治疗策略，完成床旁胸片，并且进行实验室检查。

缓解患者的胸痛是重中之重。每隔 3~5 min 可给予舌下含服 NGT 或气雾剂，直到胸痛患者或血压不耐受限制其使用。每次用药后，密切监测患者生命体征和心电图。吗啡是硝酸甘油无效的胸痛患者首选镇痛药物。

首次舌下含服硝酸甘油后 6 min，患者胸痛评分 9/10。第二次给药后的 2 min 内，疼痛评分变为 6/10。患者自述感觉良好。再次评估显示，血压 90/60 mmHg，心率 92 次 / 分，皮肤苍白潮湿。患者平卧并给予生理盐水 200 mL 补液后，血压 120/74 mmHg，心率 78 次 / 分，皮肤转为红色、干暖。然后胸痛症状加重到 10/10。患者被紧急转运到导管室行 PCI。

ST 段抬高的变异

4

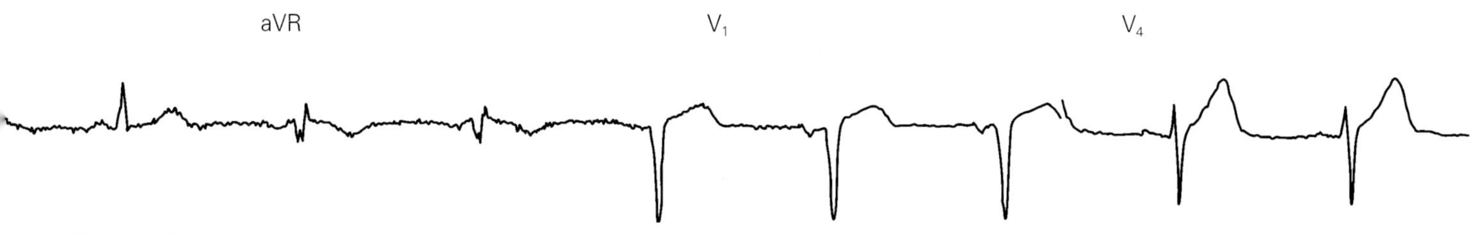

学习目的

通过本章的学习，您应该掌握如下技能：

1. 意识到除梗死外，还有很多情况会导致 ST 段抬高。

2. 掌握左心室肥厚、束支传导阻滞、良性早期复极、心包炎的心电图特点。

3. 掌握左心室肥厚、束支传导阻滞、室性心律失常的 ST 段特点。

4. 复习室内传导阻滞的解剖。

5. 掌握左右束支阻滞的鉴别要点。

6. 描述心包炎的临床表现。

关键词

束支阻滞： 心脏电冲动从希氏束沿左、右束支到达左、右心室的浦肯野纤维网的传导中断。

心脏扩大： 因心腔容量和（或）室壁增厚，导致心脏一个或多个腔室增大。

终末向量： QRS 波的终末部分。

引　言

目前为止，本书提供的多数 ST 段抬高，都是梗死的结果。这种模式，是为了帮助大家熟悉心肌梗死的特点。然而，如果每个 ST 段抬高都用心肌梗死解释，则会导致过度诊断。心肌梗死导致 ST 段抬高，是因为它影响了心室复极、除极，或二者兼而有之。同样，任何可能影响心室复极、除极的情况，都会产生 ST 段抬高。本章重点讨论 5 种导致 ST 段抬高的情况：左心室肥厚（LVH）、束支传导阻滞（BBB）、室性节律（包括心室起搏心律）、良性早复极（BER）和心包炎（图 4.1）。分析 ST–T 形态（J 点开始到 T 波终点），可能特别有助于区分各种原因的 ST 段抬高及检出急性心肌梗死。

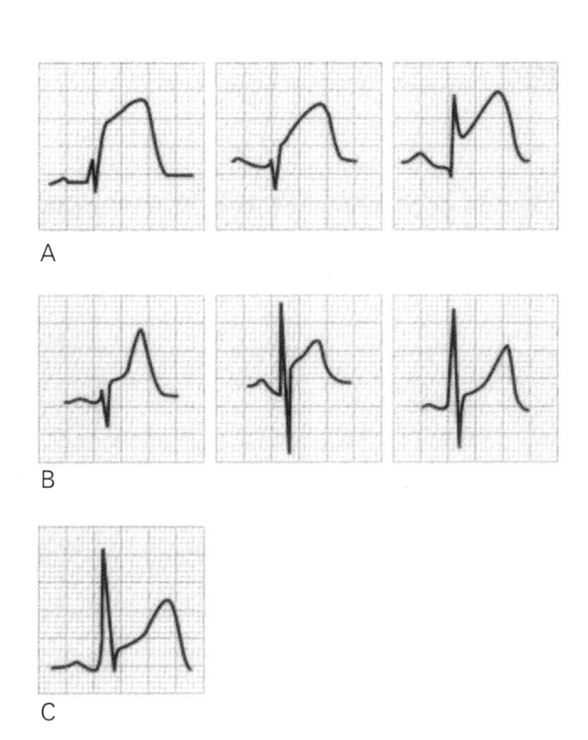

图 4.1　心肌梗死、良性早复极和心包炎的 ST–T 形态对比

A. 心肌梗死的 ST 段最初向上倾斜的部分，通常是平坦（水平或倾斜）或弓背向上的。这种形态学观察是最基本的，并不绝对正确；B. 非心肌梗死（从左向右依次是早复极、心包炎、早复极）导致的 ST 段抬高，可见 ST–T 向下凹陷；C. 心肌梗死也可出现类似的 ST 段凹陷的抬高（引自 WALLS RM, HOCKBERGER RS, GAUSCHE–HILL M, 2018. Rosen's emergency medicine[M], 9th ed. Philadelphia, PA: Elsevier.）

心室肥厚

心脏扩大：指的是心腔容量和（或）室壁增厚，导致心脏一个或多个腔室增大（Goldberger et al.，2018）。心脏扩大时，心肌纤维的数目并没有增加，而是体积增大（肥大）（Goldberger，2018）。肥厚常合并心室扩大，进一步导致心肌纤维拉长。心腔扩大可能是急性或慢性的。如果肥厚是因为心室壁增厚所致，那么心肌细胞也会变大（Goldberger，2018）。当使用心电图评估心脏扩大时，应该注意其电压校准选择 10 mm（1 mV）高。

右心室肥厚

右心室肥厚时，电活动在肥大的心肌细胞间传导，在体表心电图中产生的电压比正常人高（Mirvis et al.，2015），见**图 4.2**。因为正常情况下的右心室比左心室小很多，所以在心电图中若想看到右心室肥厚，后者必须要极度肥厚。

右心室肥厚的心电图标准较多，其中大部分涉及评估 Ⅰ、V_1 和 V_6 导联的 R 波和 S 波的振幅（**框 4.1，图 4.3**）。心电图诊断右心室肥厚的敏感性较低（Hancock et al.，2009）。

心电图中还可以看到右心房异常的证据。右心房异常产生的向量，占 P 波的前半部分，表现为 P 波高尖（超过 2.5 mm），但是时限正常（Hancock et al.，2009）。右心室肥厚的原因包括肺动脉高压、慢性阻塞性肺疾病、心脏瓣膜病和先天性心脏病。

左心室肥厚

左心室肥厚心电图表现为 QRS 波振幅增加，伴 ST–T 改变（**图 4.2**）。通常情况下，Ⅰ、aVL、V_5、V_6 导联的 R 波比较高。V_1、V_2 导联的 S 波加深（Mirvis et al.，2015）。左心室肥厚时，QRS

框 4.1　右心室肥厚的心电图表现

1. V_1 导联的 R 波高尖（7 mm 及以上）。
2. V_1 导联呈 qR。
3. V_5 和 V_6 导联 S 波加深（7 mm 及以上）。
4. 电轴右偏。

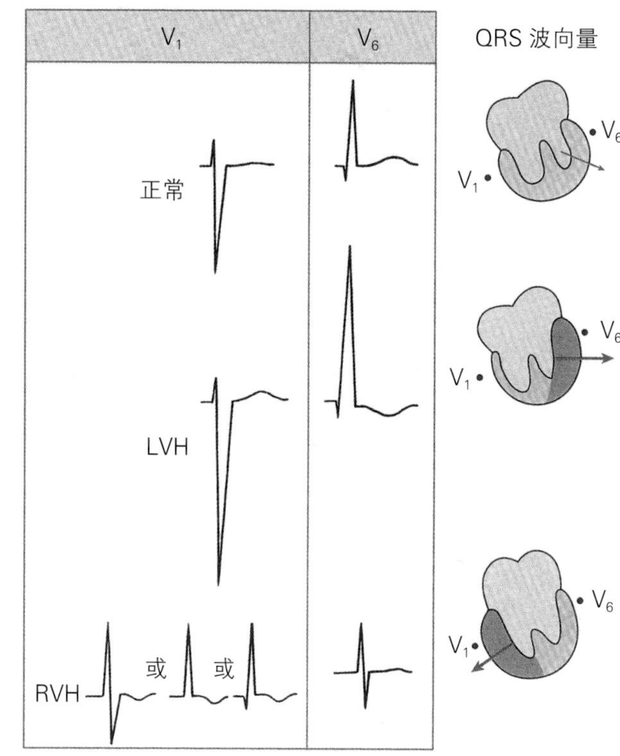

图 4.2

左心室肥厚增加了朝向左、后方的向量。此外，复极异常可以引起 R 波为主的导联 ST 段压低和 T 波倒置。右心室肥厚可使向量朝右偏移，后负荷增大所致者，通常伴 QRS 波呈 RS、R 或 qR 形。右胸导联可能会出现 T 波倒置（引自 MIRVIS D, GOLDBERGER AL, 2015. Electrocardiography. In: Mann DL, Zipes DP, Libby P, Bonow RO.[eds.], Braunwald's heart disease: A textbook of cardiovascular medicine[M], 10th ed. Philadelphia, PA: WB Saunders/Elsevier.）

波时限通常延长，可能与增厚的左室壁激活所需时间延长（Hancock et al.，2009）及心肌传导缓慢有关（Mirvis et al.，2015）。左心室肥厚的原因，包括系统性高血压、肥厚型心肌病、主动脉瓣狭窄和主动脉瓣关闭不全。左心室肥厚常伴有电轴左偏。

有几个公式可以帮助我们识别左心室肥厚（**框 4.2**）。当使用 QRS 波振幅作为左心室肥厚诊断标准时，请注意左心室大小、质量，还有一些因素会影响 QRS 波电压，包括年龄、性别、种族、体格（肥胖）和心电图导联放置的位置（Hancock et al.，2009）。

图 4.4 是左心室肥厚的一个举例。注意 V_1、V_2、V_3 导联有 ST 段抬高，V_5 和 V_6 导联则 ST 段压低。这些 QRS 主波及 T 波方向相反的心电图表现，满足左心室肥厚、左束支阻滞、室性节律的特点。换句话说，当 QRS 波主波朝下，T 波则直立，反之亦然。这种现象在鉴别心肌梗死的时候非常重要。我们必须掌握一个事实：T 波和 ST 段常合并在一起。因此，当 QRS 波群为负相波时，T 波直立，ST 段会随之被向上牵拉。这就使得左心室肥厚很容易被误认为心肌梗死。同时，负向的 QRS 波，也可能变成 Q 波或者 QS 形，持续时间也大于 40 ms，酷似病理性 Q 波。仔细分析患者心电图、临床表现和其他诊断结果是必不可少的。

左心室肥厚的心电图诊断涉及各种流程及标准，包括公式、电压测量。如果心电图机显示患者左心室肥厚，就会做出相应提示，如“电压符合左心室肥厚标准”。相反地，如果提示“复极异常可能满足左心室肥厚标准”，则与前者不是同一个意思。

框 4.2　左心室肥厚的心电图表现

1. aVL 导联的 R 波高尖（11 mm 及以上）。
2. aVF 导联的 R 波高尖（20 mm 及以上）。
3. Ⅰ导联的 R 波及Ⅲ导联的 S 波振幅之和≥ 25 mm。
4. Ⅲ导联的 S 波振幅≥ 20 mm。
5. V_1 和 V_2 导联 S 波振幅≥ 30 mm。
6. Ⅰ导联 R 波 + Ⅲ 导联 S 波≥ 25 mm。
7. V_3 导联的 S 波及 aVL 导联的 R 波振幅之和女性≥ 20 mm，男性≥ 28 mm。
8. V_1 导联的 S 波及 V_5、V_6 导联的 R 波振幅之和≥ 35 mm。

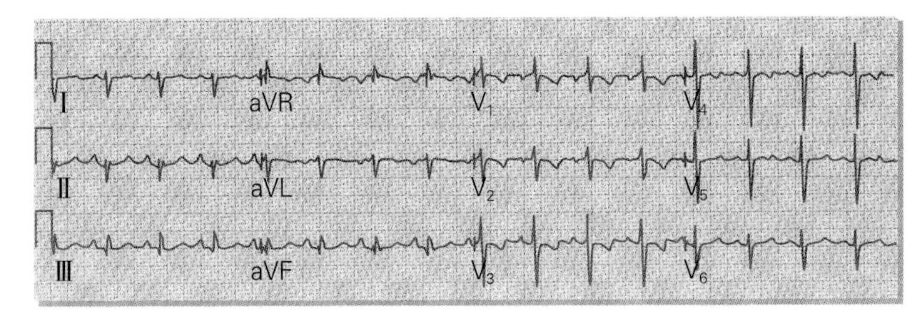

图 4.3

右心室肥厚可见右胸导联 R 波高尖及胸导联 ST 段压低。电轴右偏，右心房扩大（引自 ANDREOLI TE, GRIGGS R, WING W, et al., 2016. Andreoli and Carpenter's Cecil essentials of medicine[M], 9th ed. Philadelphia, PA: Saunders.）

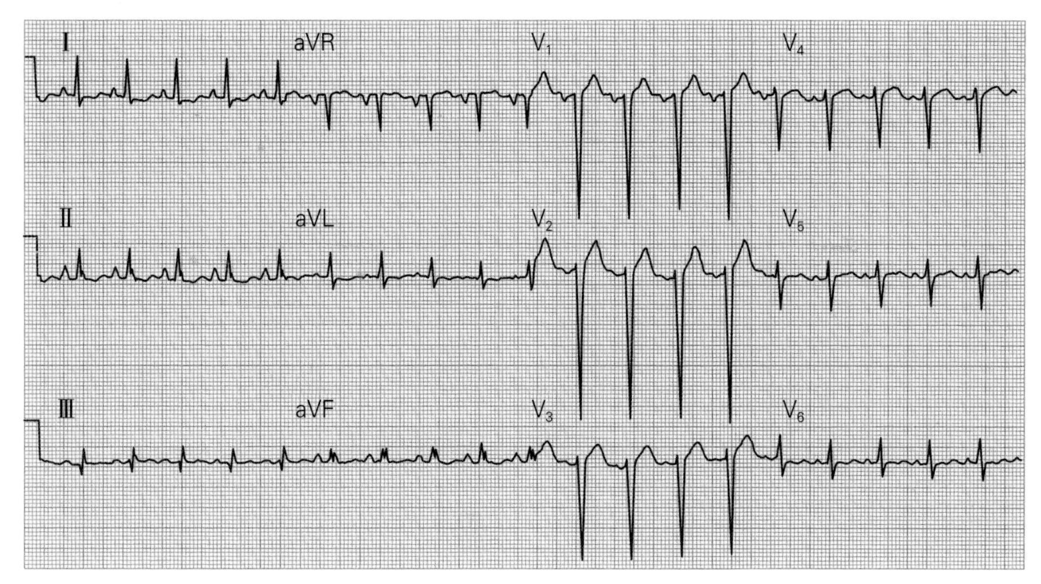

图 4.4　左心室肥厚。注意 V_1，V_2 和 V_3 导联 ST 段抬高

束支阻滞

心室内传导组织

通过房室结后，电冲动进入希氏束，通常情况下，这是心房和心室之间电活动的唯一枢纽。它位于室间隔上份，连接左右束支（**图 4.5**），并通过后者扩布至浦肯野纤维。束支阻滞可能是一过性、间歇性、完全性、不完全性的。

右束支沿室间隔右侧下行，将脉冲传导至右心室。从结构上看，右束支细而长，比左束支脆弱。鉴于其结构特点，一些小的病变就可以导致右束支的电活动传导延迟或中断。

左束支起始部的主干短而粗，然后分为前、后两个分支，进一步连接浦肯野纤维网。左前分支由前降支供血，负责左心室前壁和侧壁的激动传导（Surawi et al.，2008），这一分支较细，容易受损导致传导延迟。左后分支短而粗，由前降支和和右冠状动脉双重供血，很少出现传导中断，主要负责将电冲动传导至左心室下壁和后壁。某些人还存在第三条分支，称为内侧支或间隔支。它们自左束支主干或左后分支发出（Latcu et al.，2010）。

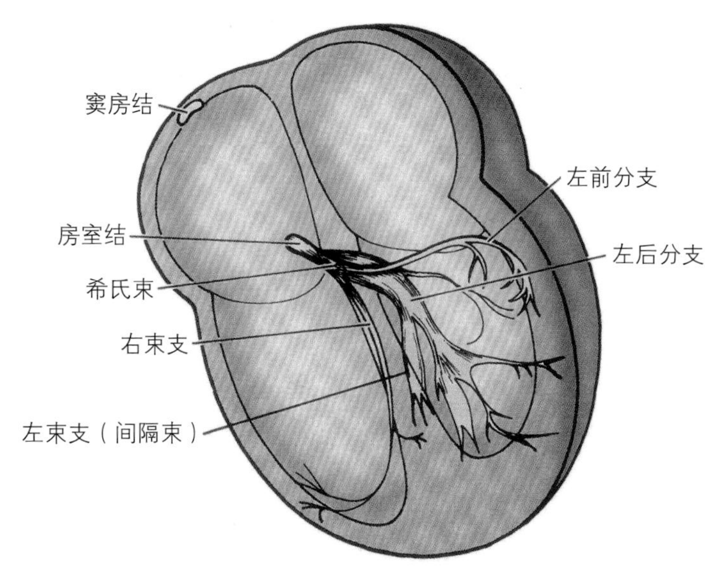

图 4.5 心脏传导系统

AV. 房室；LBB. 左束支；RBB. 右束支。

（引自 CONOVER MB, 1995. Understanding electrocardiography[M], 7th ed. St. Louis, MO:Mosby.）

束支电活动

正常心室的电活动，从内膜向外膜扩布。室间隔左侧最先激动，然后去极化波通过间隔激动右侧，随后左右心室同时去极化（图 4.6）。

传导延迟或阻滞，可以发生在束支的任何部位。单侧束支阻滞后，两侧心室便不能同时去极化。电冲动先沿着左侧束支激动心室。由于传导阻滞的存在，心室内电冲动必须要通过心肌从一个心肌传至另外一个细胞，而不是借助正常传导组织。患侧心室最后完成去极化。

束支阻滞的意义

由于前降支供应大部分束支，所以间隔或前间壁梗死的患者，容易出现束支阻滞。当然，心肌梗死的患者也可能在发病之间便有束支阻滞。除非有以前的心电图作为对照，不然很难确定束支阻滞和梗死哪个是新发的。梗死导致的束支阻滞，可以进展为完全性房室传导阻滞伴心室率减慢。左束支阻滞很重要，因为它能够产生 ST 段抬高、宽 Q 波等类似心肌梗死的心电图异常，从而为心电图判读心梗带来困难。

心电图标准

一侧束支阻滞时，通常该束支的传导功能丧失，下游心室不能正常去极化。与此同时，由另外一侧束支负责自身侧的心室激动。

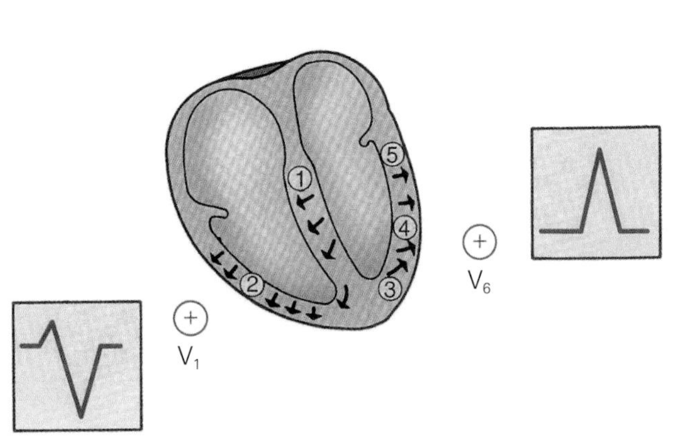

图 4.6 正常心室传导顺序及 V_1、V_6 导联形态

（引自 URDEN LD, STACY KM, LOUGH ME, 2018. Critical care nursing[M], 8th ed. St. Louis, MO: Mosby.）

那患侧心室如何除极呢？速度非常慢！为了患者心室去极化，电冲动必须穿过心肌细胞，而心肌细胞并非专门的传导组织。因此，来自对侧心室的电活动，必须一个细胞接一个细胞地传导到患者心室。由于这种电冲动必须“跋山涉水”，而不是沿着正常的传导路径传播，心室完成去极化需要更长的时间，这种延迟表现为 QRS 波群增宽。

小贴士

束支阻滞增加 QRS 波宽度，左心室肥厚则因为心室壁厚度增加，导致 QRS 波振幅增加。

一般来说，束支阻滞必须要满足两个条件（框 4.3）。首先，QRS 波群增宽（完全性阻滞时，120 ms 或者更长）。第二，增宽的 QRS 波必须是室上性激动的结果（除外起搏节律和心室节律）。如果满足这两个条件，便认为存在室内传导延迟，其中，束支阻滞是最常见（并非唯一）的原因。

框 4.3 束支阻滞的心电图标准

要诊断束支阻滞，必须满足以下心电图标准：

1. QRS 波群增宽，持续时间 >120 ms（完全性左 / 右束支阻滞），如果成人 QRS 波时限在 110~119 ms 之间，称为不完全性左 / 右束支阻滞（Surawicz et al.，2009）。如果 QRS 波增宽，但没有束支阻滞的心电图形态，则称为心室内传导延迟。
2. 增宽的 QRS 波必须是室上性激动的结果（除外起搏节律和心室异位节律）。

不同导联之间的 QRS 波形态存在不同，这会导致我们很难判断其是否增宽。部分导联中 QRS 波显得很窄，但在其他导联中测量时却是宽的。因此，我们要注重 QRS 波群时限的测量，而不是相信自己的肉眼观察。我们通过使用最宽的 QRS 波群来测量其时限。确定 QRS 波的起始和终末有一定难度，有时候几乎是不可能的。在测量 QRS 波宽度时，应该选择 QRS 波宽最宽、且起始终末都很明显的导联。

束支阻滞的判断可以在任何导联中进行，但鉴别左右束支阻滞时，应该注意特定导联中的 QRS 波形态。尤其 V_1 导联，是鉴别诊断最常用的。

左、右束支阻滞的鉴别

一旦确诊为束支阻滞，V_1 导联有助于鉴别左、右束支阻滞。下面描述每种束支阻滞的电活动特点及其特殊 QRS 形态的机制。

右束支阻滞

右束支阻滞时，电冲动通过房室结经左束支进入室间隔。间隔通过左后分支激动，并从左向右去极化（图 4.7）。因此，在室间隔去极化时，会形成一个朝向 V_1 导联的左向右的向量，并在 V_1 导联产生一个初始的小 R 波。随后左束支继续传导冲动，整个左心室自右向左完成去极化，整个过程形成一个远离 V_1 导联的向量，并形成 S 波。左心室去极化后，脉冲沿心肌逐步激动右心室。这一过程产生的向量朝向 V_1 导联，形成终末 R 波。V_1 导联的 rSR 形态，又称为 M 形或兔儿形，是右束支阻滞的典型特点。当心电图满足上述心电图标准，且 V_1 导联呈 RSR 形态时，考虑诊断为右束支阻滞。

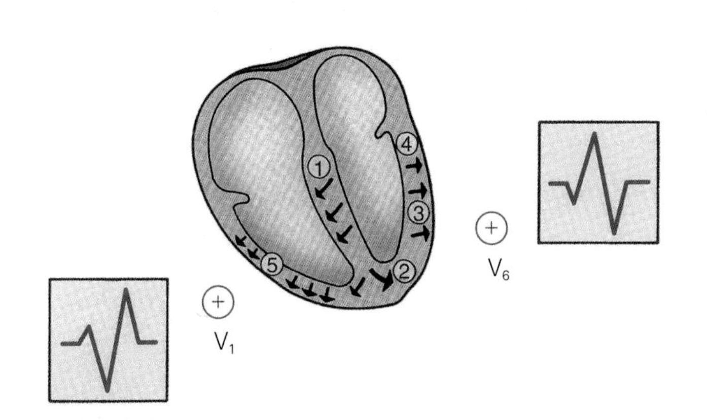

图 4.7　右束支阻滞时，心室传导顺序及 V_1、V_6 导联形态
（引自 URDEN LD, STACY KM, LOUGH ME, 2018. Critical care nursing[M], 8th ed. St. Louis, MO: Mosby.）

右束支阻滞可以发生在没有心脏疾病的健康人身上。急性右束支阻滞可能继发于急性前壁梗死、急性心力衰竭、急性心包炎 / 心肌炎、急性肺栓塞。慢性右束支阻滞则可能由冠心病、心脏外科手术、心脏传导系统退行性变或者先天性心脏病引起。

左束支阻滞

左束支阻滞时，室间隔和右心室都是由右束支激动的。由于室间隔是左心室一部分，所以通常是由左束支激动。由于左束支阻滞，右束支激动室间隔，去极化方向异常（右向左）。因此，最初的室间隔去极化向量，背离 V_1 导联，并产生负向波（**图 4.9**）。接下来是右心室去极化，由于电活动会短暂朝向 V_1 导联，所以会在 QRS 波产生小的直立波。当左心室开始去极化时，由于心肌肥厚，所以

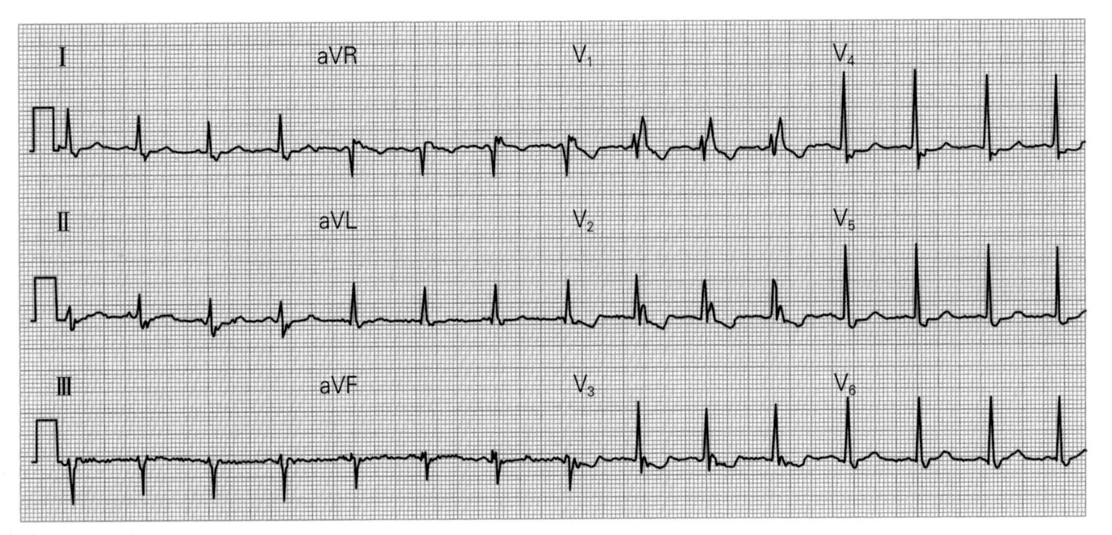

图 4.8　右束支阻滞心电图

V_1 导联也产生明显的负向波（S 波）。有时候，心电图中左心室的去极化会盖过右心室。此时 V_1 导联会呈现 QS 形，右心室去极化形成的直立波会消失。当心电图满足上述心电图标准，且 V_1 导联呈 QS 形时，考虑诊断为左束支阻滞（图 4.10）。

遗憾的是，并不是所有的束支阻滞都在 V_1 导联中表现出 RSR 或 QS 形。有时候，这种形态可能呈现 qR 或 rS 形（图 4.11），使得鉴别诊断不那么清晰。

左束支阻滞可以是急性的，也可以是慢性的。急性左束支阻滞可能继发于急性前间壁梗死、急性心力衰竭、急性心包炎 / 心肌炎、急性心脏外伤。慢性右束支阻滞则可能由高血压心脏病、严重冠心病、主动脉瓣引起。非缺血性心脏病，如 Lev 病和 Lenegre 病，也可以引起左束支阻滞。莱姆病可以导致心脏纤维骨架钙化也可以引起左束支阻滞。因为后者是心肌和瓣膜的连接基础，传导束也走行其间。纤维骨架钙化可能会导致传导障碍。Lenegre 病是一种更为

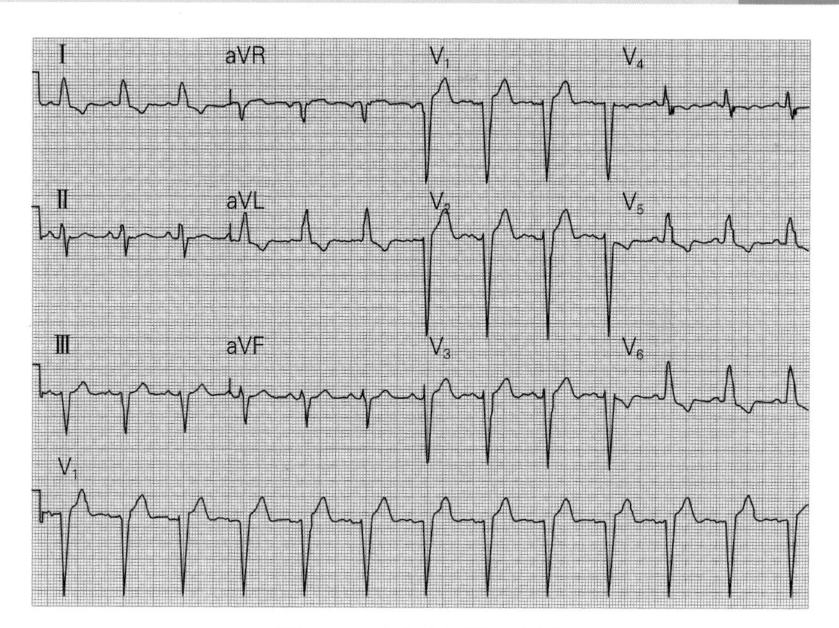

图 4.10　左束支阻滞心电图

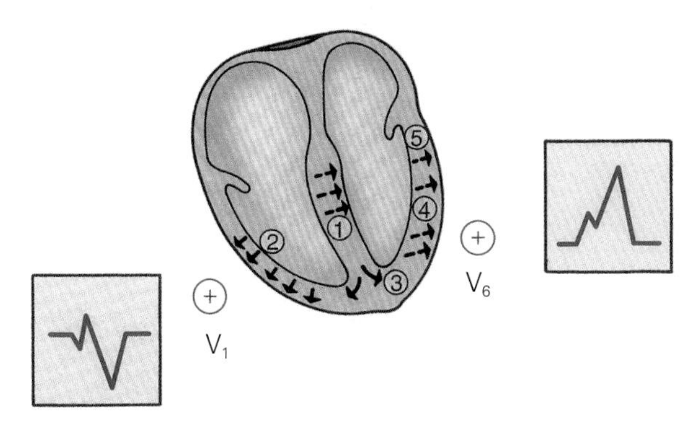

图 4.9　左束支阻滞时，心室传导顺序及 V_1、V_6 导联形态

（引自 URDEN LD, STACY KM, LOUGH ME, 2018. Critical care nursing[M], 8th ed. St. Louis, MO: Mosby.）

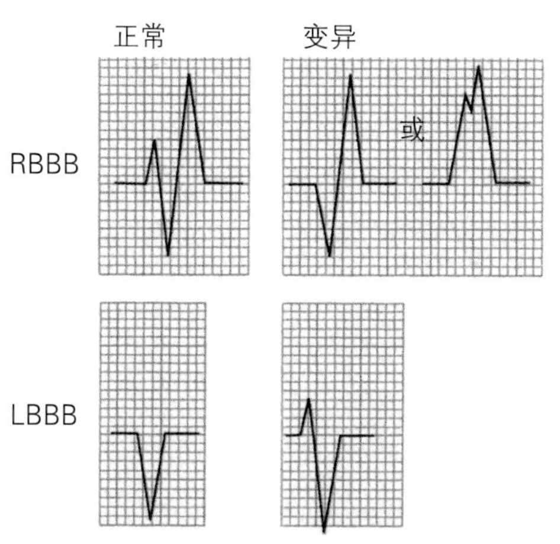

图 4.11　左束支阻滞（LBBB）及右束支阻滞（RBBB）时 V_1 导联的形态变异

广泛的硬化性疾病，主要影响传导系统的远端部分，有时候也会累及近端。该病伴随着年龄增长而发生，与心肌缺血无关，有时也被称为传导系统的“老化”。

小窍门

束支阻滞时，心室失去正常去极化模式，变成交替去极化。最后完成去极化的是患侧心室。因此，只要确定哪些心室最后去极化，就能辨别阻滞束支。例如，右心室最后去极化，这是因为脉冲沿左束支激动完左心室后，才通过心肌激动右心室，使后者去极化。

如果哪个心室去极化最晚，便构成 QRS 波的终末部分，这部分被称为终末向量。检查 QRS 波的终末向量，有助于确认最后去极化的心室，进而识别束支阻滞部位。

要识别终末向量，首先要确认 J 点，然后向后移动观察 QRS 波的终末部分的极性是向上还是向下。左右束支阻滞的终末向量的示意图，见图 4.12。右束支阻滞时，右心室最后去极化，电流将从左心室流向右心室，终末向量指向 V_1 导联，产生一个向上的 R 波。左束支阻滞时，左心室最后去极化，电流将从右心室流向左心室，终末向量背离 V_1 导联，产生一个向下的 S 波。所以，左右束支鉴别诊断的窍门就是观察 V_1 导联终末部分的波形，如果是 R 波，则为右束支阻滞，反之，S 波则为左束支阻滞。这种规律在 V_1 导联呈 RSR、QS 形态时，更为有用。

Mike Taigman 和 SydCanan 提出了一种简单的记忆方法，见图 4.13。这一方法与汽车转向灯有异曲同工之妙。即右转弯时，转向灯把手向“上”抬起；同理，右束支阻滞时，V_1 终末部分朝上，反之亦然。

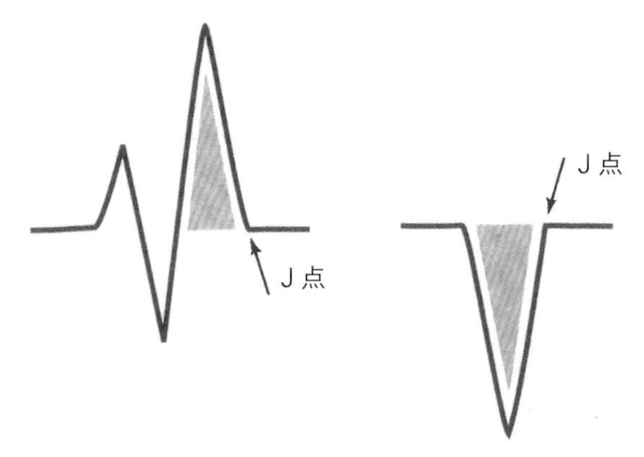

图 4.12　终末部分的方向性

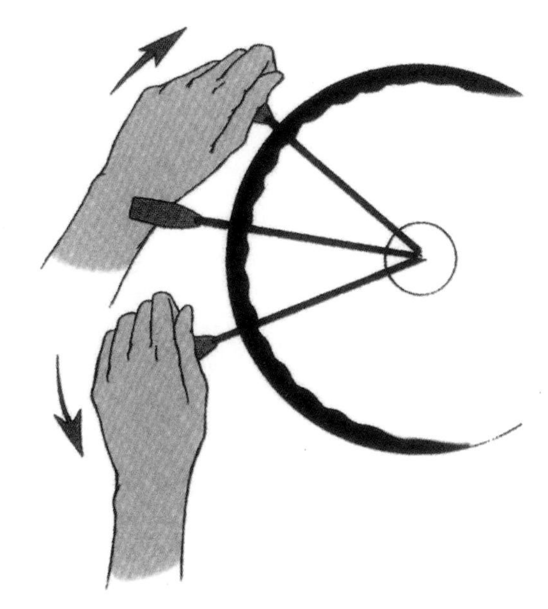

图 4.13

同向性

分析束支阻滞时，同向性指的是 ST–T 与 QRS 波终末部分的方向是否一致。正常情况下，束支阻滞的患者 ST–T 方向与 QRS 波终末部分方向相反。换句话说，二者总是背道而驰。若束支阻滞患者 ST 段抬高方向与 QRS 波终末部分保持一致，便提示异常。

Sgarbossa 标准

1996 年，Sgarbossa 及其同事发表了如何在左束支阻滞中诊断心肌梗死的相关研究结果（Sgarbossa et al.，1996）。这些心电图表现如下。

（1）任何导联出现与 QRS 波主波方向一致的 ST 段抬高 ≥ 1 mm（5 分）。

（2）V_1~V_3 导联中任一导联 ST 段压低≥ 1 mm（3 分）。

（3）与 QRS 波主波方向相反的 ST 段抬高≥ 5 mm（2 分）。

有研究者提出，评分≥ 3 分时，诊断为心肌梗死的特异性为 98%，但敏感性仅 20%（Tabas et al.，2008）。第三条诊断标准（ST 段抬高≥ 5 mm）在诊断及预后价值方面，帮助甚微。

为了提高诊断精度，人们对 Sgarbossa 标准进行了修订，尤其与 QRS 波主波方向相反的 ST 段抬高≥ 5 mm 这一条被修改为 ST 段抬高幅度与 S 波振幅的比值。修订后的 Sgarbossa 标准如下。

（1）任何导联出现与 QRS 波主波方向一致的 ST 段抬高 ≥ 1 mm。

（2）V_1~V_3 导联中任一导联出现与 QRS 方向一致的 ST 段压低≥ 1 mm。

（3）ST 段抬高方向与主波不一致，但是幅度与同导联 S 波振幅的比值≥ 0.25。

修订后的 Sgarbossa 标准没有使用评分，满足任何一条标准，都应该考虑阳性，并建议进行心导管检查。

小贴士

新发或推测为新发的左束支阻滞，是 STEMI 的等危症（OGara et al.，2013），建议早期进行再灌注治疗，如溶栓或者 PCI（OConner et al.，2015）。Kontos 等在 2011 年的一项研究表明，早期再灌注治疗并不适用于所有新发的左束支阻滞患者，因为只有少数是心肌梗死（Kontos et al.，2017）。这些研究发现，与 QRS 波方向一致的 ST 段抬高，是心肌梗死最重要的预测因子，也是死亡的独立预测因子。新发或推测为新发的左束支阻滞并没有上述价值。

例外情形

讨论束支阻滞时，不得不提到两种例外情形。第一个涉及束支阻滞的诊断，第二个是左右束支的鉴别。

束支阻滞的诊断标准是有效的，但有时缺乏敏感性和特异性。其敏感性主要受到交界区节律的限制。后者起源于房室交界区，往往没有可供辨识的 P 波。交界区属于室上性节律，却不满足束支阻滞的诊断标准，特异性主要受 WPW 综合征的影响。这种患者的节律来自心房，却产生了宽的 QRS 波。若心电图发现 δ 波及 PR 间期缩短，应考虑此类情形（**图 4.14**）。这种例外不应该被过度放大，毕竟 WPW 综合征是少见疾病。同样，高钾血症和其他可以使 QRS 波增宽的疾病也不少。

左右束支的鉴别还有需注意非特异性室内传导延迟。它不会在 V_1 导联产生束支阻滞的特征性心电图改变。其病因可能不是完全性束支阻滞，而是来自其他因素，如不完全性束支阻滞。不典型的束支阻滞心电图，可能被归为非特异性室内传导延迟。

小贴士

临床表现对鉴别束支阻滞没有什么帮助，因为后者基本不产生任何症状。束支阻滞的潜在病因，可能有症状，但这个对确定是否存在束支阻滞也没有帮助。心电图是束支阻滞诊断最重要的检查。

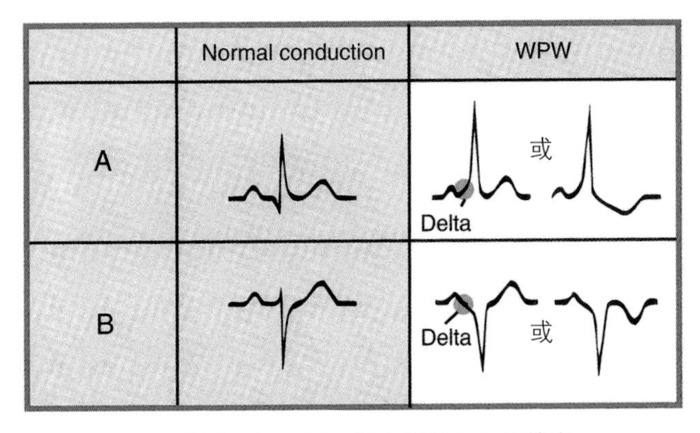

图 4.14　WPW 综合征的心电图特点

A. WPW 综合征的常见心电图，QRS 波直立；B. WPW 综合征的常见心电图，QRS 波及 δ 波倒置，类似病理性 Q 波，容易被误认为心肌梗死

（引自 GRAUER K, 1998. A practical guide to ECG interpretation[M], 2nd ed. St Louis, MO: Mosby.）

分支阻滞

束支的其中一个分支发生阻滞，被称为分支阻滞，发生在任意两个束支上的阻滞，被称为双分支阻滞。尽管这一定义主要用来描述同时发生在左前、左后分支的阻滞。但临床中主要指右束支阻滞合并左前或左后分支阻滞。

左前分支阻滞

左前分支阻滞，又称为左前半阻滞，是比较常见的心电图异常。左前分支阻滞时，室间隔初始去极化正常，脉冲沿右束支激动右心室。但由于分支阻滞的存在，左后分支区域首先激动，然后脉冲向上、向后传播，使得左心室前壁和侧壁去极化。尽管左心室激动顺序变化，但因为只有部分束支传导受阻，所以总去极化时间还是正常的，QRS 波时间 <120 ms。

左前分支阻滞的心电图特征如下（Surawicz et al.，2009）。

（1）电轴左偏（–45°~–90°）。

（2）aVL 导联 QRS 波呈 qR 形。

（3）QRS 波时间 <120 ms。

想要快速确诊左前分支阻滞，重点看 Ⅰ 导联和 aVL（**图 4.15**）。如 Ⅰ 导联 QRS 波直立、aVF 导联倒置，同时电轴左偏，接下来看 aVL 导联是否呈 qR 形。有时 Ⅰ 导联也会呈 qR 形。下壁导联 Ⅱ、Ⅲ、aVF 可能呈 rS 形。最后测量 QRS 间期，左前分支阻滞的患者，QRS 波时相 <120 ms。

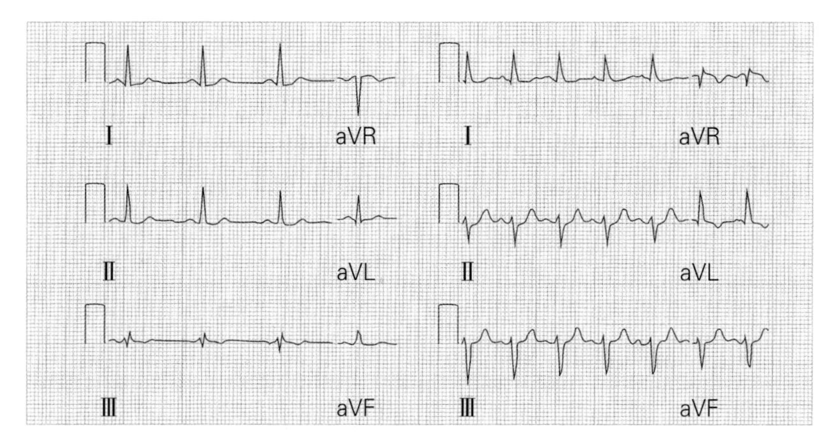

图 4.15

（引自 SURAWICZ B, KNILANS TK, 2008. Chou's electrocardiography in clinical practice[M], 6th ed. Philadelphia, PA: Saunders.）

左前分支阻滞可以合并右束支阻滞（图 4.16）。常见病因包括：主动脉瓣疾病、冠状动脉疾病、高血压、年龄相关退行性变。这种心电图改变，与左心室肥厚的Ⅰ、aVL 导联改变相似，也可能是下壁心肌梗死的潜在征象（Issa et al.，2012）。

左后分支阻滞

左后分支阻滞，又称为左后半阻滞，很多单纯发生，多合并右束支阻滞（图 4.17）。左后分支阻滞时，室间隔初始去极化正常，脉冲沿右束支激动右心室。但由于分支阻滞的存在，左前分支区域（前、侧壁）首先激动，然后脉冲向下、向右传播，电轴右偏，左心室后壁和部分间隔最后去极化。和左前分支一样，尽管有部分束支传导受阻，总去极化时间还是正常的，QRS 波时间 <120 ms。

左后分支阻滞的心电图特征如下（Surawicz et al.，2009）。

（1）电轴右偏（90° ~180° ）。

（2）Ⅰ、aVL 导联 QRS 波呈 rS 形。

（3）Ⅲ、aVF 导联 QRS 波呈 qR 形。

（4）QRS 波时间 <120 ms。

左后分支阻滞最常见于冠心病患者，但高血压和瓣膜病也可以出现。只有排除了其他原因的电轴右偏，如正常变异、吸气或呼吸

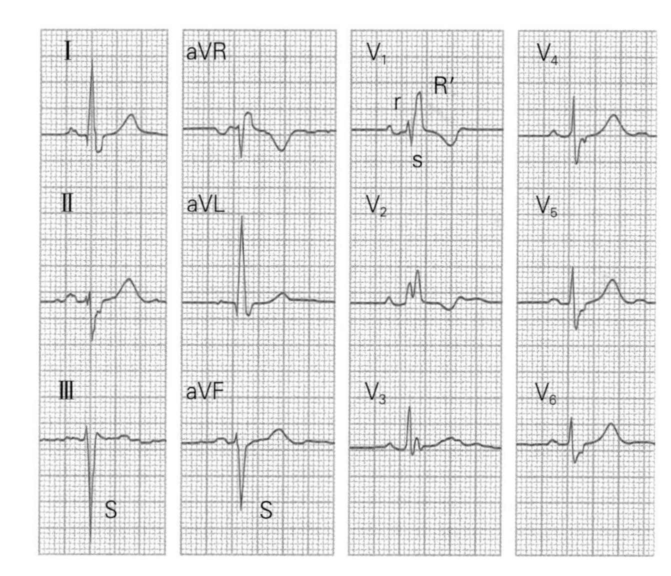

图 4.16 右束支阻滞合并左前分支阻滞（双分支阻滞）

胸前导联提示典型的右束支阻滞（V_1 导联呈 rSR，V_1 和 V_2 导联 R 波高尖，Ⅰ、V_5、V_6 导联呈 rS），肢体导联提示电轴左偏，提示左前分支阻滞（引自 KUMAR P, CLARK M, 2017. Kumar and Clark's clinical medicine[M], 9th ed. The Netherlands: Elsevier.）

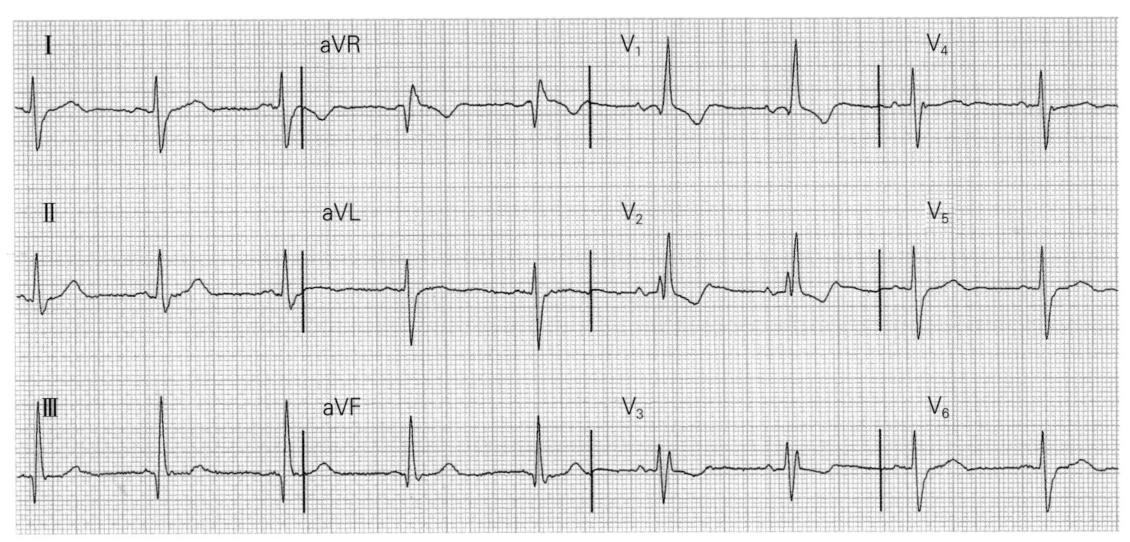

图 4.17 双分支阻滞
胸前导联提示典型的右束支阻滞，肢体导联提示电轴右偏，这种心电图改变（排除电轴右偏的常见原因，如右心室肥厚、侧壁心肌梗死）提示右束支阻滞合并左后分支阻滞。患者有严重的冠心病，Ⅲ和 aVF 导联可见 Q 波，提示下壁梗死（引自 GOLDBERGER AL, GOLDBERGER ZD, SHVILKIN A, 2018. Goldberger's clinical electrocardiography: A simplified approach[M], 9th ed. Philadelphia, PA: Elsevier.）

机导致的心脏移位、右心室肥厚、慢性阻塞性肺疾病、急慢性肺栓塞之后，才能诊断左后分支阻滞。

三分支阻滞

三分支阻滞，用来描述右束支阻滞合并左束支阻滞，或同时合并有左前分支、左后分支阻滞的情形（Issa et al.，2012）。心电图很少能捕捉到此类心电图改变。三分支阻滞的心电图特点如下（Issa et al.，2012）。

（1）三度房室传导阻滞合并缓慢性室性逸搏。

（2）交替性左右束支阻滞。

（3）右束支阻滞，合并交替性左前、左后分支阻滞。

室性节律

室性节律可能起源于心室细胞或人工起搏器。与束支阻滞一样，室性节律也可以出现与心肌梗死无关的 ST 段改变。尤其是在 QRS 呈负向波时，ST 段偏移更容易混淆。

心室起搏节律

多数情况下，心室起搏会形成左束支阻滞形态的心电图。设想一下，左束支阻滞时，脉冲沿右束支激动右心室，而后沿心肌细胞逐步激动左心室。而起搏器往往放置在右心室壁上，当起搏器发放脉冲时，它也会优先激动右心室，而后才是左心室（激动顺序类似于左束支阻滞）。图 4.18 是心室起搏导致 ST 段抬高的例子。

同样地，心室自主节律，如主波方向朝下的室性早搏，也会产生 ST 段抬高。室性节律和束支阻滞都会导致 QRS 波时限较宽，如果 QRS 波正常，便提示没有完全性束支阻滞或室性节律。

小贴士

由于心室去极化异常，室性早搏和心室起搏节律中，会看到 ST–T 方向异常（即 ST–T 与 QRS 波终末部分方向相反）。

良性早复极

在健康人身上，良性早复极可以表现出类似心肌梗死的心电图改变。良性早复极是一种正常的心电图变异，不提示或排除 ACS 等冠状动脉疾病。

心电图标准

像本章讨论的其他因素一样，良性早复极可以产生 ST 段抬高（框 4.4，图 4.19）。J 点抬高常小于 3.5 mm，ST 段呈向下凹陷型，其中，胸导联抬高 <2 mm，肢体导联 >0.5 mm（Kurz et al.,

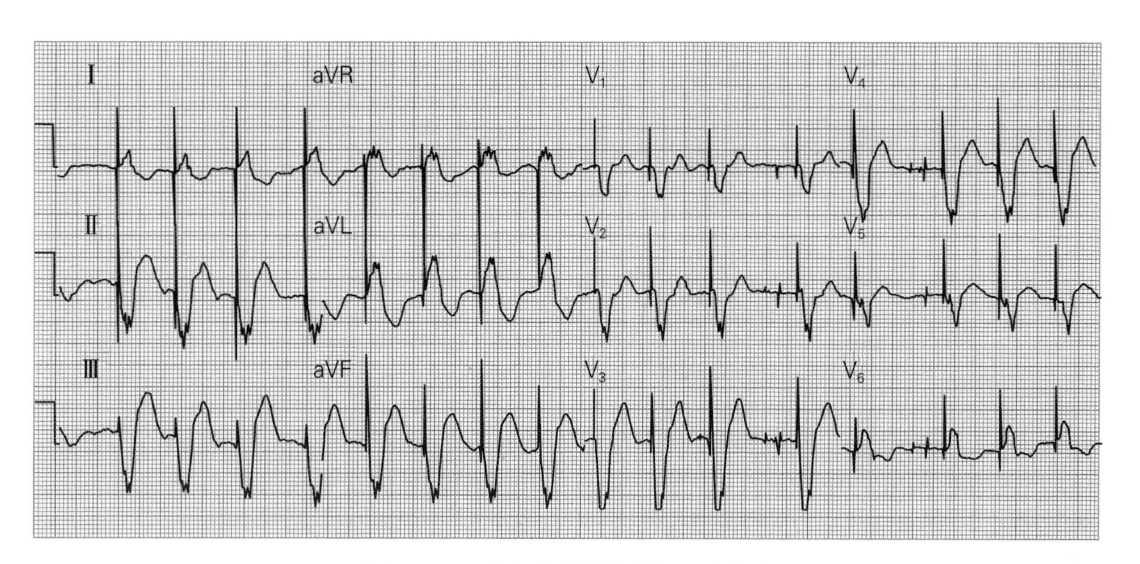

图 4.18 心室起搏节律导致的 ST 段抬高

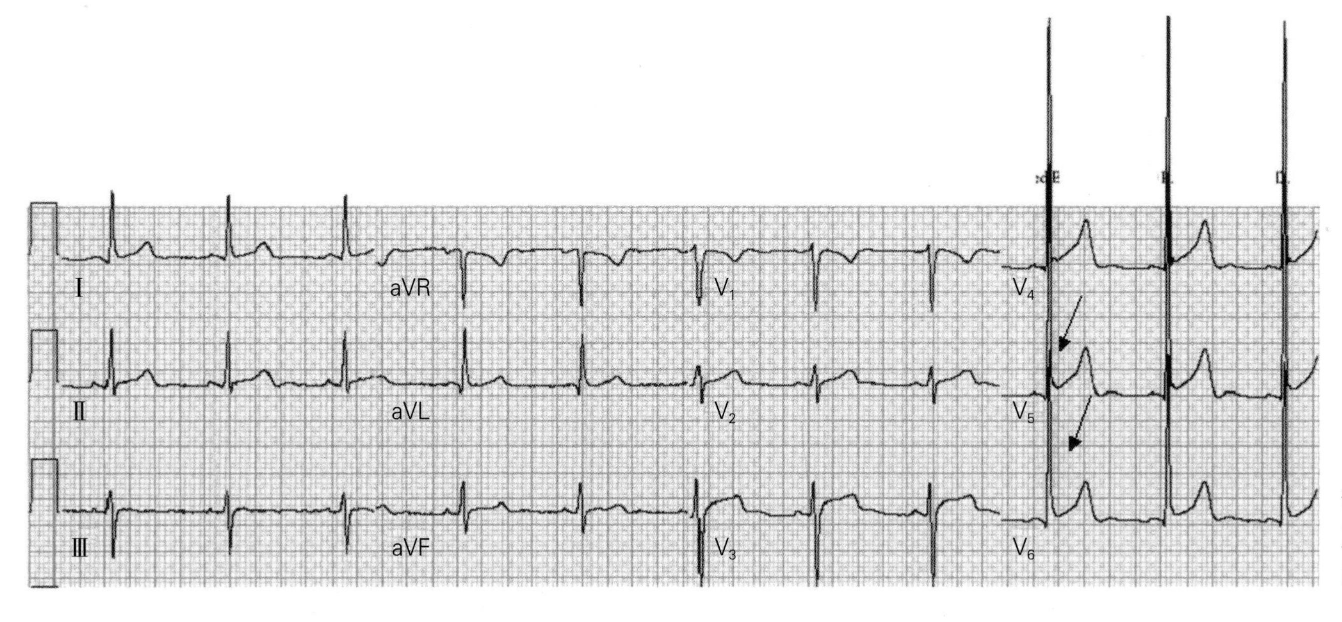

图 4.19　良性早复极
请留意 V_4~V_6 导联 ST 段抬高及 T 波高尖。V_4、V_5 导联还可以见到 J 点抬高

框 4.4　良性早复极心电图特点

1. 伴起始部分凹陷的 ST 段抬高。
2. J 点有顿挫。
3. 高尖 T 波。
4. 弥漫性 ST 段抬高。

2014）。一般情况下，ST 段抬高在 V_4 和 V_5 导联最明显。此外，良性早复极的 T 波形态，与前壁、侧壁心肌梗死超急性期改变非常类似。

良性早复极的 J 点抬高，一般位于 QRS 波终末，伴有顿挫。就像心包炎一样，J 点抬高常提示非缺血性病因。一般情况下，良性早复极的 R 波和 T 波振幅均比较大。

临床表现

良性早复极是一个正常变异，副交感神经张力过高和心脏负荷过重，可能是其原因（Lombardi，2013）。

良性早复极是正常的，但 Brugada 综合征是一种复极异常，可使患者罹患心律失常，包括多形性室速和室颤。Brugada 综合征是

小贴士

良性早复极的 QRS 电压，可能会达到左心室肥厚标准。但是这种并非真正的病理性肥厚，常见于年轻人或运动员心脏。

遗传性疾病，由基因突变所致。亚洲国家的发病率比北美或者西欧高，主要累及男性（Shen et al.，2017）。

1/3 的 Brugada 综合征患者，是在晕厥后确诊的（Adler et al.，2016）。心律失常可能在休息、睡眠、饱餐后出现，考虑与交感神经张力过高有关（Burgada et al.，2014）。发热是心电图改变的常见诱因（Mizusawa et al.，2012）。有些患者没有症状，只是心电图检查时偶然发现。但对很多人来说，心搏骤停可能是 Brugada 综合征的首发表现。

最初，Brugada 综合征有三种心电图亚型。1 型心电图特征为右束支阻滞 +ST 段穹隆形抬高≥ 2 mm，伴 V_1~V_3 导联 T 波倒置（**图 4.20**）。2 型心电图表现为右束支阻滞 +ST 段马鞍形抬高≥ 2 mm，抬高的 ST 段逐渐下降，随后是正向或双向的 T 波（Burgada et al.，2014）。3 型表现为右束支阻滞形态，右胸导联 ST 段抬高 <1 mm，马鞍型或穹隆型（Burgada et al.，2014；Mizusawa et al.，2012）。2 型和 3 型不具备诊断价值。在一些患者中，心电图异常可被一些抗心律失常药物（Ⅰ类抗心律失常药物、β 受体阻断剂）诱发。

目前，Brugada 综合征没有特效药。有一些药物正在进行临床试验。但唯一被证实可改善预后的疗法，是安装植入式心脏转复除颤器。

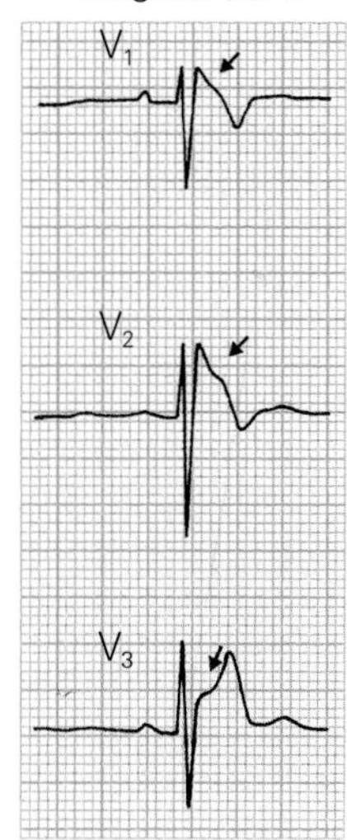

图 4.20　Brugada 综合征

（引自 GOLDBERGER AL, GOLDBERGER ZD, SHVILKIN A, 2018. Goldberger's clinical electrocardiography: A simplified approach[M], 9th ed. Philadelphia, PA: Elsevier.）

心包炎

ST 段抬高的另外一个急性病因是心包炎。这种情况下，部分心包炎性浸润，就像心脏表面发炎。这种心电图异常就不是冠心病所致。任何人都可以患心包炎，但心肌梗死和心外科手术后，特别容易发生。

心电图标准

心包炎可导致多种心电图表现。这种 ST 段抬高与心包周围散在炎症有关，而非心肌缺血。所以 ST 段抬高通常是弥漫的，并非严格地定位于解剖相邻导联。在发病最初的几个小时到几天内，ST 段抬高通常累及Ⅰ、Ⅱ、Ⅲ、aVL、aVF、V_2~V_6 导联（Jouriles，2014）。

心包炎也可以导致 PR 段压低，此时可以产生 ST 段抬高的现象。用 TP 段代替基线，可以使得 ST 段抬高的幅度最小化。aVR 导联

PR 段抬高，镜像导联 PR 段压低，是识别急性心包炎的重要心电图线索（Mirvis et al.，2015）。

心包炎可能给心电图带来的另外一个变化是 J 点切迹。虽然这不是心包炎特有的心电图特征，却多对应于非缺血性 ST 段抬高。**图 4.21** 展示了一些导联中 PR 段压低导致的 ST 段抬高及 J 点切迹。

临床表现

胸痛是最常见的表现，但与缺血导致的压榨性疼痛不同，心包炎常为刀割样剧烈疼痛，且部位较为局限；心肌缺血的心绞痛范围较大。心包炎的疼痛，往往受到运动、通气、体位的影响，如前倾位疼痛减轻，后仰则症状加重，并可放射至颈部或肩胛骨之间的区域。

心肌炎的心电图缺乏特异性，容易漏诊或误诊，所以往往是其临床症状先引起重视。一旦怀疑心肌炎，可仔细检查（或复查）心电图，以夯实证据。**表 4.1** 是心肌梗死和心包炎的心电图、临床表现对比。

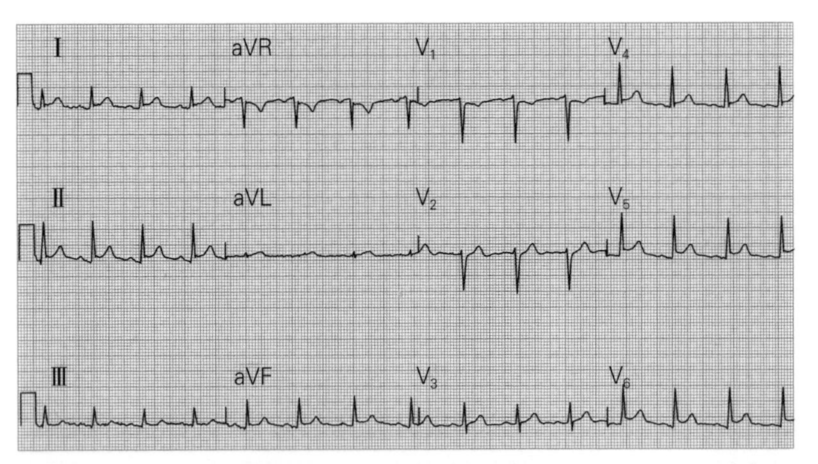

图 4.21 心肌炎的心电图表现

尽管良性早复极和心包炎都可以导致 ST 段抬高，但镜像导联都没有相应改变。若心电图中有明显 ST 段抬高，而且镜像导联中也有改变，那么可以将良性早复极和心包炎从鉴别诊断中剔除。

表 4.1 心肌梗死和心包炎的临床表现对比

临床所见	心肌梗死	心包炎
胸痛（性质）	压榨性	尖锐、刺痛
胸痛（放射）	左手臂，肩膀，下颌	颈下斜方肌区
胸痛（加重）	运动	通风、吞咽
ST 段抬高	解剖上连续导联	弥漫性，不出现在连续性导联
PR 段压低	不常见	常见，可能伴有 ST 段抬高

现在你应该做什么?

有时候，想区分梗死或非梗死性 ST 段抬高存在困难。有些病例，只有经过数小时的观察、连续复查心电图和广泛评估后才能确定。因此，期望一份心电图就确诊 ST 段抬高的病因不太合理。

由于心电图只是通过皮肤记录患者心脏电活动，所以心电图在诊断 ST 段抬高的病因时，敏感性和特异性并不是足够高。临床表现有助于病因确诊，但也不是总有效。

在胸痛发作前几个小时，如何更好地利用心电图？初始目标是识别心肌梗死或其他病因的 ST 段抬高。如左束支阻滞可能和前壁梗死心电图非常相似，但此时并不需要确定它的 ST 段抬高原因是梗死还是变异，只需要将心电图提交给急诊工作人员。若患者 ST 段抬高且症状可疑，便应该督促急诊科人员复查 12 导联心电图。

急诊科工作人员可以确定患者是否应该被诊断为心脏疾病。院外护理人员，应将心电图传输给急诊科医生进行解读。如果无法传输，可以通过电话沟通诊断结果。例如，说明 V_1~V_3 导联 ST 段抬高 4~5 mm。通过传达上述信息给急诊科医生，可以做出预判。他们可以帮助护理人员决定是否需要给予再灌注治疗、阿司匹林及建立多条静脉通路。

某些方面，这种做法看起来可能不合适，但其实不然。有时候，“我不知道”可能是你能做出的最聪明的回答。在没有足够资料做出合理解释的情况下，遵从急诊科医生的建议，远较没有足够证据而做出解释为佳。通常，心电图提供者可能并不能得到即刻答复，因为有时只有整合系列心电图、心脏生物标记物的结果，并动态观察，才能得到明确的解答。因此，不要因为这种困境而灰心丧气。**表 4.2** 总结了本章讨论的 5 种 ST 段抬高变异，以及它们如何与心肌梗死鉴别。

表 4.2　5 种常见 ST 段抬高变异

疾病	梗死相似性	识别
左心室肥厚	负向波为主的导联（V_1~V_3）ST 段抬高	V_3 导联 S 波加深，aVL 导联 R 波增高 女性 >20 mm，男性 >28 mm，考虑左心室肥厚
左束支阻滞	负向波为主的导联（V_1~V_3）ST 段抬高 负向波为主的导联（V_1~V_3）呈 QS 形	QRS 波时限≥ 120 ms QRS 波由室上性激动所致 V_1 导联呈 QS 形或终末部分呈负向波
室性节律	负向波为主的导联 ST 段抬高 负向波为主的导联呈 QS 形	紧随起搏钉的宽 QRS 波 V_1 导联终末部分呈负向波（右心室起搏）
良性早复极	前壁或侧壁导联 ST 段抬高 T 波高尖	起始部凹面向上的 ST 段抬高 T 波对称、高尖 J 点切迹 患者无症状 运动员常见
心包炎	多导联 ST 段抬高	ST 段不定位 ST 段抬高通常累及Ⅰ、Ⅱ、Ⅲ、aVL、aVF、V_2~V_6 导联 镜像改变：aVR 和 V_1 导联 ST 段压低 aVR 导联 PR 段抬高，对应导联 ST 段压低 J 波切迹

参考文献

1. ADLER A, ROSSO R, CHORIN E, et al., 2016. Risk stratification in Brugada syndrome: Clinical characteristics, electrocardiographic parameters, and auxiliary testing.Heart Rhythm [J], 13（1）, 299–310.
2. BRUGADA R, CAMPUZANO O, SARQUELLA–BRUGADA G, et al., 2014. Brugada syndrome. Methodist Debakey Cardiovascular Journal [J], 10（1）, 25–28.
3. GOLDBERGER AL, GOLDBERGER ZD, SHVILKIN A, 2018. Atrial and ventricular enlargement. In Goldberger's clinical electrocardiography: A simplified approach [M]（9th ed., pp. 50–60）. Philadelphia, PA: Elsevier.
4. HANCOCK EW, DEAL BJ, MIRVIS DM, et al., 2009. AHA/ACCF/HRS recommendations for the standardization and interpretation of the electrocardiogram: Part V: Electrocardiogram changes associated with cardiac chamber hypertrophy. Journal of the American College of Cardiology [J], 53（11）, 992–1002.
5. ISSA ZF, MILLER JM, ZIPES DP, 2012. Intraventricular conduction abnormalities. In Z. F. Issa, J. M. Miller, & D. P. Zipes（Eds.）, Clinical arrhythmology and electrophysiology: A companion to Braunwald's heart disease [M]（2nd ed., pp. 194–211）. Philadelphia, PA: Saunders.
6. JOURILES NJ, 2014. Pericardial and myocardial disease. In J. A. Marx, R. S. Hockberger, & R. M. Walls（Eds.）, Rosens emergency medicine [M]（8th ed., pp. 1091–1105）. Philadelphia: Saunders.
7. KONTOS MC, AZIZ HA, CHAU VQ, et al., 2011. Outcomes in patients with chronicity of left bundle–branch block with possible acute myocardial infarction. American Heart Journal [J], 161（4）, 698–704.
8. KURZ MC, MATTU A, BRADY WJ, 2014. Acute coronary syndrome. In J. A.Marx, R. S.Hockberger, & R. M. Walls(Eds.), Rosen's emergency medicine [M]（8th ed., pp. 997–1033）. Philadelphia, PA: Saunders.
9. LATCU DG, NADIR S, 2010. Atrioventricular and intraventricular conduction disorders. In M. H. Crawford, J. P. DiMarco, & W. J. Paulus（Eds.）, Cardiology [M]（3rd ed., pp. 725–739）. Philadelphia,PA: Elsevier.
10. LOMBARDI F, 2013. Early repolarization: a benign electrocardiographic pattern or an ominous proarrhythmic sign? Journal of the American College of Cardiology [J], 61（8）, 870–871.
11. MIRVIS DM, GOLDBERGER AL, 2015. Electrocardiography. In D. L. Mann, D. P. Zipes, P. Libby, R. O. Bonow, & E. Braunwald（Eds.）, Braunwald's heart disease: A textbook of cardiovascular medicine [M]（10th ed., pp. 114–154）. Philadelphia, PA: Saunders.
12. MIZUSAWA Y, WILDE AA, 2012. Brugada syndrome. Circulation: Arrhythmia and Electrophysiology [J], 5（3）, 606–616.
13. O'CONNOR RE, AL ALI AS, BRADY WJ, et al., 2015. 2015 American Heart Association guidelines for CPR & ECC. Retrieved from American Heart Association. Web–based Integrated Guidelines for Cardiopulmonary Resuscitation and Emergency Cardiovascular Care–Part 9: Acute Coronary Syndromes: Eccguidelines. heart. org.
14. O'GARA PT, KUSHNER FG, ASCHEIM DD, et al., 2013. 2013 ACCF/AHA guideline for the management of ST–elevation myocardial infarction. Journal of the American College of Cardiology [J], 61（4）, e78–e140.
15. SGARBOSSA EB, PINSKI SL, BARBAGELATA A, et al., 1996. Electrocardiographic diagnosis of evolving acute myocardial infarction in the presence of left bundle–branch block. GUSTO–1（Global Utilization of Streptokinase and Tissue Plasminogen Activator for Occluded Coronary Arteries）Investigators. New England Journal of Medicine [J], 334（8）, 481–487.
16. SHEN WK, SHELDON RS, BENDITT DG, et al., 2017. 2017 ACC/AHA/HRS guideline for the evaluation and management of patients with syncope. Journal of the American College of Cardiology [J], 70（5）, e39–e110.
17. SMITH SW, DODD KW, HENRY TD, et al., 2012. Diagnosis of ST–elevation myocardial infarction in the presence of left bundle branch block with the ST–elevation to S–wave ratio in a modified Sgarbossa rule. Annals of Emergency Medicine [J], 60（6）, 766–776.
18. SURAWICZ B, CHILDERS R, DEAL BJ, et al., 2009. AHA/ACCF/HRS Recommendations for the standardization and interpretation of the electrocardiogram: Part III: Intraventricular conduction disturbances: A scientific statement from the American Heart Association Electrocardiography and Arrhythmias Committee, Journal of the Aerican College of Cardiology [J], 53（11）, 976–981.

19. SURAWICZ B, KNILANS TK, 2008. Other intraventricular conduction disturbances. In Chou’s electrocardiography in clinical practice [M]（6th ed, pp. 108–123）. Philadelphia, PA: Saunders.
20. TABAS JA, RODRIGUEZ RM, SELIGMAN HK, et al., 2008. Electrocardiographic criteria for detecting acute myocardial infarction in patients with left bundle branch block: A meta-analysis.Annals of Emergency Medicine [J], 52（4）, 329–336.

快速复习

1. 良性早复极 （ ）
   A 与心源性休克发生率增加有关
   B 是一种心电图变异，多见于老年男性
   C 肢体导联 ST 段压低
   D 心电图改变类似前壁梗死
2. 下列哪项是右束支阻滞的特点 （ ）
   A 病理性 Q 波
   B V_1 导联呈 rSR 形
   C Ⅰ和 V_6 导联 R 波增宽
   D V_1 导联深 S 波，V_6 导联高大 R 波
3. 左后分支阻滞的心电图特点是 （ ）
   A 电轴左偏
   B aVL 导联 qR 形
   C Ⅰ和 aVL 导联呈 rS 形
   D QRS 波时限≥ 120 ms
4. 左心室肥厚的心电图特征是 （ ）
   A QRS 波振幅增大
   B S 波加深
   C T 波高尖
   D PR 间期延长
5. 下列哪个是心包炎的心电图特征 （ ）
   A 弥漫性 ST 段抬高，PR 段压低，J 点切迹
   B 下壁导联 ST 段抬高，J 点切迹，PR 段抬高
   C P 波增宽，弥漫性 ST 段压低，PR 间期延长
   D 侧壁导联，P 波切迹，QRS 波振幅增高，ST 段压低

病例分析

对于每一个病例，详细叙述其临床表现，系统分析其 12 导联心电图改变，根据心电图检查结果，制定治疗策略。

病例 4.1

患者男性，78 岁，突然出现呼吸急促和头晕。自述症状出现于 45 min 前，当时他正在清理马桶。患者否认胸痛，既往有哮喘病史，为此正服用沙丁胺醇和异丙托溴铵。否认过敏史。

患者神志清楚，焦虑，对地点、时间都有意识。皮肤红润、温暖干燥，无颈静脉怒张，肺部听诊有喘鸣。血压 170/110 mmHg，脉搏 100 次 / 分，呼吸 24 次 / 分，外周血氧饱和度 96%。患者已安置心电监护、建立静脉通路。**图 4.22** 是患者的 12 导联心电图。分析下列心电图，描述您对该患者的初步干预措施。

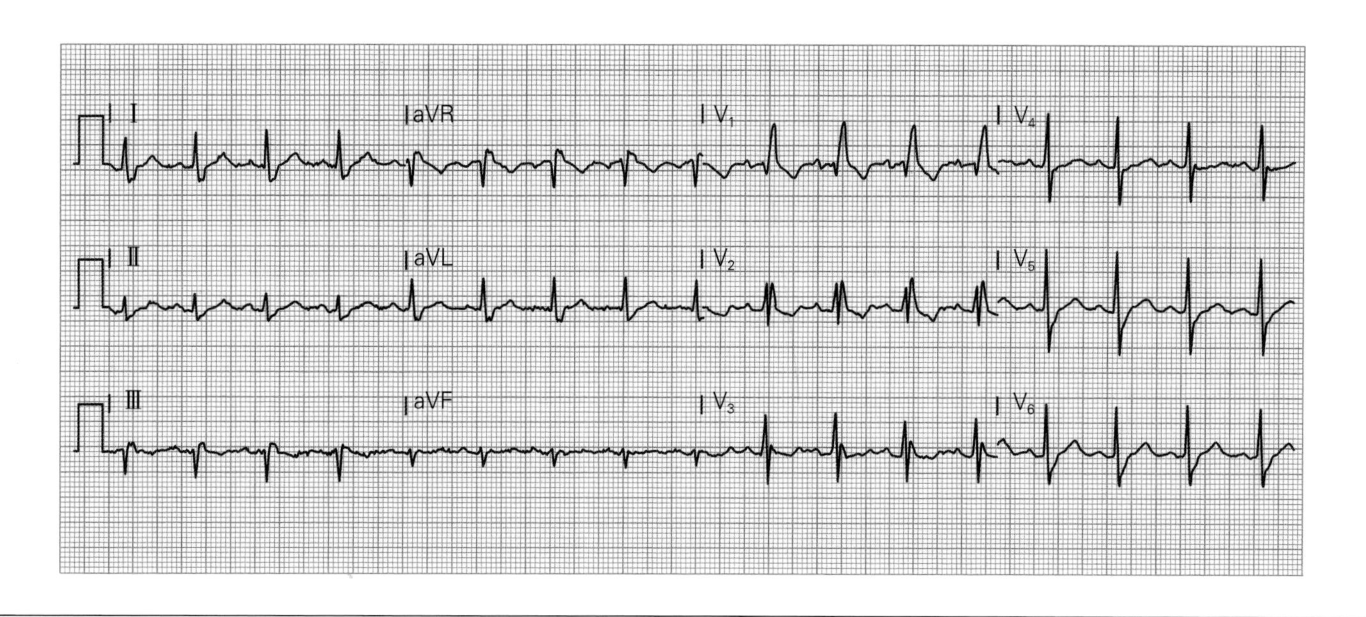

图 4.22

病例 4.2

患者男性，78 岁，3 h 前突然出现胸骨后疼痛和呼吸急促，疼痛症状评分是 9/10，向左肩背部放射。患者 4 年前接受了冠状动脉搭桥，目前随身携带并且服用至少 20 种药物。患者自述对可卡因过敏。

患者神志清楚，焦虑。皮肤红润、温暖湿润，呼吸音清，外周血氧饱和度 96%，血压 178/82 mmHg，脉搏 120 次 / 分，呼吸 26 次 / 分。

患者已安置心电监护、建立静脉通路。**图 4.23** 是患者的 12 导联心电图。分析下列心电图，描述您对该患者的初步干预措施。

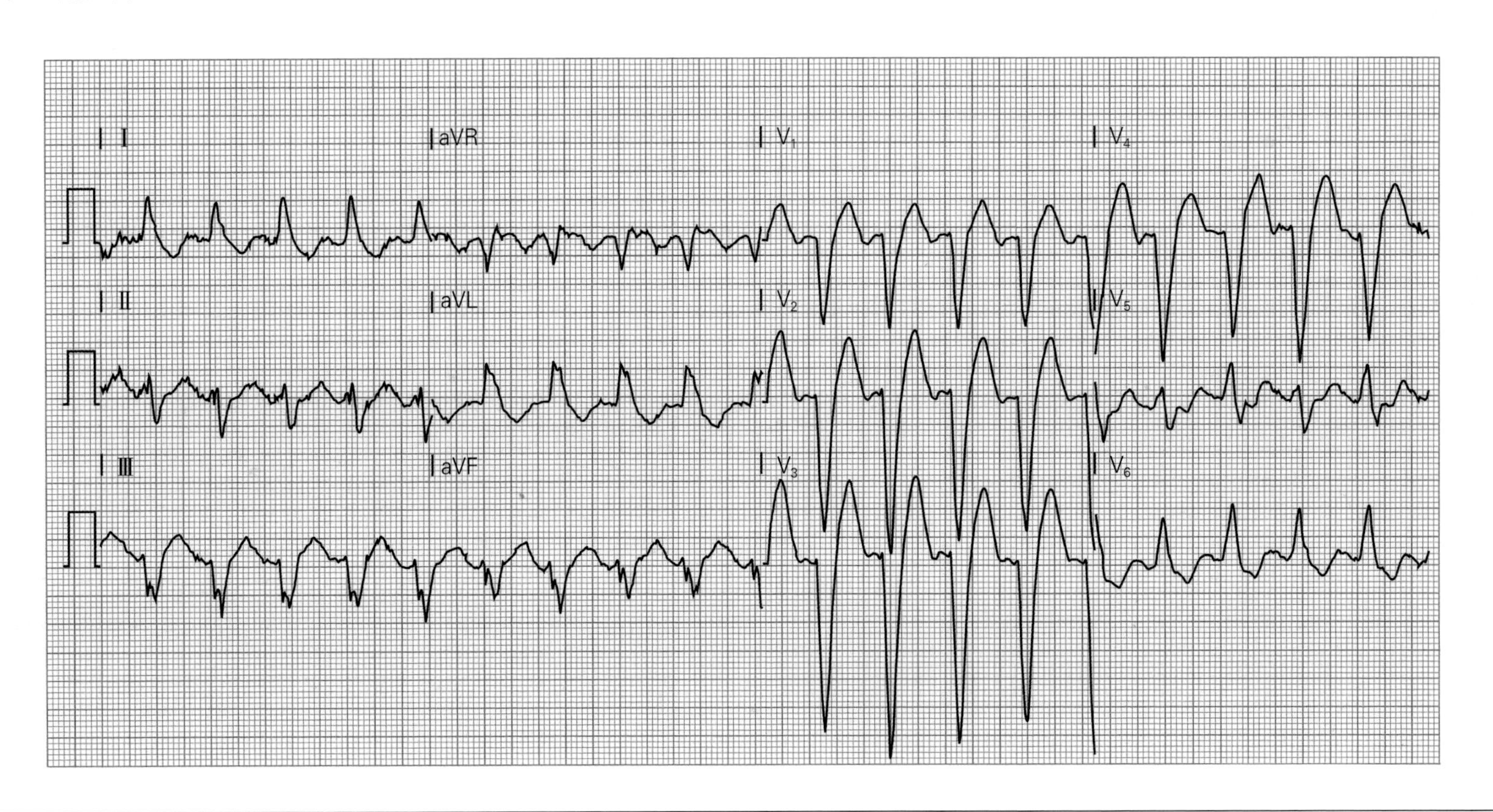

图 4.23

参考答案

1. **D**。良性早复极是一种酷似前壁、侧壁梗死的正常变异。多见于青年、运动员。V_2~V_5 导联的 ST 段抬高最显著。
2. **B**。V_1 导联 rSR 形态，提示右束支阻滞。
3. **C**。左后分支阻滞的心电图特征为电轴右偏（90°~180°）；Ⅰ、aVL 导联 QRS 波呈 rS；Ⅲ、aVF 导联 QRS 波呈 qR；QRS 波时间 <120 ms。
4. **A**。左心室肥厚的心电图特征为 QRS 波振幅增加及 ST–T 改变。
5. **A**。心包炎患者心电图特征为弥漫性 ST 段抬高，PR 段压低、J 点切迹。

病例分析参考答案

病例 4.1

虽然患者症状更像与呼吸道有关，但呼吸困难也是心绞痛等危症。让患者取舒适体位、评估呼吸频率，并在使用支气管扩张剂和糖皮质激素后重新评估。患者心电图提示窦性心动过速、右束支阻滞，但没有 STEMI 的证据。

急诊室观察 2 h 后，患者症状缓解，结合患者胸片、复查的心电图和实验室检查结果，患者出院回家。哮喘治疗方案中增加糖皮质激素。

病例 4.2

患者心电图提示前间壁 STEMI，然而左束支阻滞也可以引起 ST–T 改变，导致鉴别困难。虽然患者没有满足修订版 Sgarbossa 标准，但 ST 段形态强烈提示 STEMI。

如无禁忌证，尽早给予阿司匹林。快速评估患者溶栓和 PCI 的适应证、禁忌证。给予舌下含服 NGT 缓解心绞痛症状。每次用药后，密切监测患者生命体征和心电图。选择再灌注治疗策略，完成床旁胸片，并且进行实验室检查。

缓解患者的胸痛是重中之重。每隔 3~5 min 应用吗啡是硝酸甘油无效的胸痛患者首选镇痛药物。

首次舌下含服硝酸甘油后，患者胸痛评分 8/10。第二次给药后，疼痛评分变为 7/10。第三次服药后，疼痛评分 4/10。给予吗啡止痛后，患者被紧急送往导管室。

心电图实践

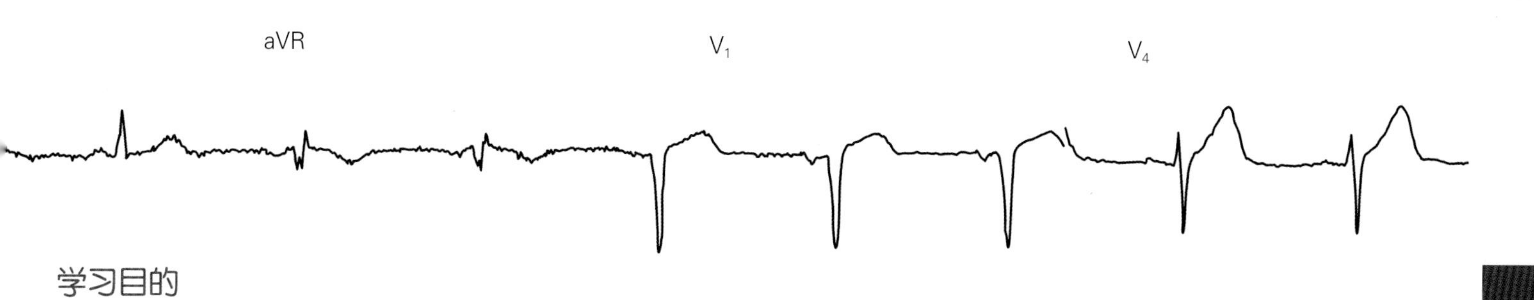

学习目的

通过本章的学习，您应该掌握如下技能：

1. 掌握在心电图中系统识别心肌梗死的能力。
2. 熟悉 12 导联心电图分析方法。

12 导联心电图分析

在第三章中，我们分析了 12 导联心电图的分析方法。在本章，我们将拓宽思路，结合 ST 段抬高的变异、临床表现共同分析。

1. 确定心率与节律。

2. 分析波形、节段、间期，分析除 aVR 导联以外全部导联，内容如下：

（1）病理性 Q 波：病理性 Q 波的时相常超过 0.03s、高度超过同导联 R 波的 1/4。

（2）R 波递增：胸前导联 R 波振幅逐渐增高，S 波则逐渐加深。V_3 和 V_4 导联 R 波及 S 波振幅接近。我们使用 R 波递增不良，描述 V_1~V_4 导联 R 波递增规律消失。

（3）ST 段偏移：寻找 J 点，观察有无 ST 段抬高和压低。

（4）T 波改变：检查 T 波的方向、形态、大小，注意有无 T 波高尖、倒置、双相、顿挫。

3. 寻找有无 ACS 迹象：如有 ST 段偏移，则根据导联定位确定缺血、损伤的区域，假如怀疑是 ACS，需要进行解剖定位及罪犯血管判断。

4. 确定是否存在 ST 段抬高变异相关的心电图异常（Box 5.1）。

（1）使用公式排除左心室肥厚导致的 ST 段抬高。

（2）束支阻滞、心室节律可导致 QRS 波增宽，并出现心肌梗死的 ST 段改变；如果 QRS 波时限≤ 110 ms，同时又没有不完全性束支阻滞、室性节律，则可以将二者从 ST 段抬高鉴别诊断中剔除。

（3）良性早复极和心包炎也可以导致 ST 段抬高，出现类似心肌梗死的改变，但二者都不会在镜像导联出现异常。如果心电图中 ST 段抬高清晰可辨，且镜像导联也有对应改变，则可以将良性早复极和心包炎从 ST 段抬高鉴别诊断中剔除。

（4）ST 段抬高变异，并不能完全除外心肌梗死。例如，心电图显示 ST 段抬高，符合左心室肥厚标准，这种情况多半诊断为左心室肥厚。少见情况是，左心室扩大合并冠状动脉内血栓形成。同样地，患者可能同时存在束支阻滞和心肌梗死。这种时候应咨询内科医生。

5. 使用 Ⅰ、aVF 导联判断电轴。

6. 综合分析心电图所见，将心电图分为以下三类：ST 段抬高、ST 段压低、正常或非特异性心电图。

临床表现

优先评估患者临床表现。这里所说的临床表现，并不是要第一时间获得患者信息，而是已经做好准备，获取患者心电图的主要及次要信息，尤其是与心电图表现相关的临床资料。使用临床资料与心电图进行整合时，应该知道，并非所有 ACS 的患者都会有胸痛。

框 5.1　ST 段抬高的变异

1. 左心室肥厚。
2. 左束支阻滞。
3. 室性节律。
4. 良性早复极。
5. 心包炎。

女性、糖尿病和高龄患者的症状都不典型。

识别心肌梗死的难点在于，只有少部分非创伤性胸痛是由心肌梗死所致。非梗死性胸痛的病因包括：心包炎、动脉瘤、肌骨相关性疼痛、肺动脉疾病、消化系统疾病、情绪及精神异常。很明显，早期鉴别心肌梗死存在很大难度。内科医生的任务，就是从众多疾病中做出正确的鉴别诊断。

12 导联心电图分析

每份心电图的解释，都附在本章末尾。请注意每个导联和图形的解释，仅限于本书讨论的内容。因此，有经验的心电图医生可能会发现一些本书没有提及的内容。

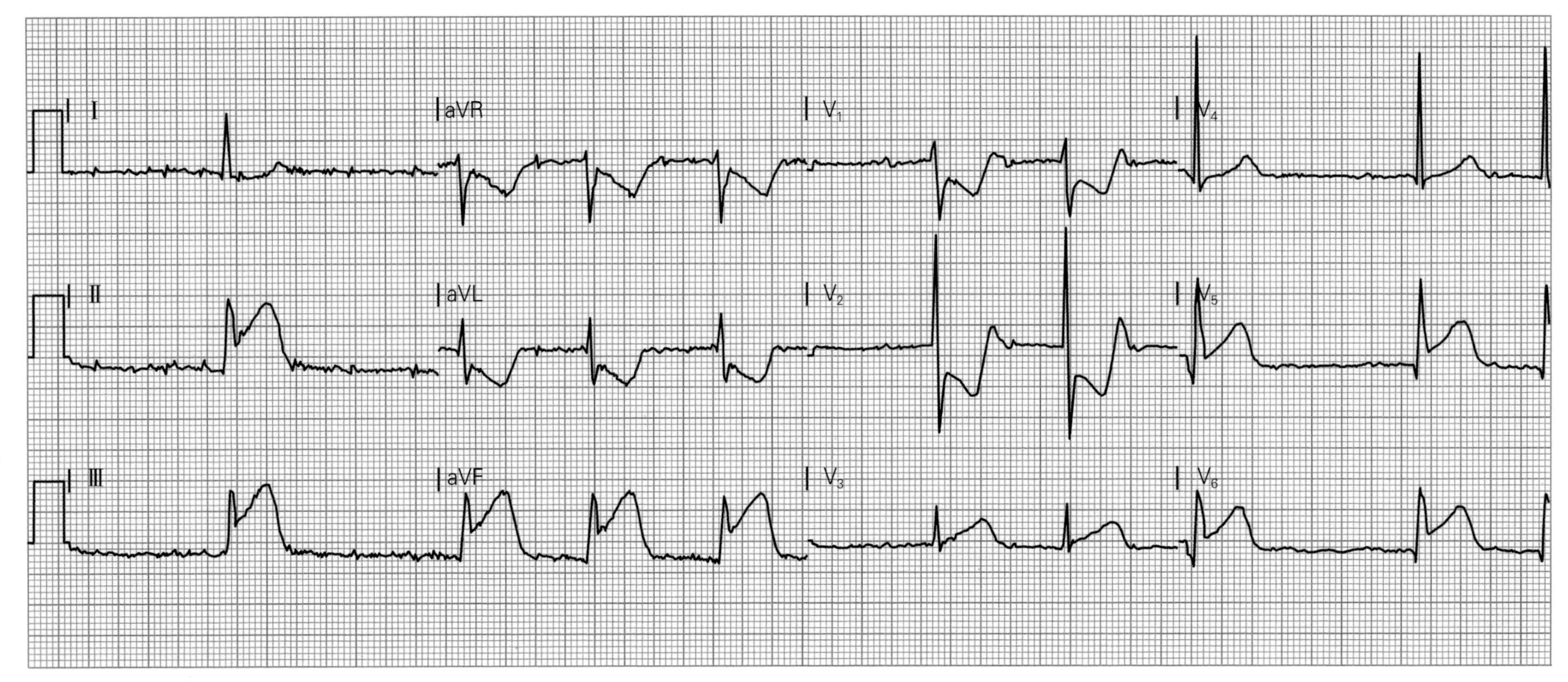

×1.0 0.05~150 Hz 25 mm/s

Ⅰ 侧壁	aVR —	V_1 间隔	V_4 前壁
Ⅱ 下壁	aVL 侧壁	V_2 间隔	V_5 侧壁
Ⅲ 下壁	aVF 下壁	V_3 前壁	V_6 侧壁

心率和节律? ______ 病理性 Q 波? ______ ST 段抬高? ______

ST 段压低? ______ T 波改变? ______ 镜像改变? ______

ST 段抬高变异? ______ 电轴? ______ 诊断: ______

图 5.1

下壁：Ⅱ, Ⅲ, aVF | 间隔：V_1, V_2 | 前壁：V_3, V_4 | **侧壁：Ⅰ, aVL, V_5, V_6**

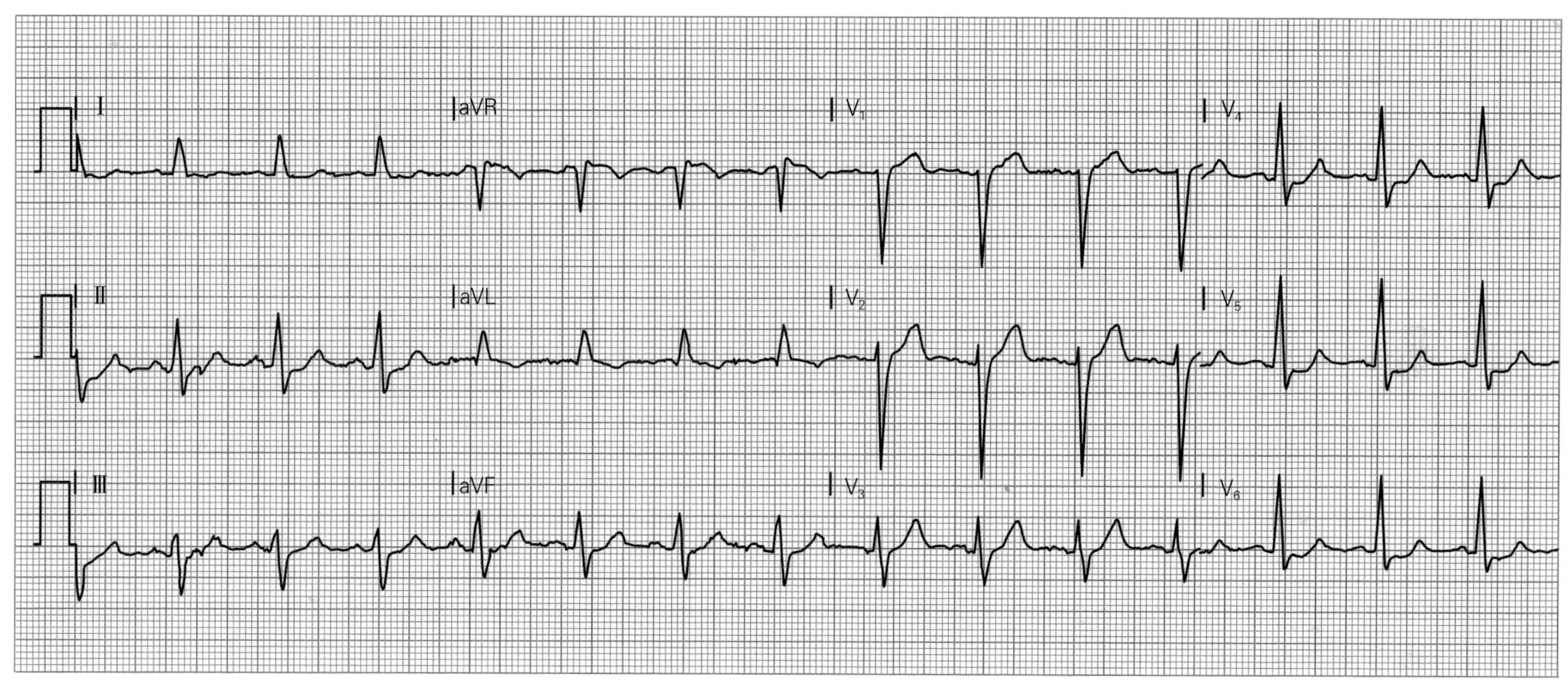

×1.0 0.05~150 Hz 25 mm/s

Ⅰ 侧壁	aVR —	V_1 间隔	V_4 前壁
Ⅱ 下壁	aVL 侧壁	V_2 间隔	V_5 侧壁
Ⅲ 下壁	aVF 下壁	V_3 前壁	V_6 侧壁

心率和节律？______ 病理性 Q 波？______ ST 段抬高？______

ST 段压低？______ T 波改变？______ 镜像改变？______

ST 段抬高变异？______ 电轴？______ 诊断：______

图 5.2

下壁：Ⅱ，Ⅲ，aVF | 间隔：V_1，V_2 | 前壁：V_3，V_4 | **侧壁：Ⅰ，aVL，V_5，V_6**

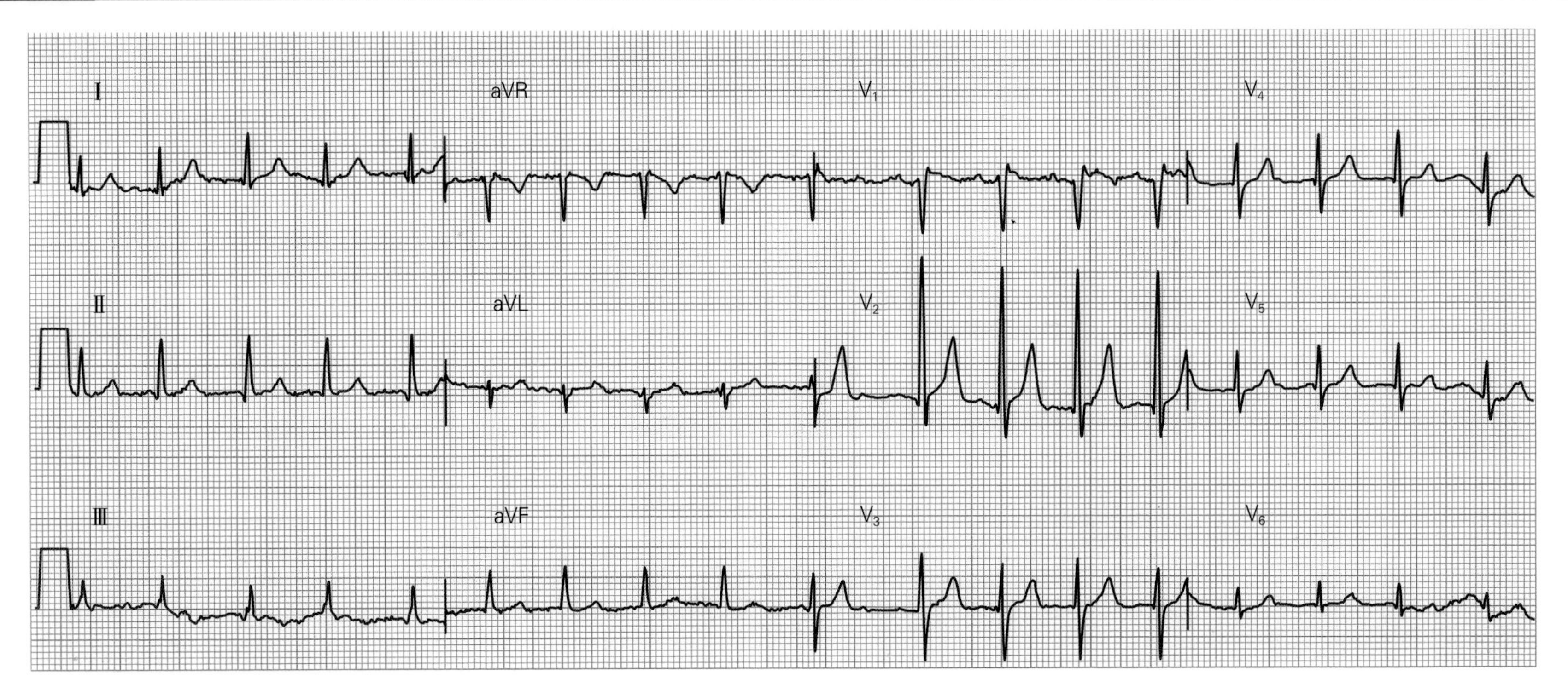

I 侧壁	aVR —	V_1 间隔	V_4 前壁
Ⅱ 下壁	aVL 侧壁	V_2 间隔	V_5 侧壁
Ⅲ 下壁	aVF 下壁	V_3 前壁	V_6 侧壁

心率和节律? ________ 病理性 Q 波? ________ ST 段抬高? ________

ST 段压低? ________ T 波改变? ________ 镜像改变? ________

ST 段抬高变异? ________ 电轴? ________ 诊断: ________

图 5.3

下壁：Ⅱ, Ⅲ, aVF | 间隔：V_1, V_2 | 前壁：V_3, V_4 | **侧壁：I, aVL, V_5, V_6**

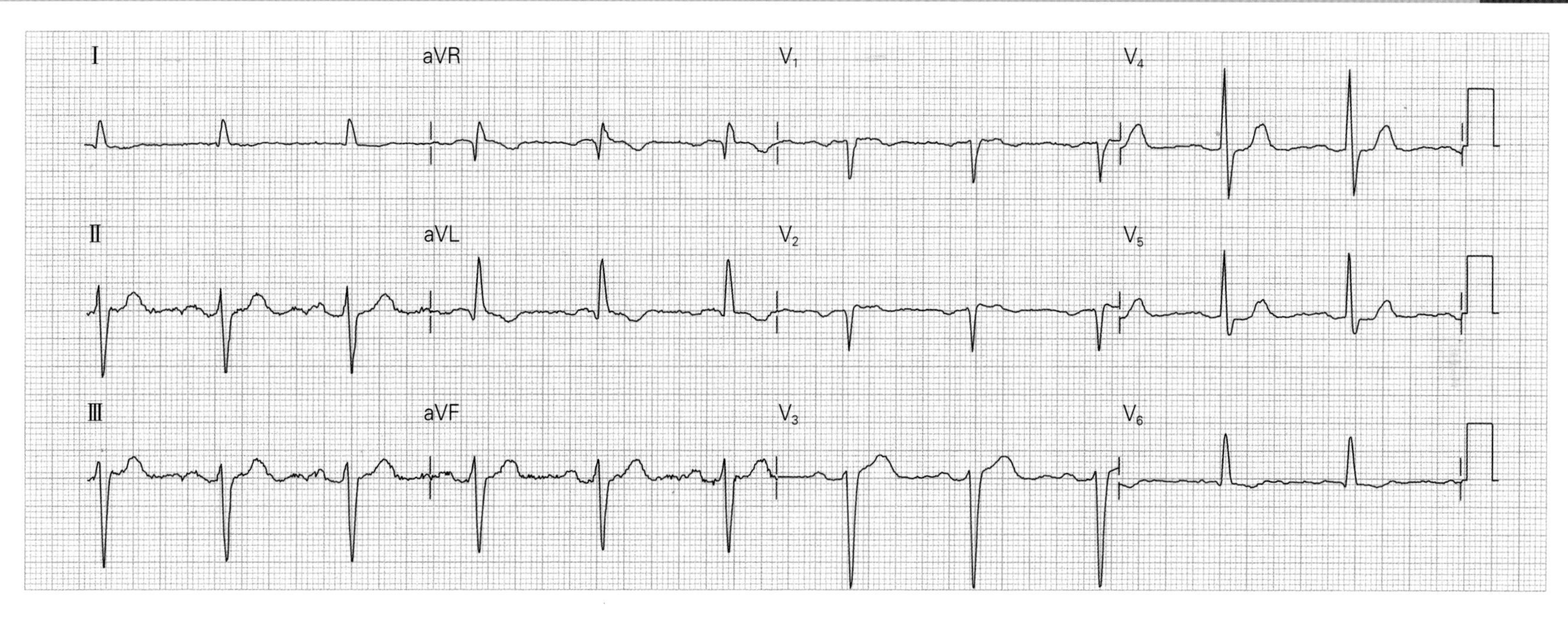

Ⅰ 侧壁	aVR —	V_1 间隔	V_4 前壁
Ⅱ 下壁	aVL 侧壁	V_2 间隔	V_5 侧壁
Ⅲ 下壁	aVF 下壁	V_3 前壁	V_6 侧壁

心率和节律? ______ 病理性 Q 波? ______ ST 段抬高? ______

ST 段压低? ______ T 波改变? ______ 镜像改变? ______

ST 段抬高变异? ______ 电轴? ______ 诊断: ______

图 5.4

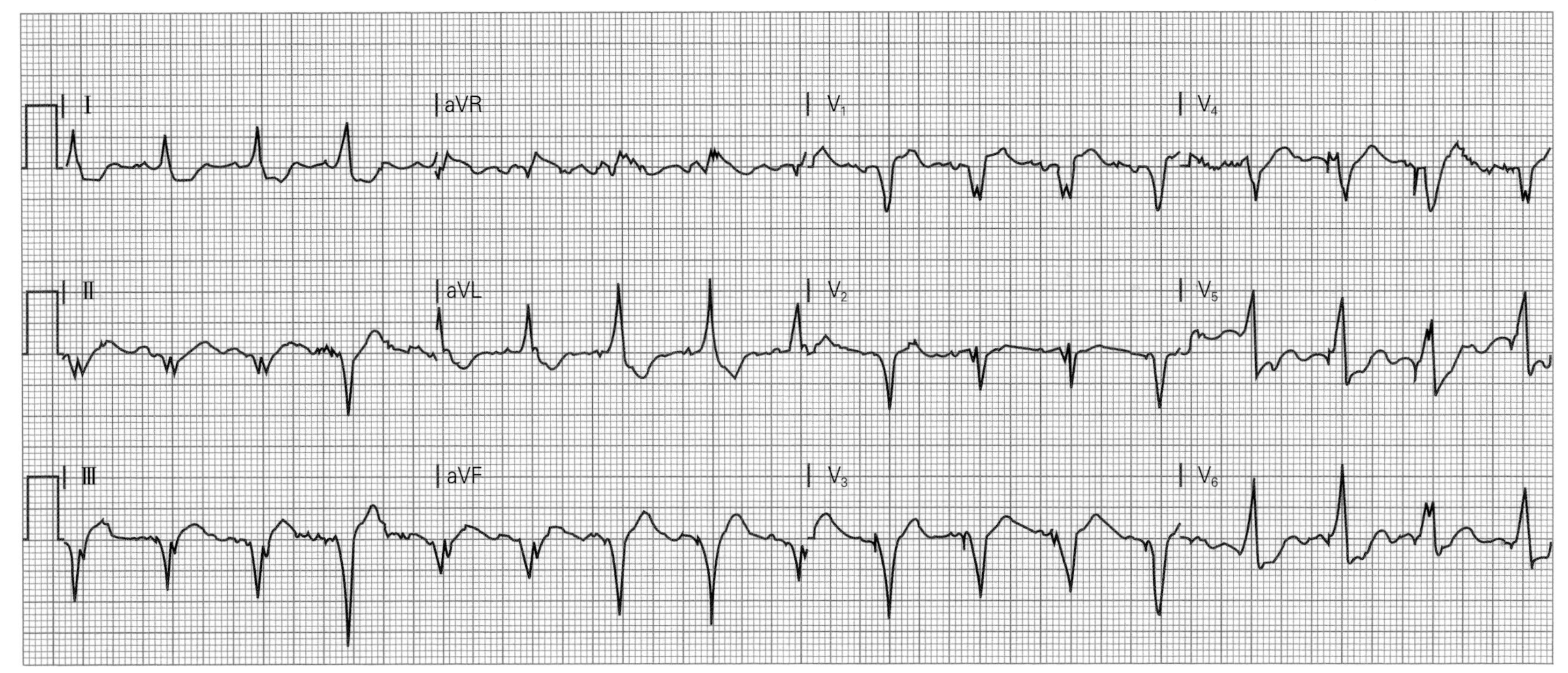

×1.0　0.05~150 Hz　25 mm/s

Ⅰ 侧壁	aVR —	V_1 间隔	V_4 前壁
Ⅱ 下壁	aVL 侧壁	V_2 间隔	V_5 侧壁
Ⅲ 下壁	aVF 下壁	V_3 前壁	V_6 侧壁

心率和节律? ______　病理性 Q 波? ______　ST 段抬高? ______

ST 段压低? ______　T 波改变? ______　镜像改变? ______

ST 段抬高变异? ______　电轴? ______　诊断: ______

图 5.5

下壁：Ⅱ, Ⅲ, aVF | 间隔：V_1, V_2 | 前壁：V_3, V_4 | **侧壁：Ⅰ, aVL, V_5, V_6**

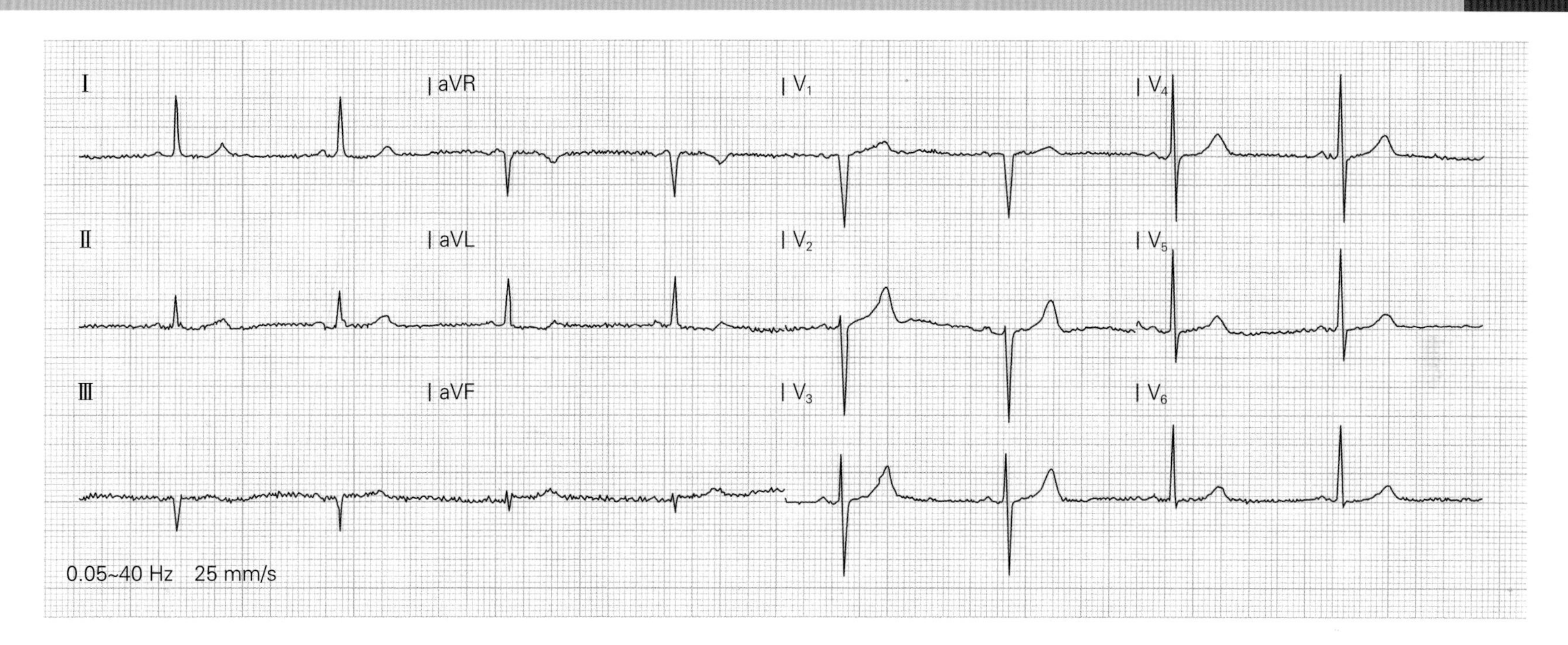

Ⅰ 侧壁	aVR —	V_1 间隔	V_4 前壁
Ⅱ 下壁	aVL 侧壁	V_2 间隔	V_5 侧壁
Ⅲ 下壁	aVF 下壁	V_3 前壁	V_6 侧壁

心率和节律？________ 病理性 Q 波？________ ST 段抬高？________

ST 段压低？________ T 波改变？________ 镜像改变？________

ST 段抬高变异？________ 电轴？________ 诊断：________

图 5.6

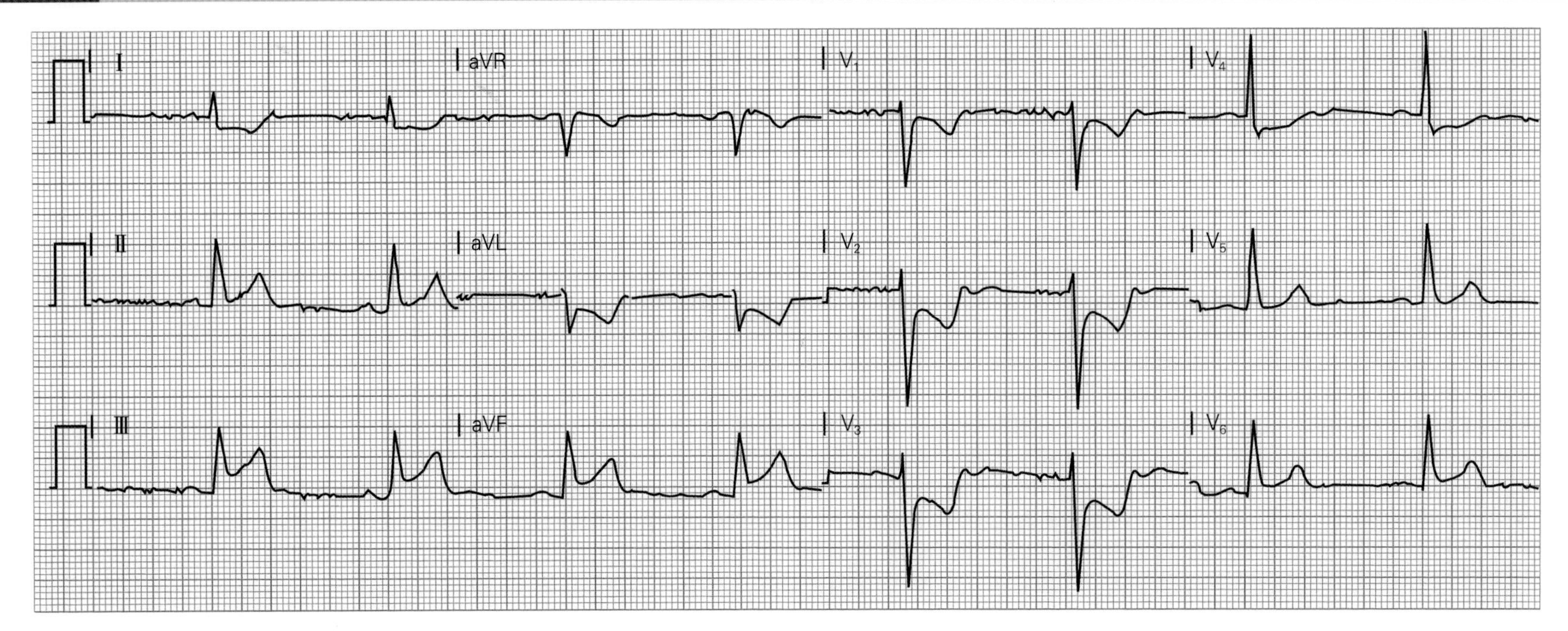

×1.0　0.05~150 Hz　25 mm/s

Ⅰ 侧壁	aVR —	V_1 间隔	V_4 前壁
Ⅱ 下壁	aVL 侧壁	V_2 间隔	V_5 侧壁
Ⅲ 下壁	aVF 下壁	V_3 前壁	V_6 侧壁

心率和节律？＿＿＿＿　病理性 Q 波？＿＿＿＿　ST 段抬高？＿＿＿＿

ST 段压低？＿＿＿＿　T 波改变？＿＿＿＿　镜像改变？＿＿＿＿

ST 段抬高变异？＿＿＿＿　电轴？＿＿＿＿　诊断：＿＿＿＿

图 5.7

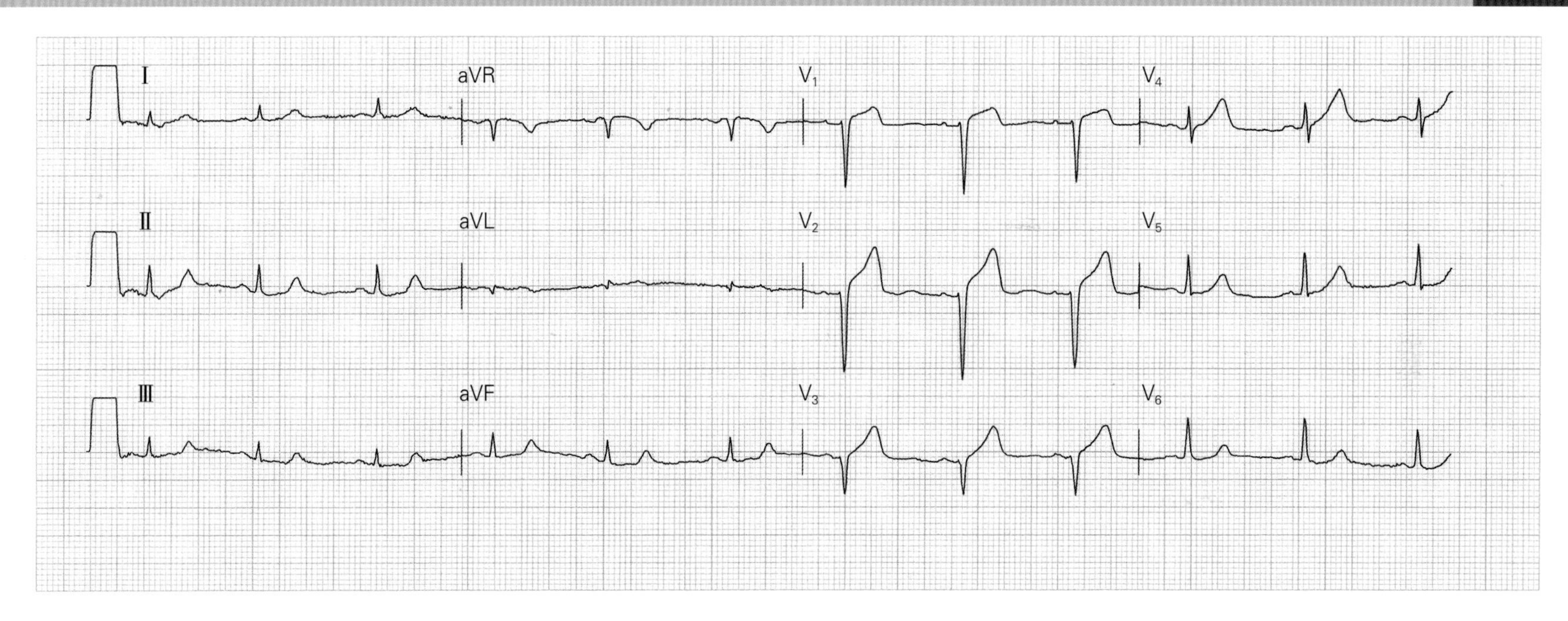

I 侧壁	aVR —	V_1 间隔	V_4 前壁
II 下壁	aVL 侧壁	V_2 间隔	V_5 侧壁
III 下壁	aVF 下壁	V_3 前壁	V_6 侧壁

心率和节律? ______ 病理性 Q 波? ______ ST 段抬高? ______

ST 段压低? ______ T 波改变? ______ 镜像改变? ______

ST 段抬高变异? ______ 电轴? ______ 诊断: ______

图 5.8

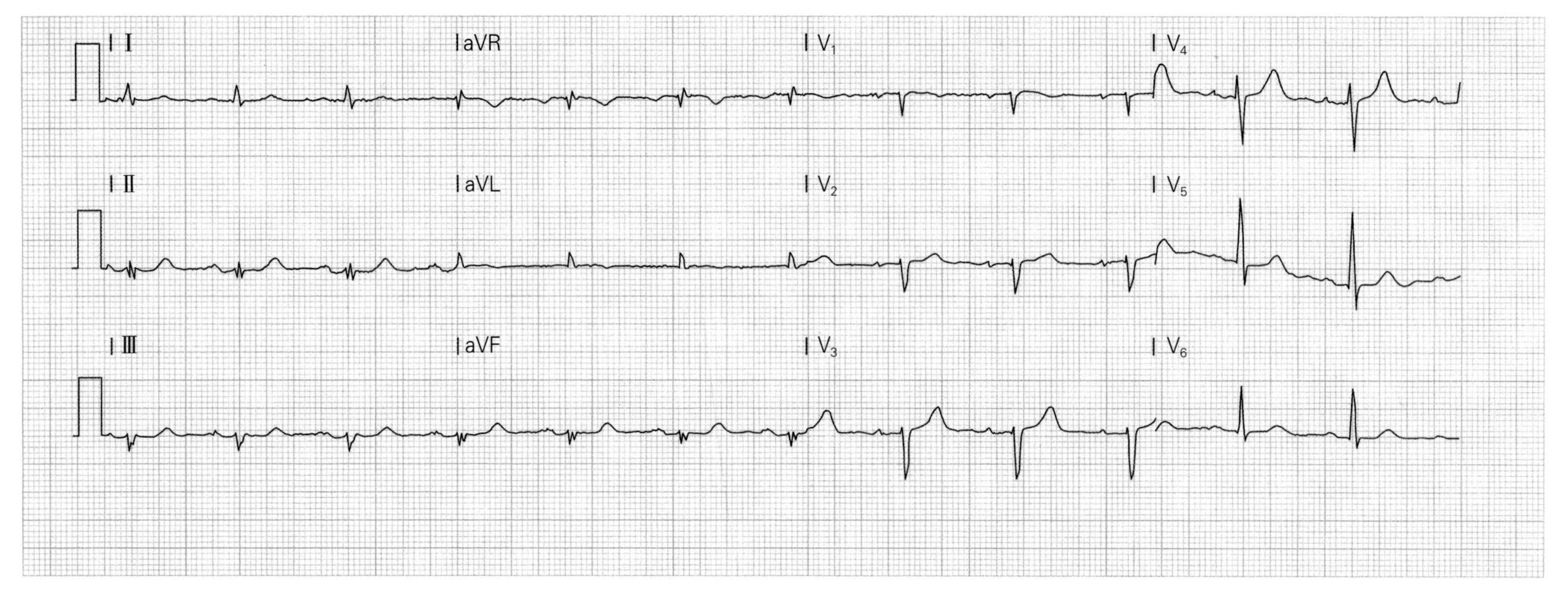

×1.0 0.05~40 Hz 25 mm/s

Ⅰ 侧壁	aVR —	V_1 间隔	V_4 前壁
Ⅱ 下壁	aVL 侧壁	V_2 间隔	V_5 侧壁
Ⅲ 下壁	aVF 下壁	V_3 前壁	V_6 侧壁

心率和节律? ________ 病理性 Q 波? ________ ST 段抬高? ________

ST 段压低? ________ T 波改变? ________ 镜像改变? ________

ST 段抬高变异? ________ 电轴? ________ 诊断: ________

图 5.9

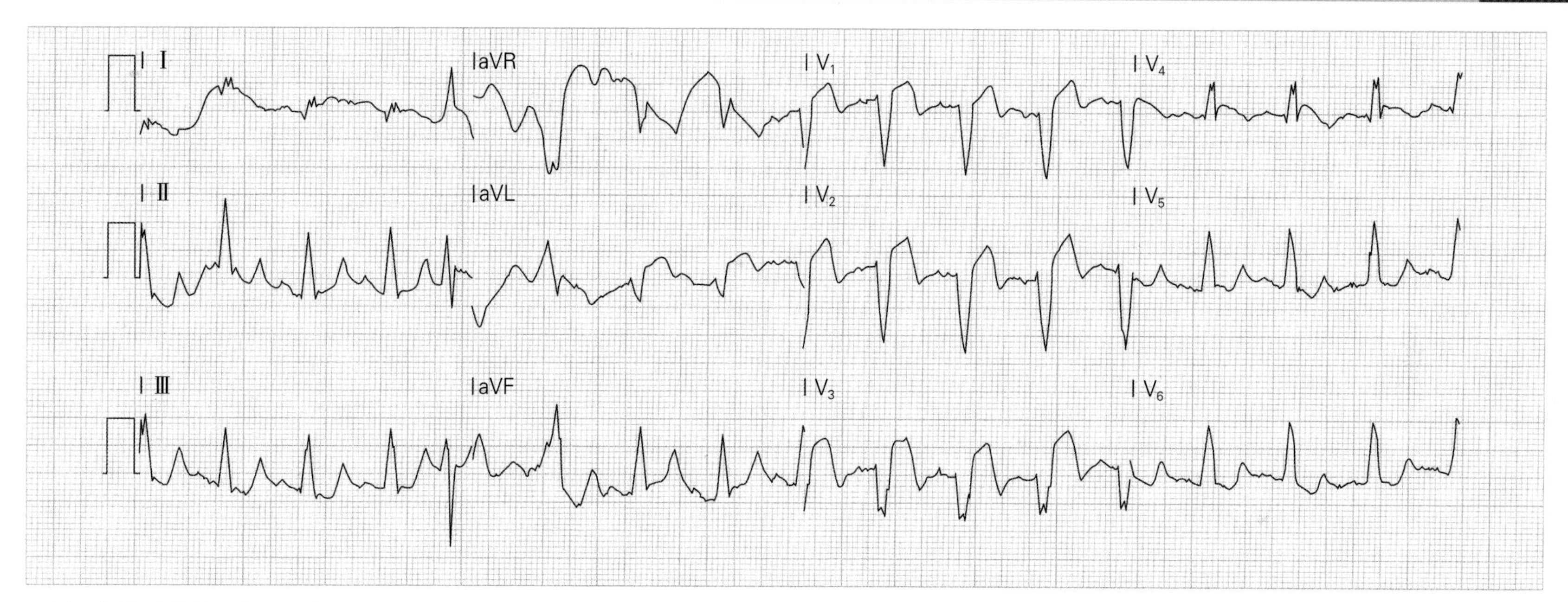

×1.0 0.05~150 Hz 25 mm/s

Ⅰ 侧壁	aVR —	V_1 间隔	V_4 前壁
Ⅱ 下壁	aVL 侧壁	V_2 间隔	V_5 侧壁
Ⅲ 下壁	aVF 下壁	V_3 前壁	V_6 侧壁

心率和节律? ______________________ 病理性 Q 波? ______________________ ST 段抬高? ______________________

ST 段压低? ______________________ T 波改变? ______________________ 镜像改变? ______________________

ST 段抬高变异? ______________________ 电轴? ______________________ 诊断: ______________________

图 5.10

下壁：Ⅱ, Ⅲ, aVF | 间隔：V_1, V_2 | 前壁：V_3, V_4 | **侧壁：Ⅰ, aVL, V_5, V_6**

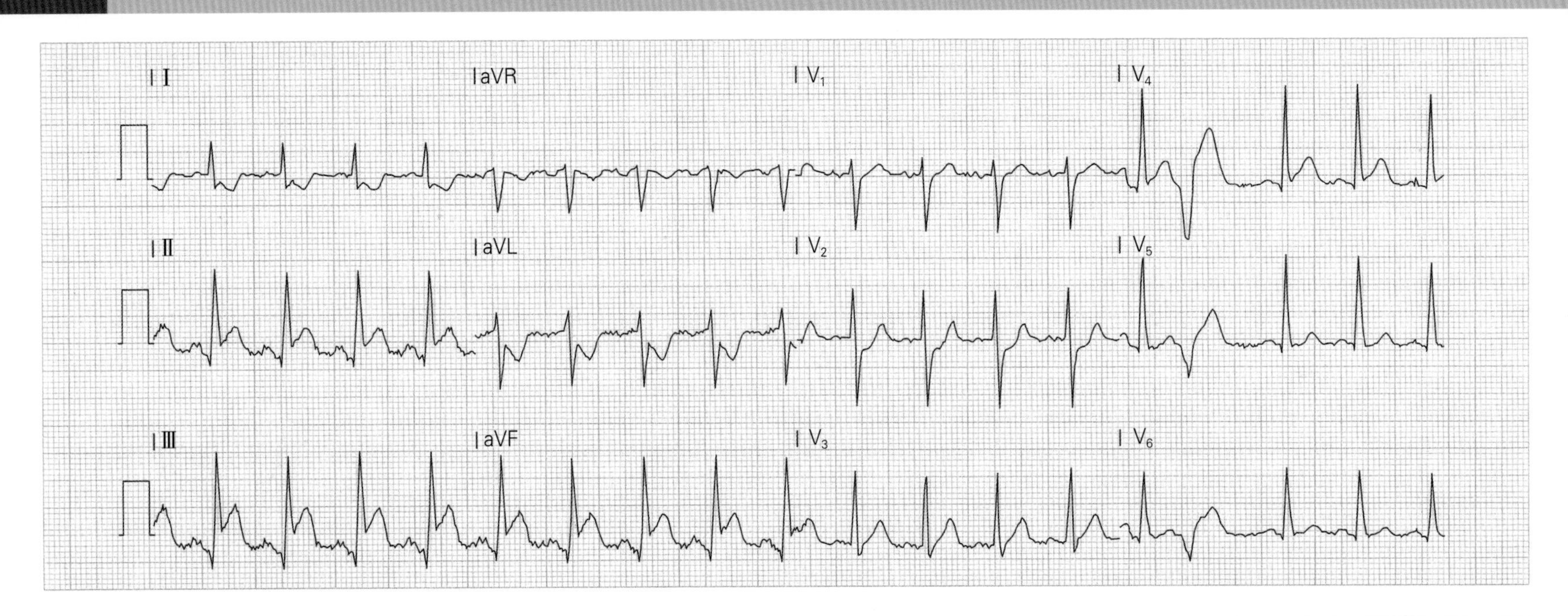

Ⅰ 侧壁	aVR —	V_1 间隔	V_4 前壁
Ⅱ 下壁	aVL 侧壁	V_2 间隔	V_5 侧壁
Ⅲ 下壁	aVF 下壁	V_3 前壁	V_6 侧壁

心率和节律? ______________________ 病理性 Q 波? ______________________ ST 段抬高? ______________________

ST 段压低? ______________________ T 波改变? ______________________ 镜像改变? ______________________

ST 段抬高变异? ______________________ 电轴? ______________________ 诊断：______________________

图 5.11

下壁：Ⅱ, Ⅲ, aVF | 间隔：V_1, V_2 | 前壁：V_3, V_4 | **侧壁：Ⅰ, aVL, V_5, V_6**

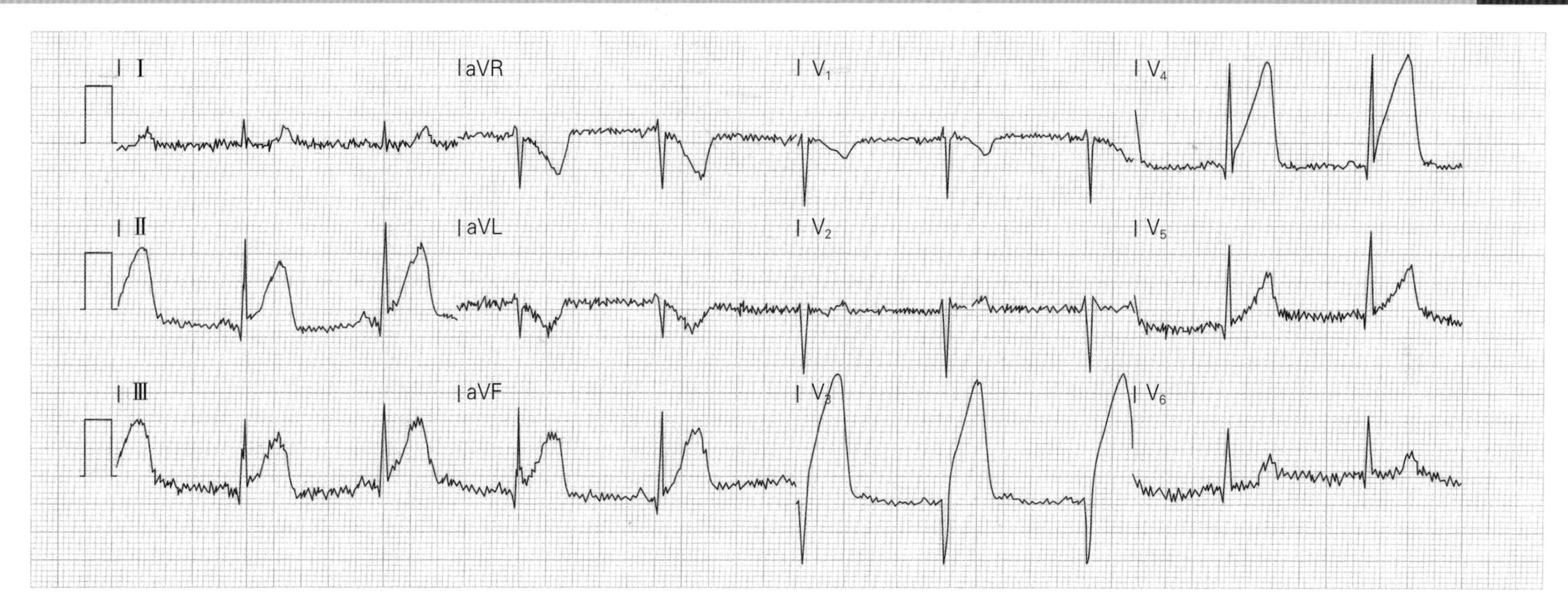

×1.0 0.05~150 Hz 25 mm/s

Ⅰ 侧壁	aVR —	V_1 间隔	V_4 前壁
Ⅱ 下壁	aVL 侧壁	V_2 间隔	V_5 侧壁
Ⅲ 下壁	aVF 下壁	V_3 前壁	V_6 侧壁

心率和节律? ____________ 病理性 Q 波? ____________ ST 段抬高? ____________

ST 段压低? ____________ T 波改变? ____________ 镜像改变? ____________

ST 段抬高变异? ____________ 电轴? ____________ 诊断: ____________

图 5.12

下壁：Ⅱ, Ⅲ, aVF | 间隔：V_1, V_2 | 前壁：V_3, V_4 | **侧壁：Ⅰ, aVL, V_5, V_6**

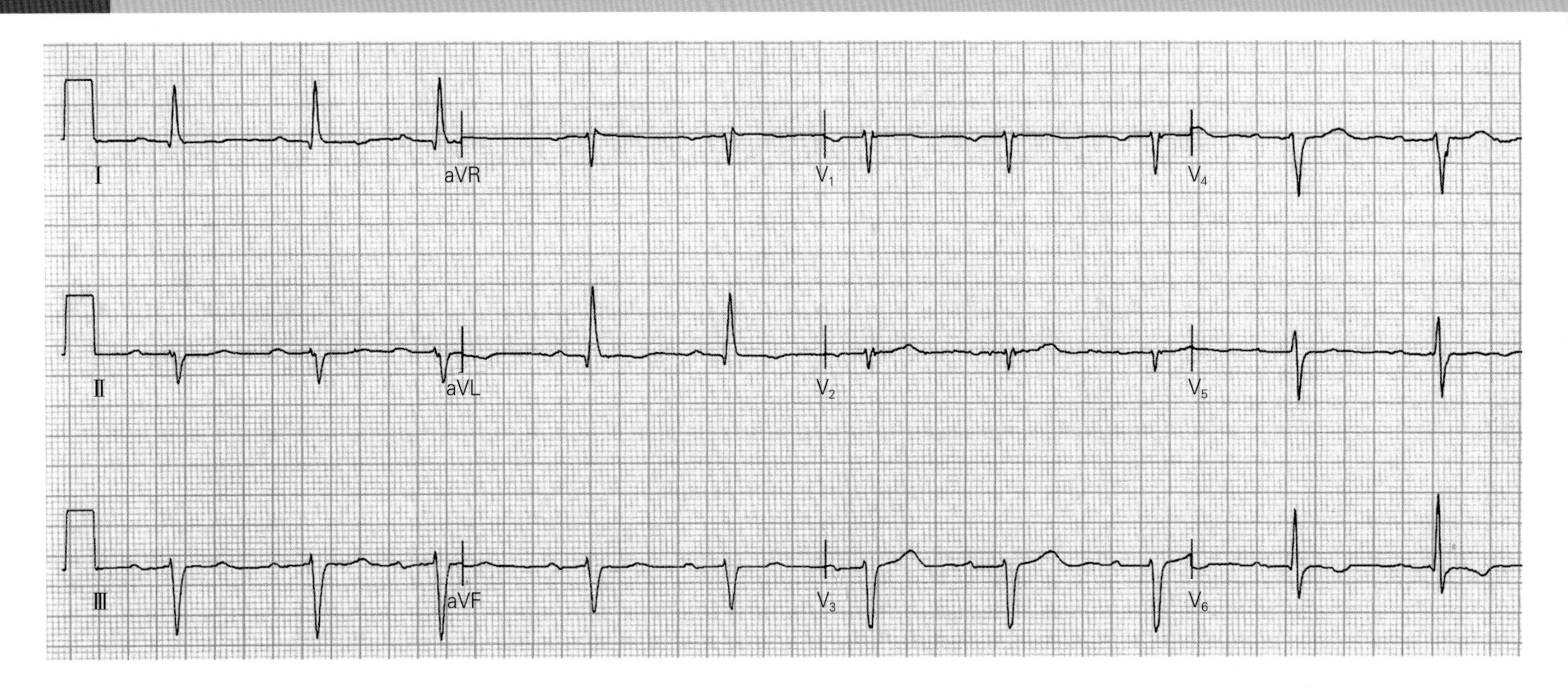

Ⅰ 侧壁	aVR —	V_1 间隔	V_4 前壁
Ⅱ 下壁	aVL 侧壁	V_2 间隔	V_5 侧壁
Ⅲ 下壁	aVF 下壁	V_3 前壁	V_6 侧壁

心率和节律？________ 病理性 Q 波？________ ST 段抬高？________

ST 段压低？________ T 波改变？________ 镜像改变？________

ST 段抬高变异？________ 电轴？________ 诊断：________

图 5.13

下壁：Ⅱ，Ⅲ，aVF | 间隔：V_1，V_2 | 前壁：V_3，V_4 | **侧壁：Ⅰ，aVL，V_5，V_6**

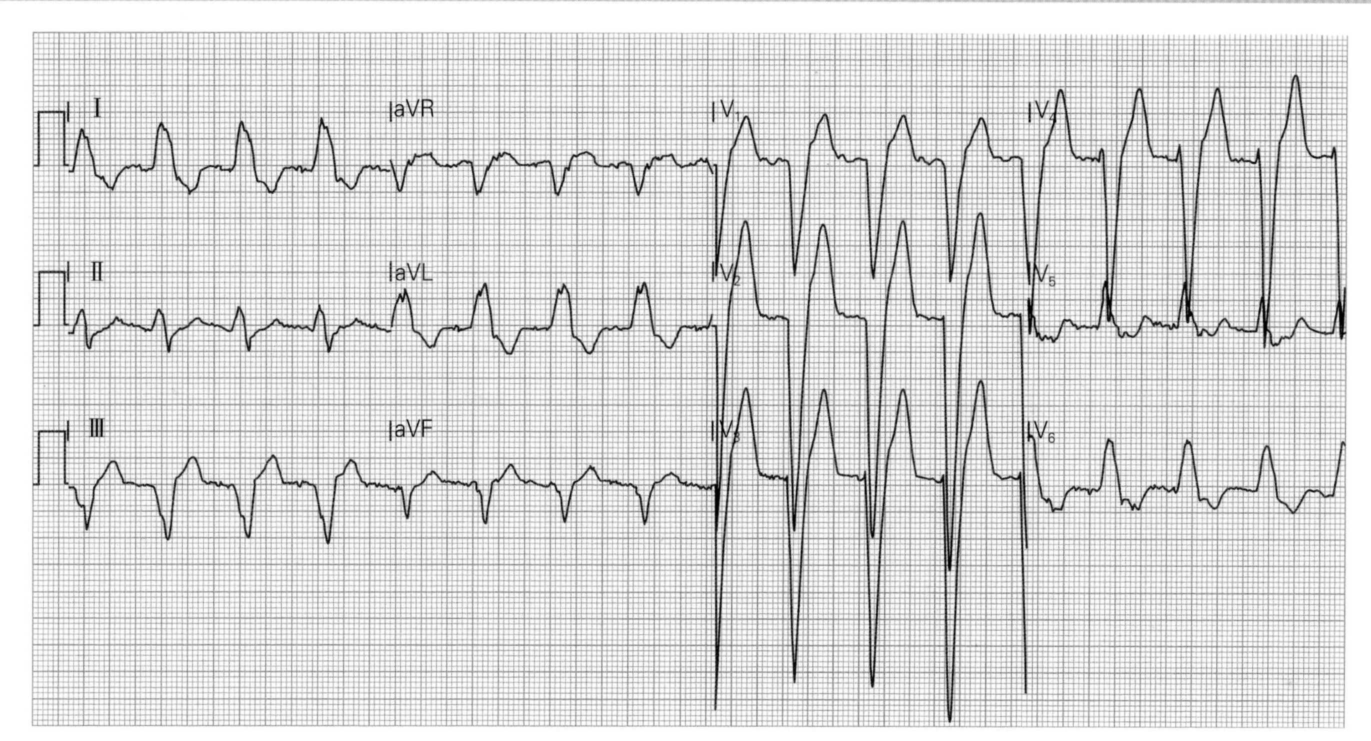

×1.0 0.05~150 Hz 25 mm/s

I 侧壁	aVR —	V_1 间隔	V_4 前壁
II 下壁	aVL 侧壁	V_2 间隔	V_5 侧壁
III 下壁	aVF 下壁	V_3 前壁	V_6 侧壁

心率和节律? ______ 病理性 Q 波? ______ ST 段抬高? ______

ST 段压低? ______ T 波改变? ______ 镜像改变? ______

ST 段抬高变异? ______ 电轴? ______ 诊断: ______

图 5.14

下壁：II，III，aVF | 间隔：V_1，V_2 | 前壁：V_3，V_4 | **侧壁：I，aVL，V_5，V_6**

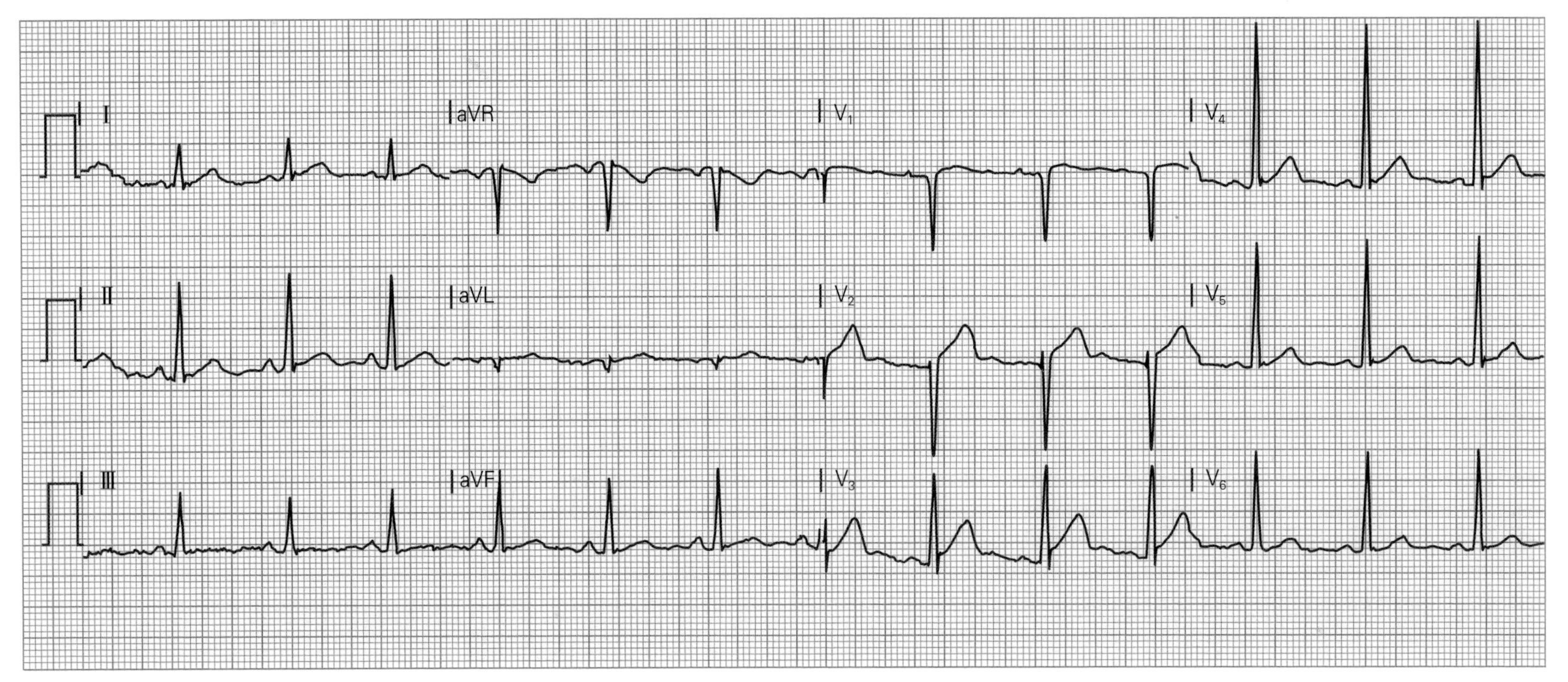

Ⅰ 侧壁	aVR —	V_1 间隔	V_4 前壁
Ⅱ 下壁	aVL 侧壁	V_2 间隔	V_5 侧壁
Ⅲ 下壁	aVF 下壁	V_3 前壁	V_6 侧壁

心率和节律？＿＿＿＿ 病理性Q波？＿＿＿＿ ST段抬高？＿＿＿＿

ST段压低？＿＿＿＿ T波改变？＿＿＿＿ 镜像改变？＿＿＿＿

ST段抬高变异？＿＿＿＿ 电轴？＿＿＿＿ 诊断：＿＿＿＿

图 5.15

下壁：Ⅱ，Ⅲ，aVF | 间隔：V_1，V_2 | 前壁：V_3，V_4 | **侧壁：Ⅰ，aVL，V_5，V_6**

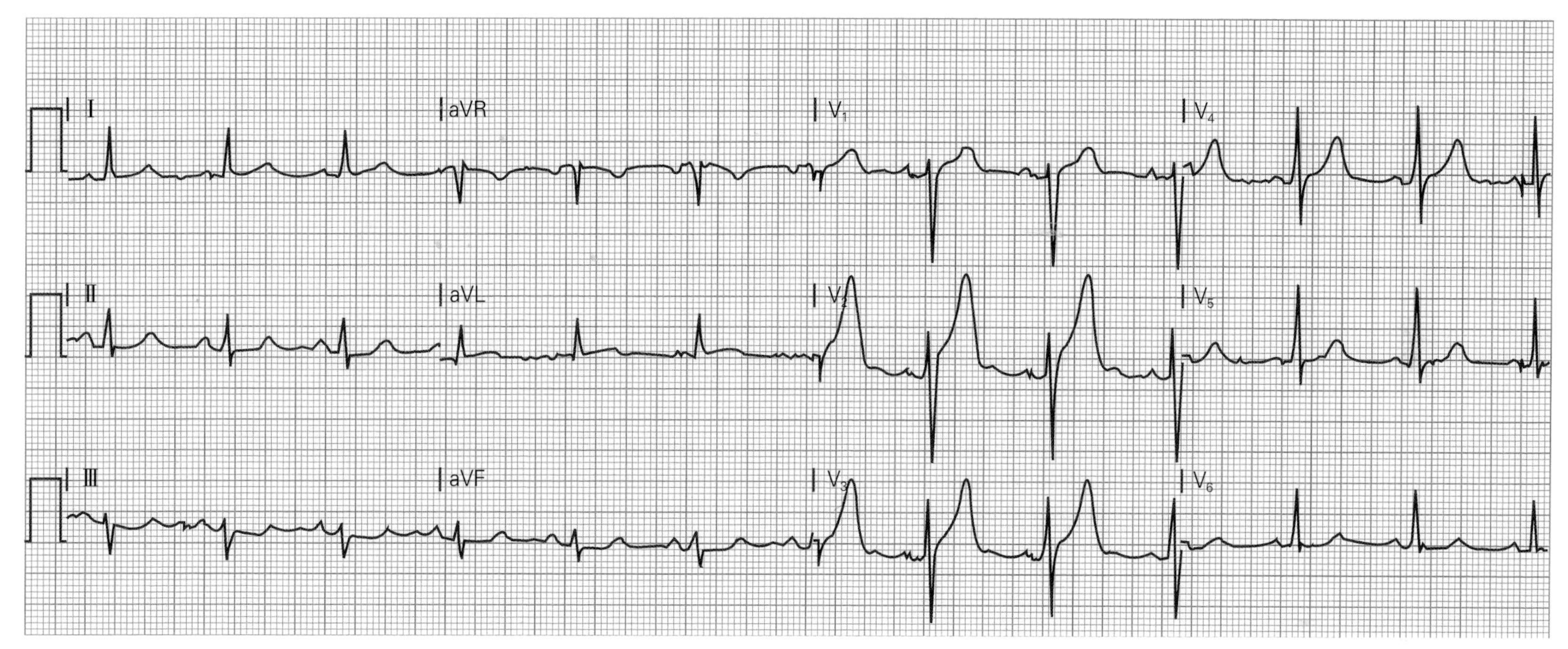

×1.0 0.05~150 Hz 25 mm/s

I 侧壁	aVR —	V_1 间隔	V_4 前壁
II 下壁	aVL 侧壁	V_2 间隔	V_5 侧壁
III 下壁	aVF 下壁	V_3 前壁	V_6 侧壁

心率和节律? ________ 病理性 Q 波? ________ ST 段抬高? ________

ST 段压低? ________ T 波改变? ________ 镜像改变? ________

ST 段抬高变异? ________ 电轴? ________ 诊断: ________

图 5.16

下壁：II，III，aVF | 间隔：V_1，V_2 | 前壁：V_3，V_4 | **侧壁：I，aVL，V_5，V_6**

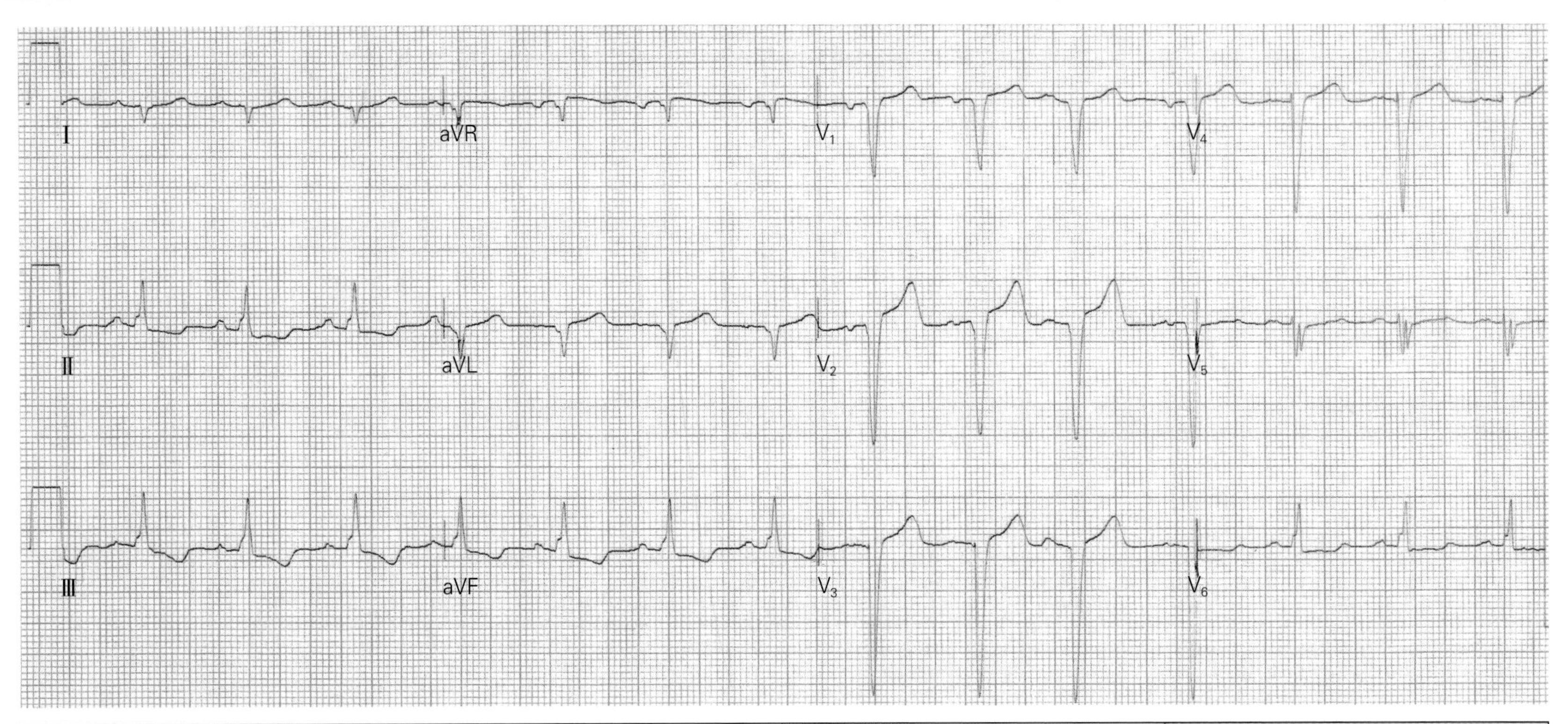

Ⅰ 侧壁	aVR —	V_1 间隔	V_4 前壁
Ⅱ 下壁	aVL 侧壁	V_2 间隔	V_5 侧壁
Ⅲ 下壁	aVF 下壁	V_3 前壁	V_6 侧壁

心率和节律？________ 病理性 Q 波？________ ST 段抬高？________

ST 段压低？________ T 波改变？________ 镜像改变？________

ST 段抬高变异？________ 电轴？________ 诊断：________

图 5.17

下壁：Ⅱ，Ⅲ，aVF | 间隔：V_1，V_2 | 前壁：V_3，V_4 | **侧壁：Ⅰ，aVL，V_5，V_6**

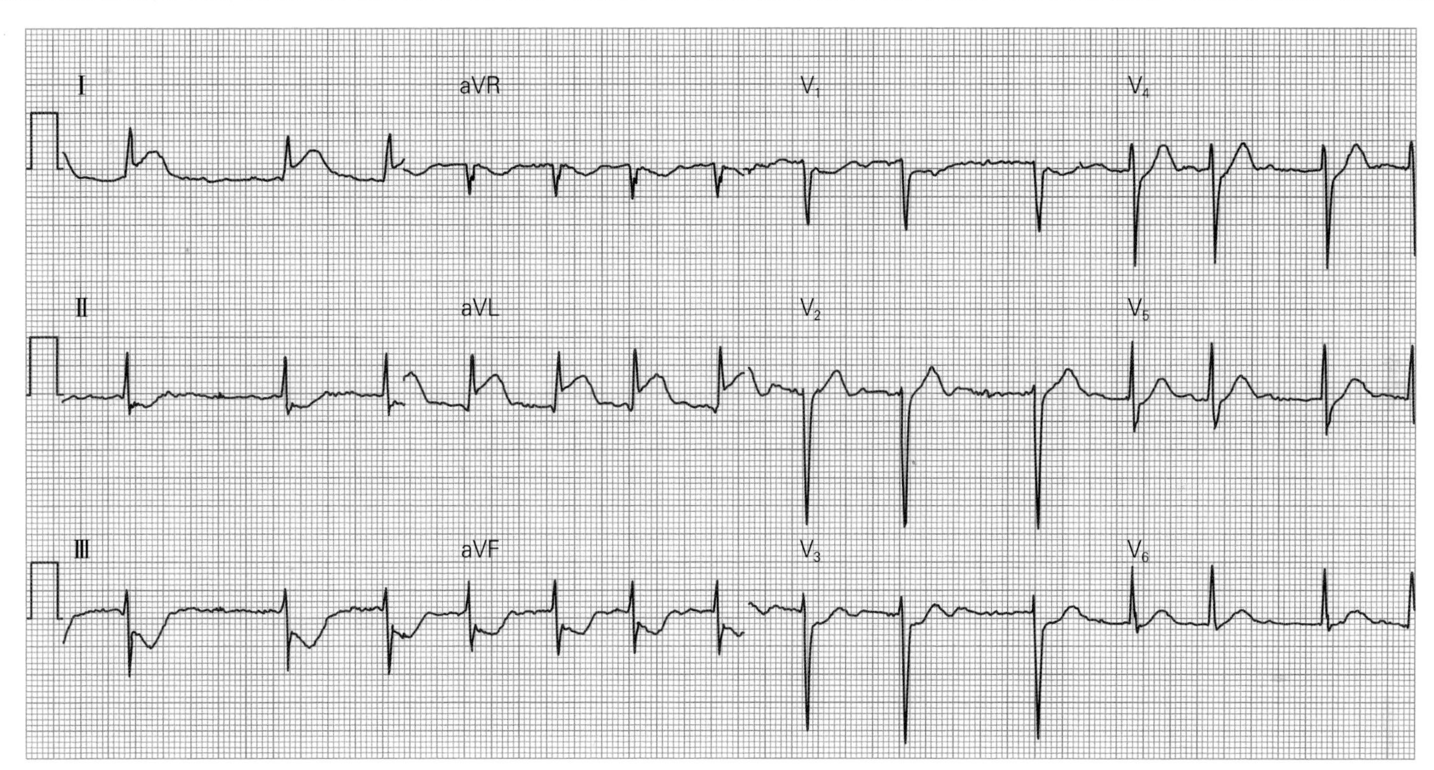

I 侧壁	aVR —	V_1 间隔	V_4 前壁
Ⅱ 下壁	aVL 侧壁	V_2 间隔	V_5 侧壁
Ⅲ 下壁	aVF 下壁	V_3 前壁	V_6 侧壁

心率和节律？＿＿＿＿＿＿＿＿ 病理性 Q 波？＿＿＿＿＿＿＿＿ ST 段抬高？＿＿＿＿＿＿＿＿

ST 段压低？＿＿＿＿＿＿＿＿ T 波改变？＿＿＿＿＿＿＿＿ 镜像改变？＿＿＿＿＿＿＿＿

ST 段抬高变异？＿＿＿＿＿＿＿＿ 电轴？＿＿＿＿＿＿＿＿ 诊断：＿＿＿＿＿＿＿＿

图 5.18

下壁：Ⅱ，Ⅲ，aVF | 间隔：V_1，V_2 | 前壁：V_3，V_4 | **侧壁：I，aVL，V_5，V_6**

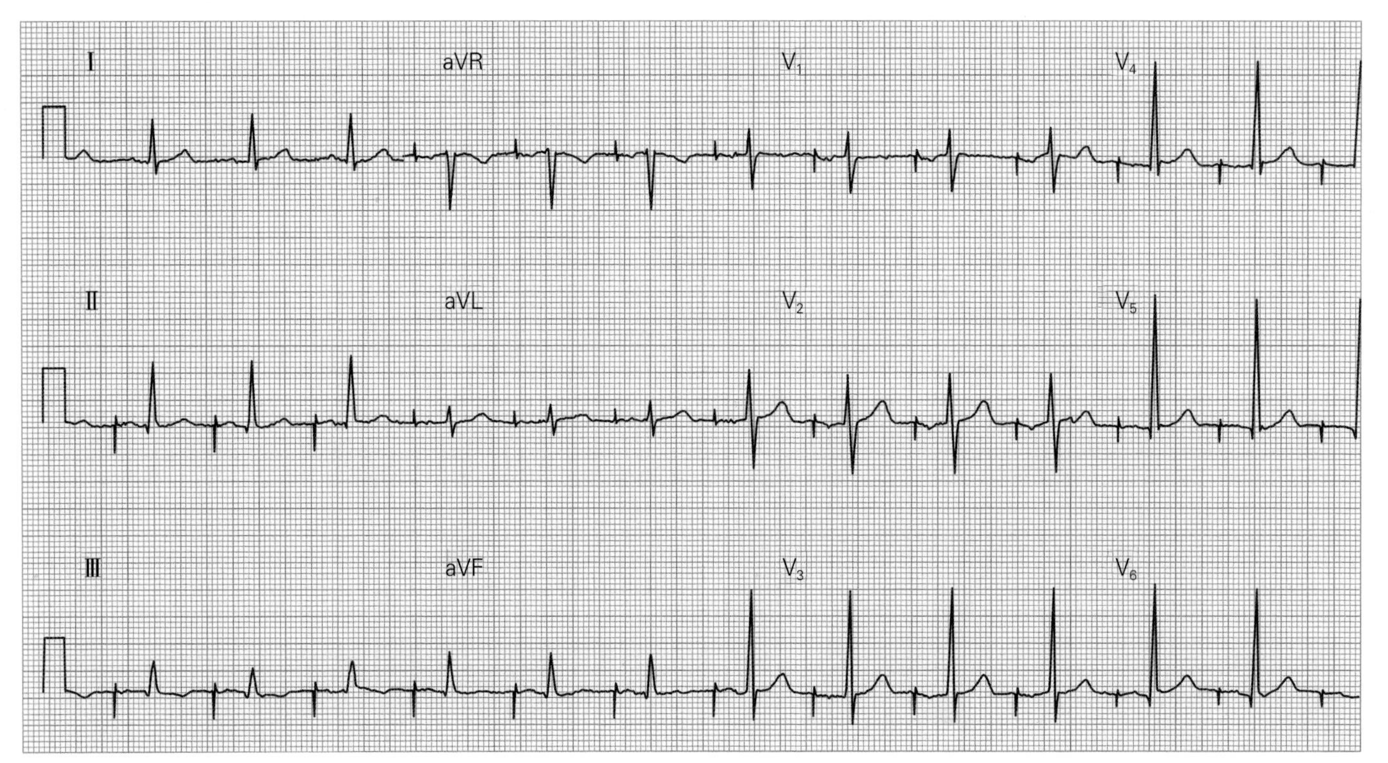

I 侧壁	aVR —	V_1 间隔	V_4 前壁
II 下壁	aVL 侧壁	V_2 间隔	V_5 侧壁
III 下壁	aVF 下壁	V_3 前壁	V_6 侧壁

心率和节律？______ 病理性 Q 波？______ ST 段抬高？______

ST 段压低？______ T 波改变？______ 镜像改变？______

ST 段抬高变异？______ 电轴？______ 诊断：______

图 5.19

下壁：II，III，aVF | 间隔：V_1，V_2 | 前壁：V_3，V_4 | 侧壁：I，aVL，V_5，V_6

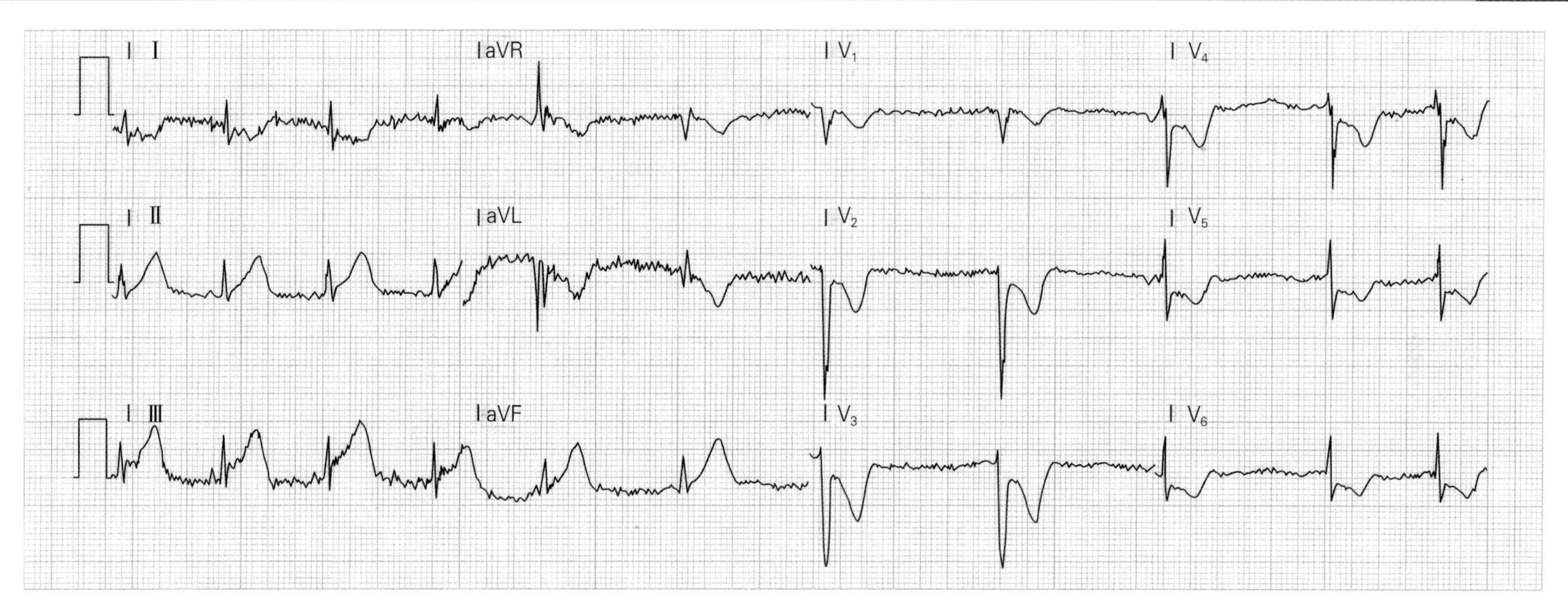

×1.0 0.05~150 Hz 25 mm/s

Ⅰ 侧壁	aVR —	V_1 间隔	V_4 前壁
Ⅱ 下壁	aVL 侧壁	V_2 间隔	V_5 侧壁
Ⅲ 下壁	aVF 下壁	V_3 前壁	V_6 侧壁

心率和节律? ______ 病理性 Q 波? ______ ST 段抬高? ______

ST 段压低? ______ T 波改变? ______ 镜像改变? ______

ST 段抬高变异? ______ 电轴? ______ 诊断: ______

图 5.20

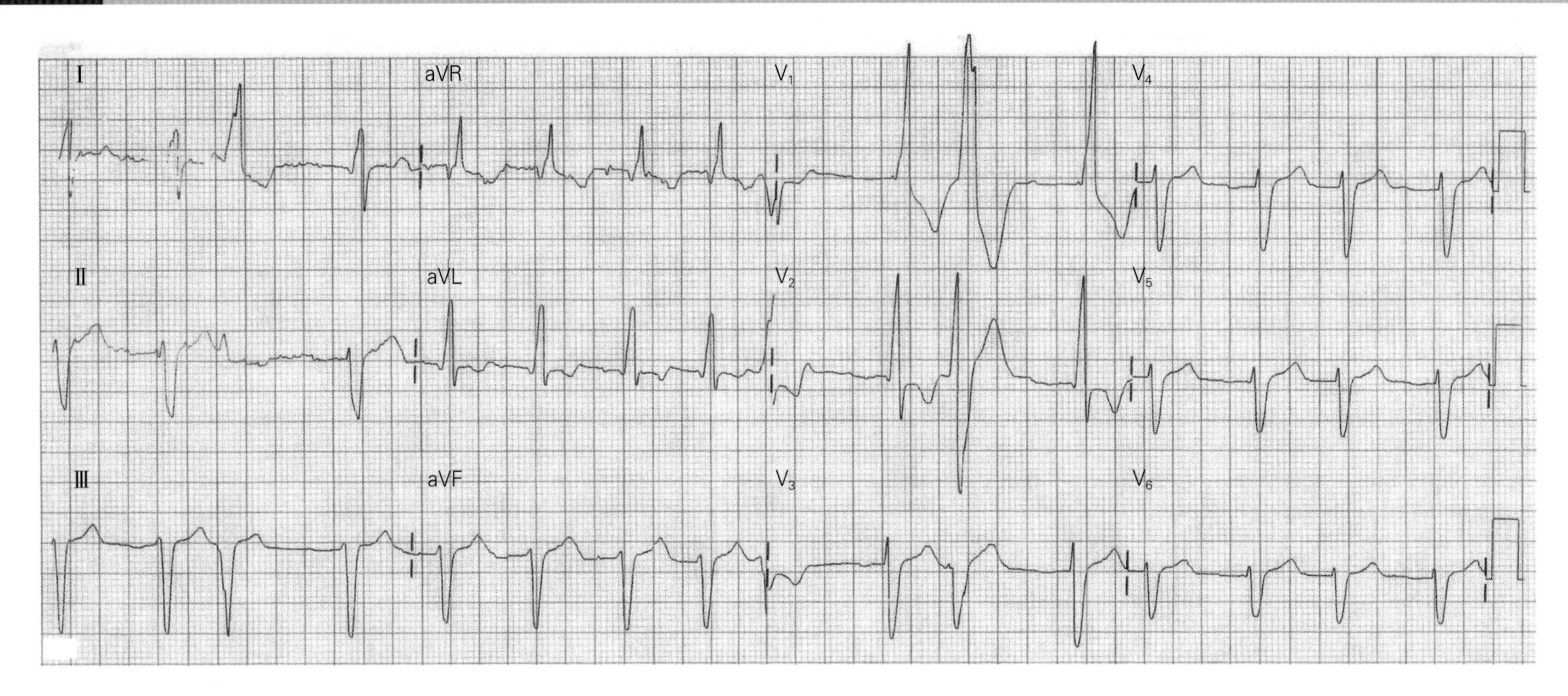

Ⅰ 侧壁	aVR —	V_1 间隔	V_4 前壁
Ⅱ 下壁	aVL 侧壁	V_2 间隔	V_5 侧壁
Ⅲ 下壁	aVF 下壁	V_3 前壁	V_6 侧壁

心率和节律? ______ 病理性 Q 波? ______ ST 段抬高? ______

ST 段压低? ______ T 波改变? ______ 镜像改变? ______

ST 段抬高变异? ______ 电轴? ______ 诊断: ______

图 5.21

下壁：Ⅱ，Ⅲ，aVF | 间隔：V_1，V_2 | 前壁：V_3，V_4 | **侧壁：Ⅰ，aVL，V_5，V_6**

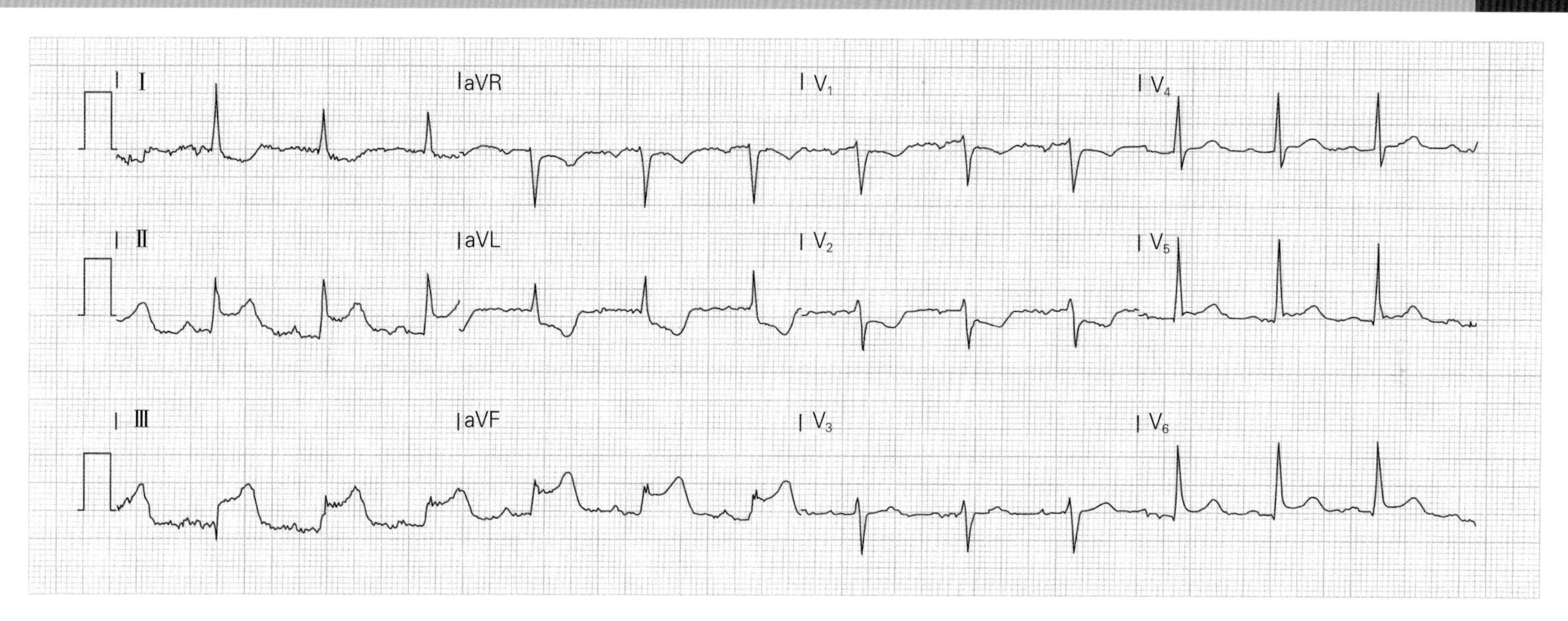

Ⅰ 侧壁	aVR —	V_1 间隔	V_4 前壁
Ⅱ 下壁	aVL 侧壁	V_2 间隔	V_5 侧壁
Ⅲ 下壁	aVF 下壁	V_3 前壁	V_6 侧壁

心率和节律? ______________________ 病理性 Q 波? ______________________ ST 段抬高? ______________________

ST 段压低? ______________________ T 波改变? ______________________ 镜像改变? ______________________

ST 段抬高变异? ______________________ 电轴? ______________________ 诊断: ______________________

图 5.22

下壁：Ⅱ, Ⅲ, aVF | 间隔：V_1, V_2 | 前壁：V_3, V_4 | **侧壁：Ⅰ, aVL, V_5, V_6**

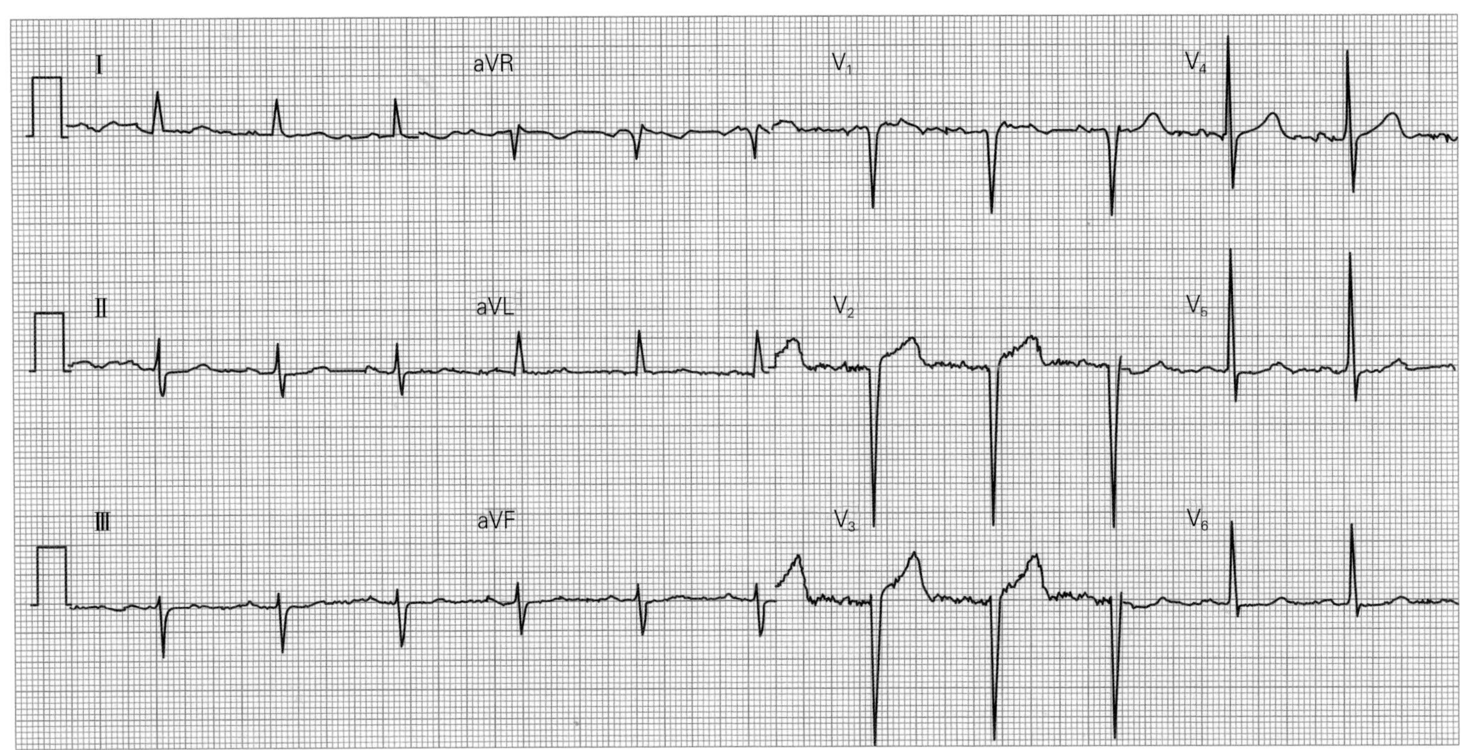

I 侧壁	aVR —	V_1 间隔	V_4 前壁
II 下壁	aVL 侧壁	V_2 间隔	V_5 侧壁
III 下壁	aVF 下壁	V_3 前壁	V_6 侧壁

心率和节律? ________ 病理性 Q 波? ________ ST 段抬高? ________

ST 段压低? ________ T 波改变? ________ 镜像改变? ________

ST 段抬高变异? ________ 电轴? ________ 诊断: ________

图 5.23

下壁：II，III，aVF | 间隔：V_1，V_2 | 前壁：V_3，V_4 | **侧壁：I，aVL，V_5，V_6**

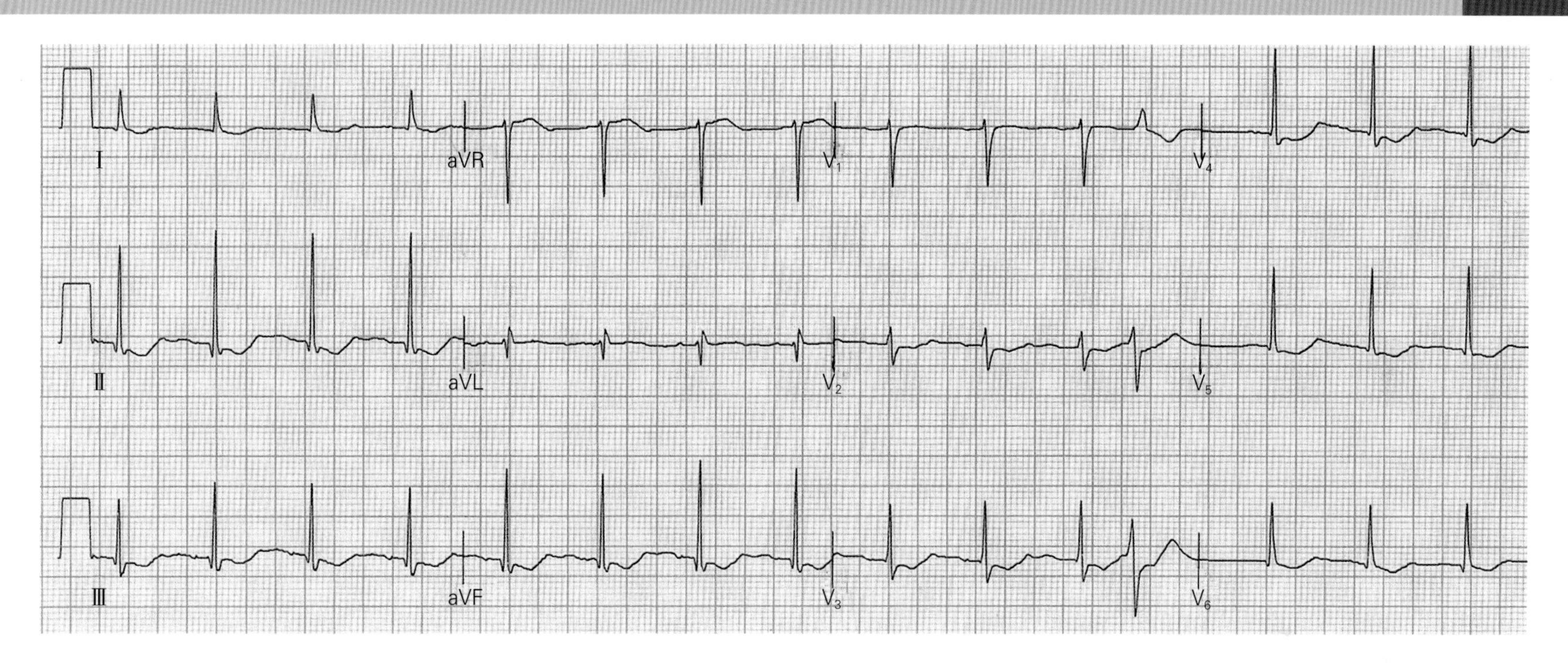

I 侧壁	aVR —	V_1 间隔	V_4 前壁
II 下壁	aVL 侧壁	V_2 间隔	V_5 侧壁
III 下壁	aVF 下壁	V_3 前壁	V_6 侧壁

心率和节律? ______ 病理性 Q 波? ______ ST 段抬高? ______

ST 段压低? ______ T 波改变? ______ 镜像改变? ______

ST 段抬高变异? ______ 电轴? ______ 诊断: ______

图 5.24

下壁：II, III, aVF | 间隔：V_1, V_2 | 前壁：V_3, V_4 | **侧壁：I, aVL, V_5, V_6**

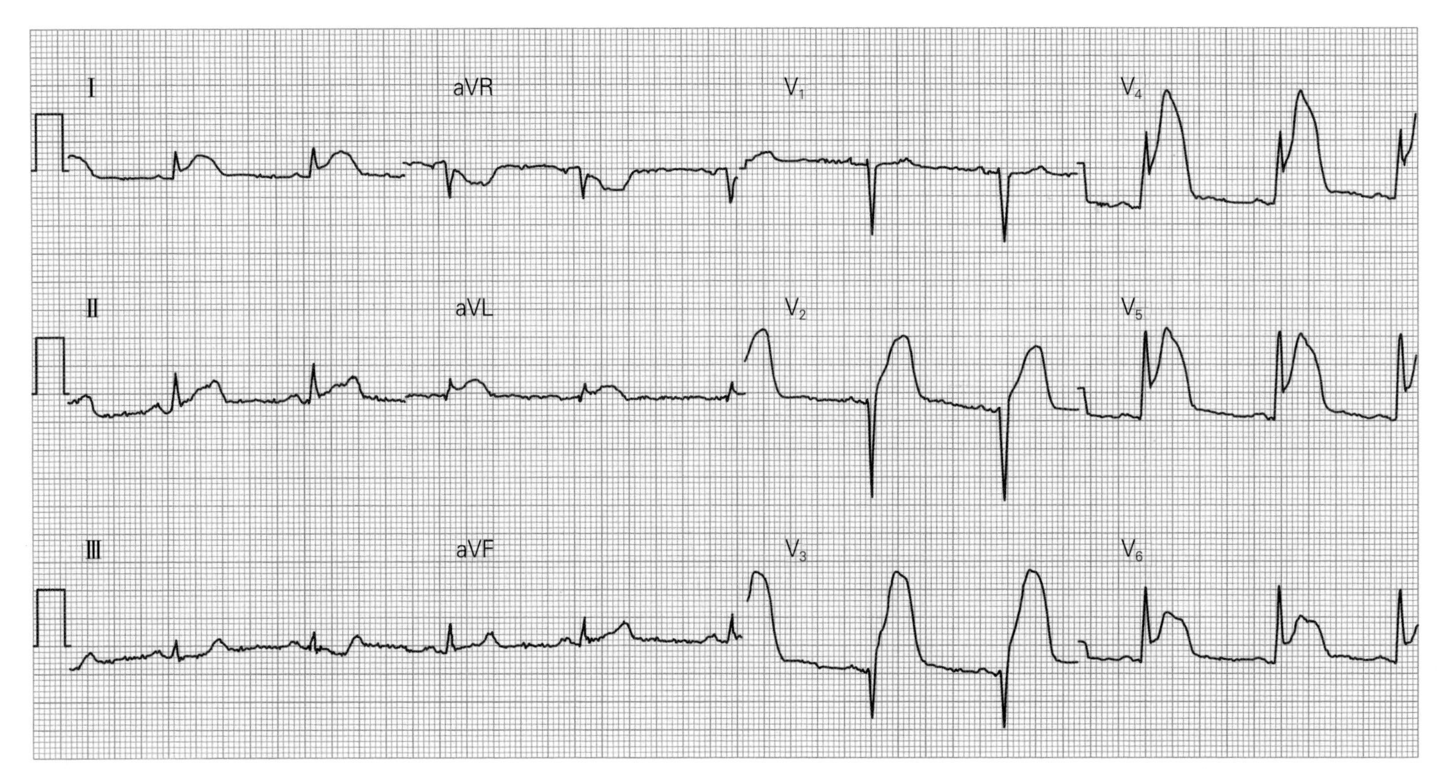

Ⅰ 侧壁	aVR —	V_1 间隔	V_4 前壁
Ⅱ 下壁	aVL 侧壁	V_2 间隔	V_5 侧壁
Ⅲ 下壁	aVF 下壁	V_3 前壁	V_6 侧壁

心率和节律? ____________ 病理性 Q 波? ____________ ST 段抬高? ____________

ST 段压低? ____________ T 波改变? ____________ 镜像改变? ____________

ST 段抬高变异? ____________ 电轴? ____________ 诊断: ____________

图 5.25

下壁：Ⅱ，Ⅲ，aVF | 间隔：V_1，V_2 | 前壁：V_3，V_4 | **侧壁：Ⅰ，aVL，V_5，V_6**

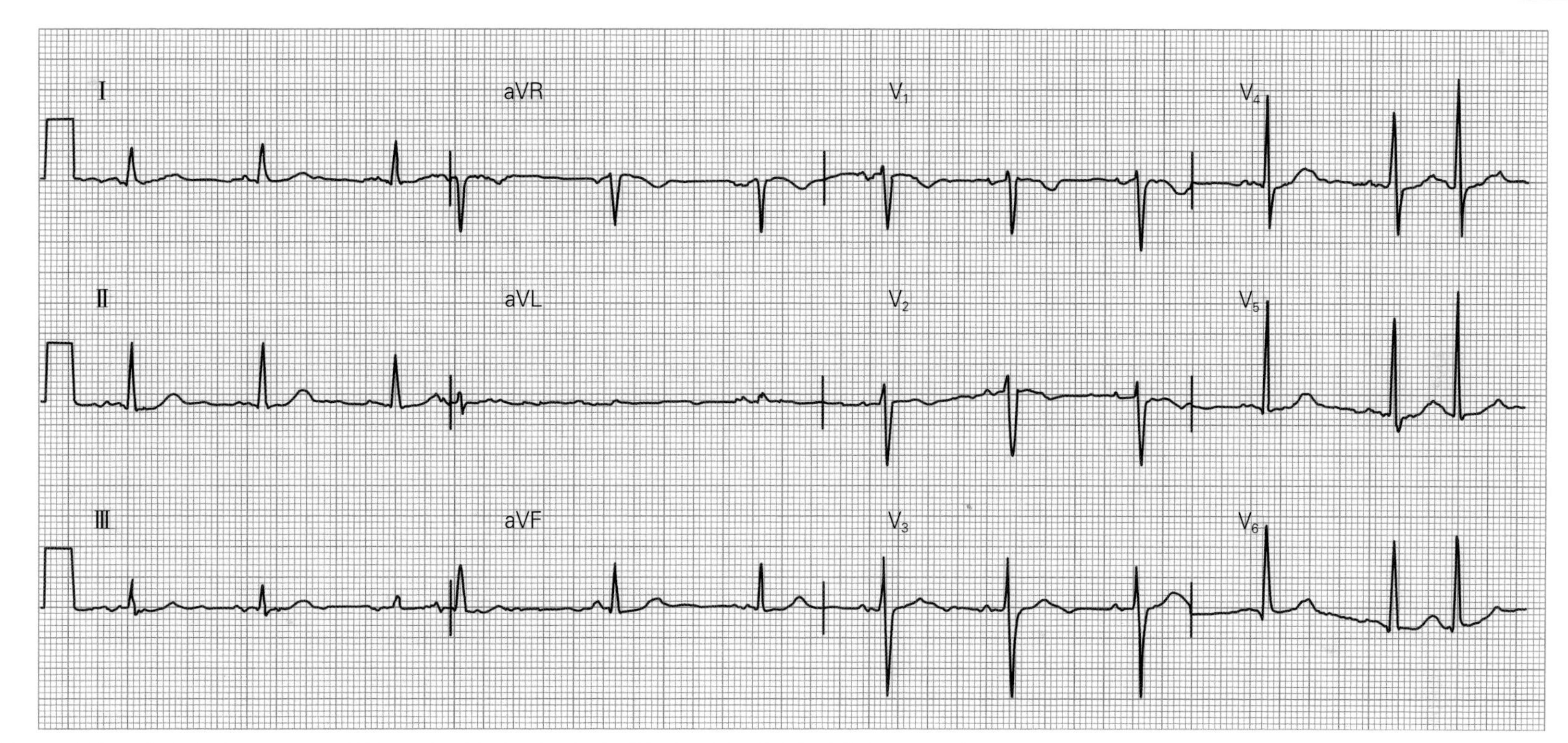

Ⅰ 侧壁	aVR —	V_1 间隔	V_4 前壁
Ⅱ 下壁	aVL 侧壁	V_2 间隔	V_5 侧壁
Ⅲ 下壁	aVF 下壁	V_3 前壁	V_6 侧壁

心率和节律? ______ 病理性 Q 波? ______ ST 段抬高? ______

ST 段压低? ______ T 波改变? ______ 镜像改变? ______

ST 段抬高变异? ______ 电轴? ______ 诊断: ______

图 5.26

下壁：Ⅱ, Ⅲ, aVF | 间隔：V_1, V_2 | 前壁：V_3, V_4 | **侧壁：Ⅰ, aVL, V_5, V_6**

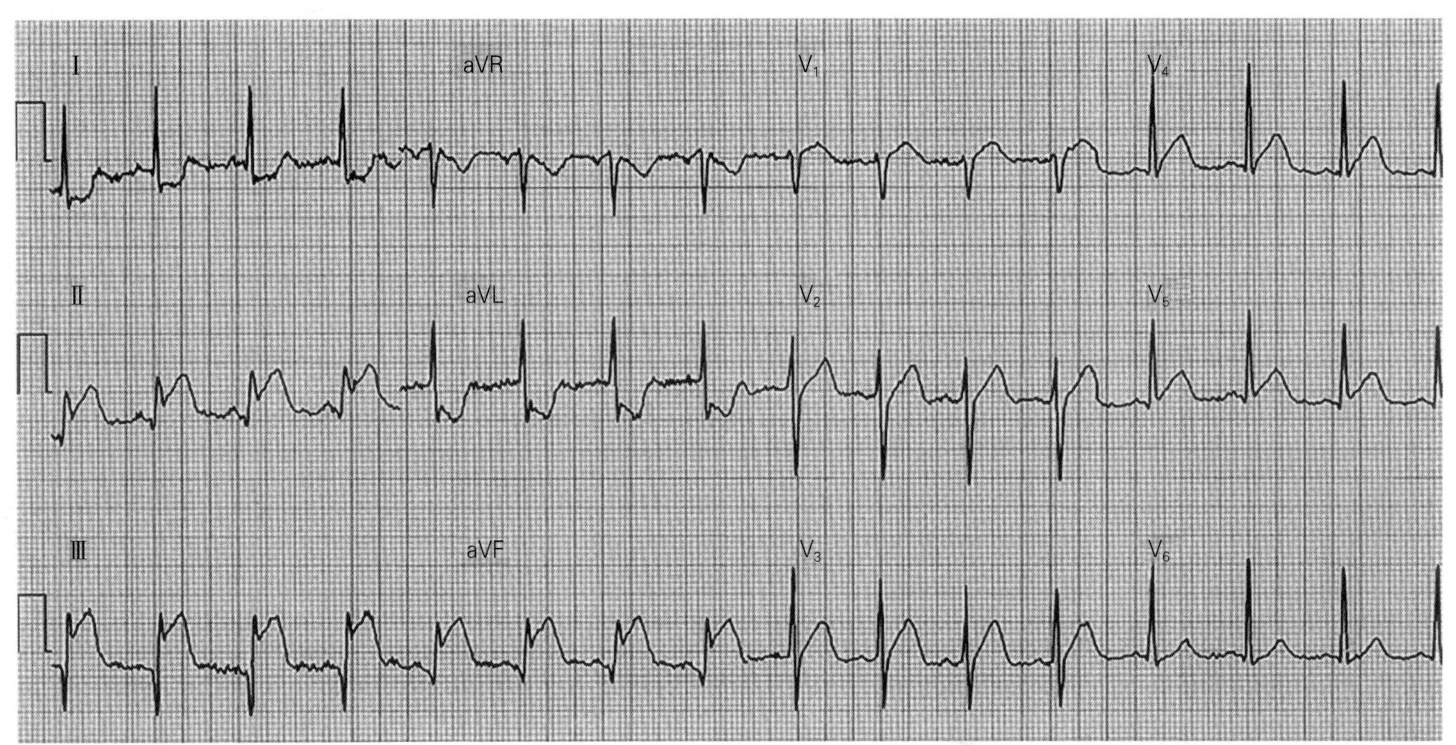

I 侧壁	aVR —	V_1 间隔	V_4 前壁
II 下壁	aVL 侧壁	V_2 间隔	V_5 侧壁
III 下壁	aVF 下壁	V_3 前壁	V_6 侧壁

心率和节律？________ 病理性 Q 波？________ ST 段抬高？________

ST 段压低？________ T 波改变？________ 镜像改变？________

ST 段抬高变异？________ 电轴？________ 诊断：________

图 5.27

下壁：II，III，aVF | 间隔：V_1，V_2 | 前壁：V_3，V_4 | **侧壁：I，aVL，V_5，V_6**

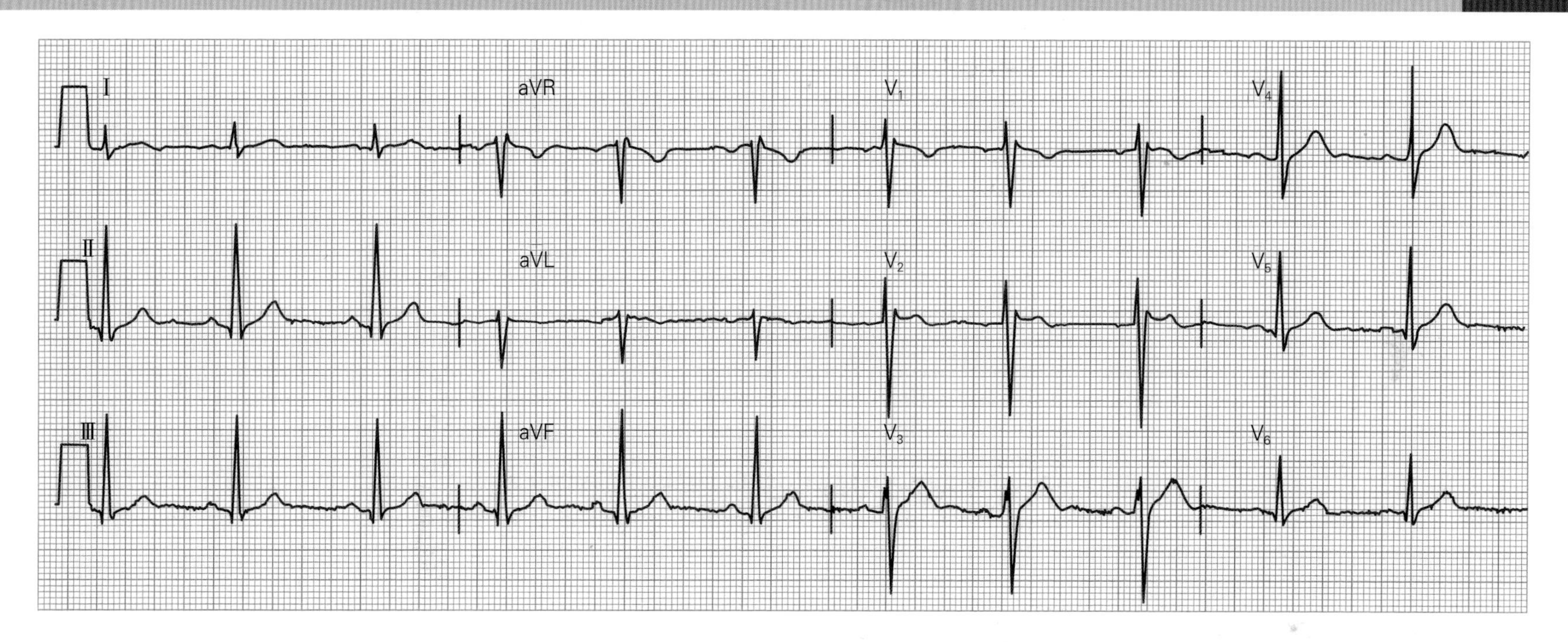

I 侧壁	aVR —	V_1 间隔	V_4 前壁
II 下壁	aVL 侧壁	V_2 间隔	V_5 侧壁
III 下壁	aVF 下壁	V_3 前壁	V_6 侧壁

心率和节律? ______ 病理性 Q 波? ______ ST 段抬高? ______

ST 段压低? ______ T 波改变? ______ 镜像改变? ______

ST 段抬高变异? ______ 电轴? ______ 诊断: ______

图 5.28

下壁：II, III, aVF | 间隔：V_1, V_2 | 前壁：V_3, V_4 | **侧壁：I, aVL, V_5, V_6**

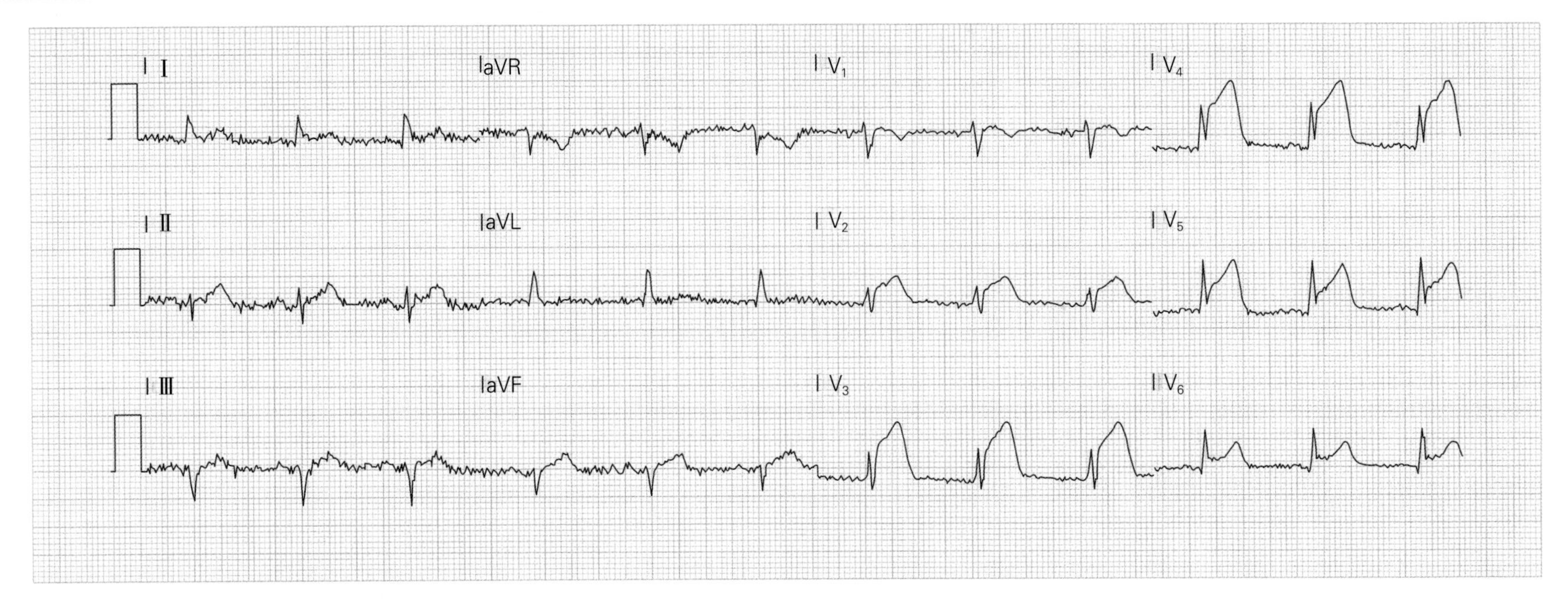

×1.0 0.05~150 Hz 25 mm/s

I 侧壁	aVR —	V_1 间隔	V_4 前壁
Ⅱ 下壁	aVL 侧壁	V_2 间隔	V_5 侧壁
Ⅲ 下壁	aVF 下壁	V_3 前壁	V_6 侧壁

心率和节律? ______ 病理性 Q 波? ______ ST 段抬高? ______

ST 段压低? ______ T 波改变? ______ 镜像改变? ______

ST 段抬高变异? ______ 电轴? ______ 诊断: ______

图 5.29

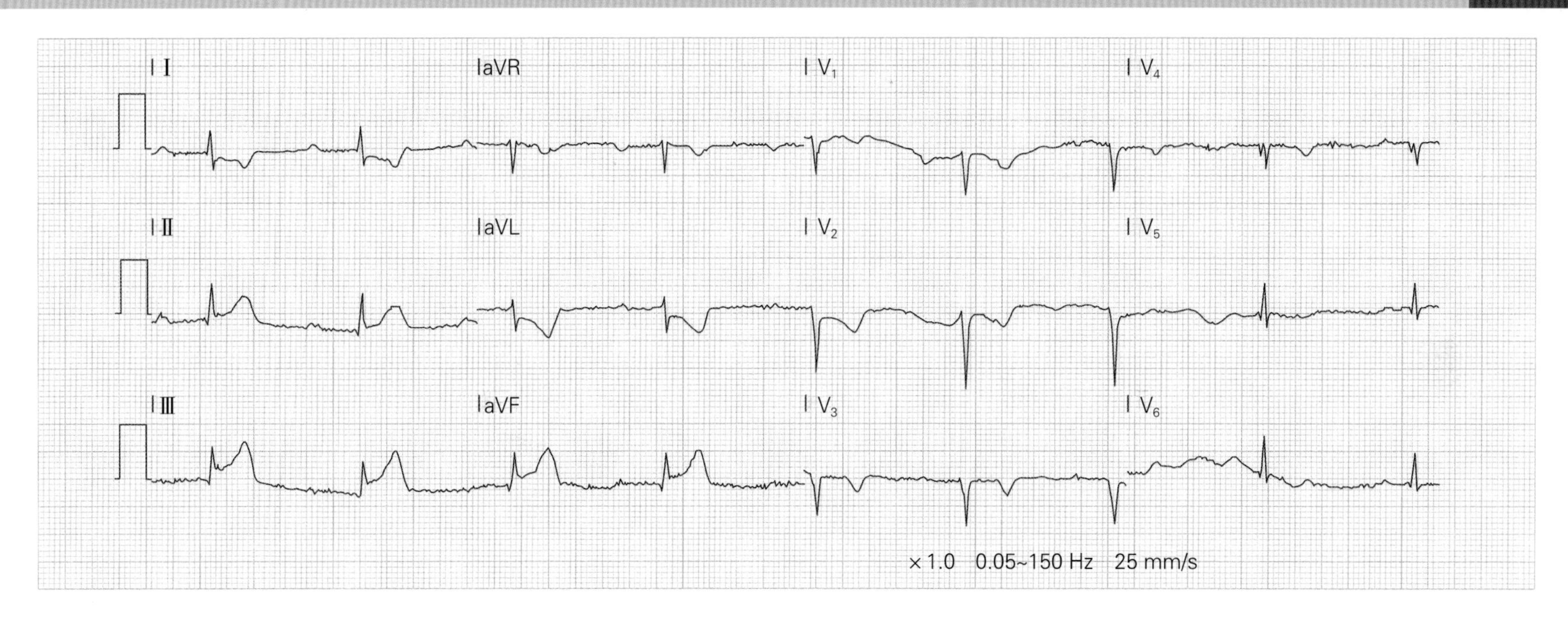

I 侧壁	aVR —	V_1 间隔	V_4 前壁
II 下壁	aVL 侧壁	V_2 间隔	V_5 侧壁
III 下壁	aVF 下壁	V_3 前壁	V_6 侧壁

心率和节律? ______________________ 病理性 Q 波? ______________________ ST 段抬高? ______________________

ST 段压低? ______________________ T 波改变? ______________________ 镜像改变? ______________________

ST 段抬高变异? ______________________ 电轴? ______________________ 诊断: ______________________

图 5.30

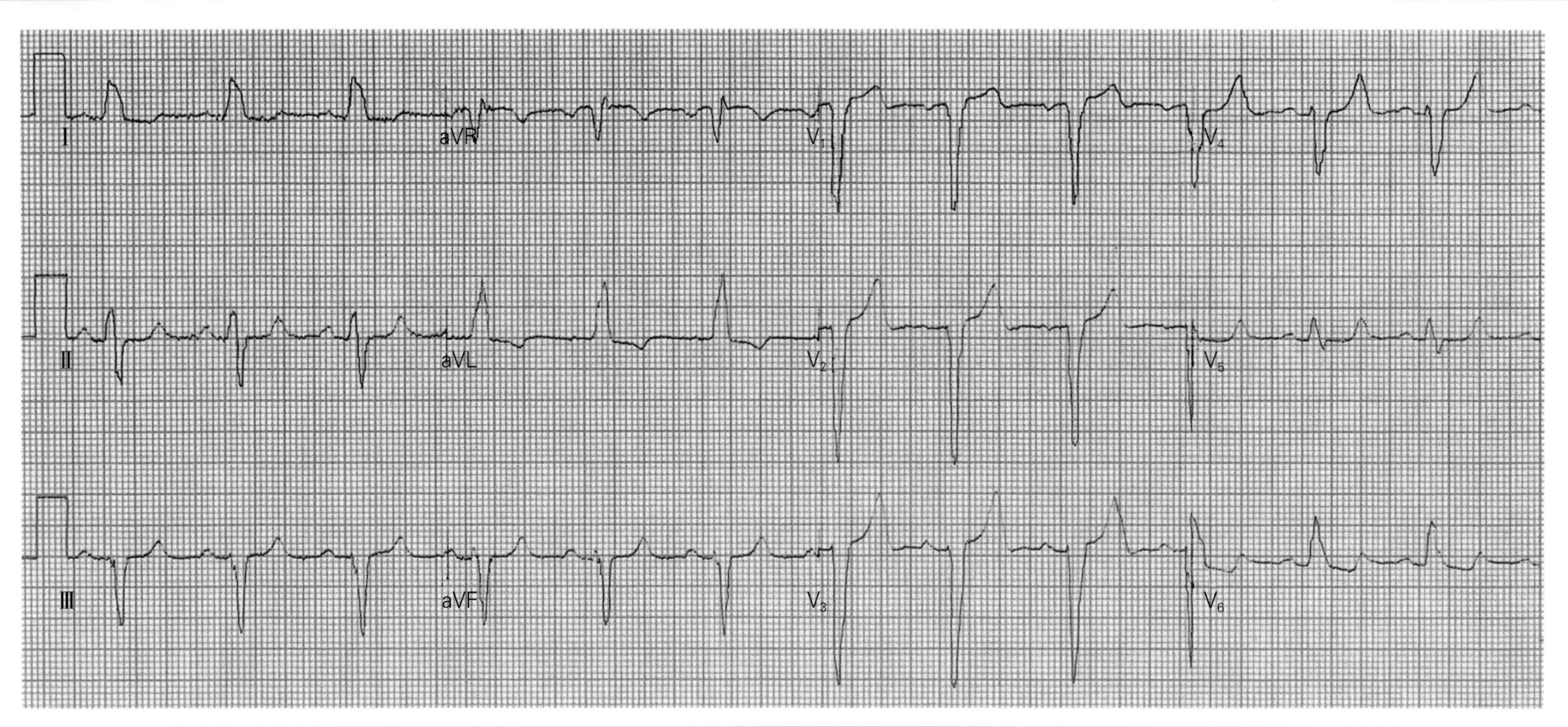

Ⅰ 侧壁	aVR —	V_1 间隔	V_4 前壁
Ⅱ 下壁	aVL 侧壁	V_2 间隔	V_5 侧壁
Ⅲ 下壁	aVF 下壁	V_3 前壁	V_6 侧壁

心率和节律? ________________ 病理性 Q 波? ________________ ST 段抬高? ________________

ST 段压低? ________________ T 波改变? ________________ 镜像改变? ________________

ST 段抬高变异? ________________ 电轴? ________________ 诊断: ________________

图 5.31

下壁：Ⅱ，Ⅲ，aVF | 间隔：V_1，V_2 | 前壁：V_3，V_4 | 侧壁：Ⅰ，aVL，V_5，V_6

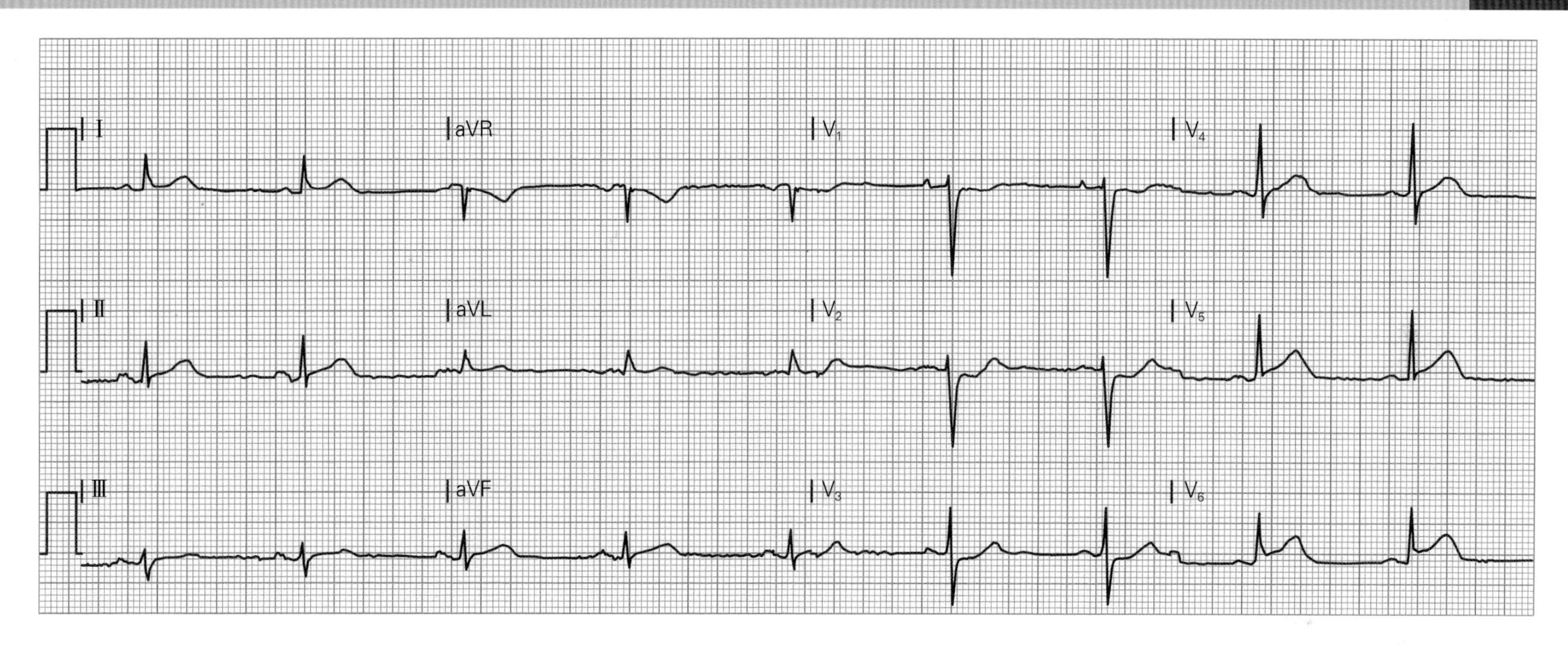

Ⅰ 侧壁	aVR —	V_1 间隔	V_4 前壁
Ⅱ 下壁	aVL 侧壁	V_2 间隔	V_5 侧壁
Ⅲ 下壁	aVF 下壁	V_3 前壁	V_6 侧壁

心率和节律？________ 病理性 Q 波？________ ST 段抬高？________

ST 段压低？________ T 波改变？________ 镜像改变？________

ST 段抬高变异？________ 电轴？________ 诊断：________

图 5.32

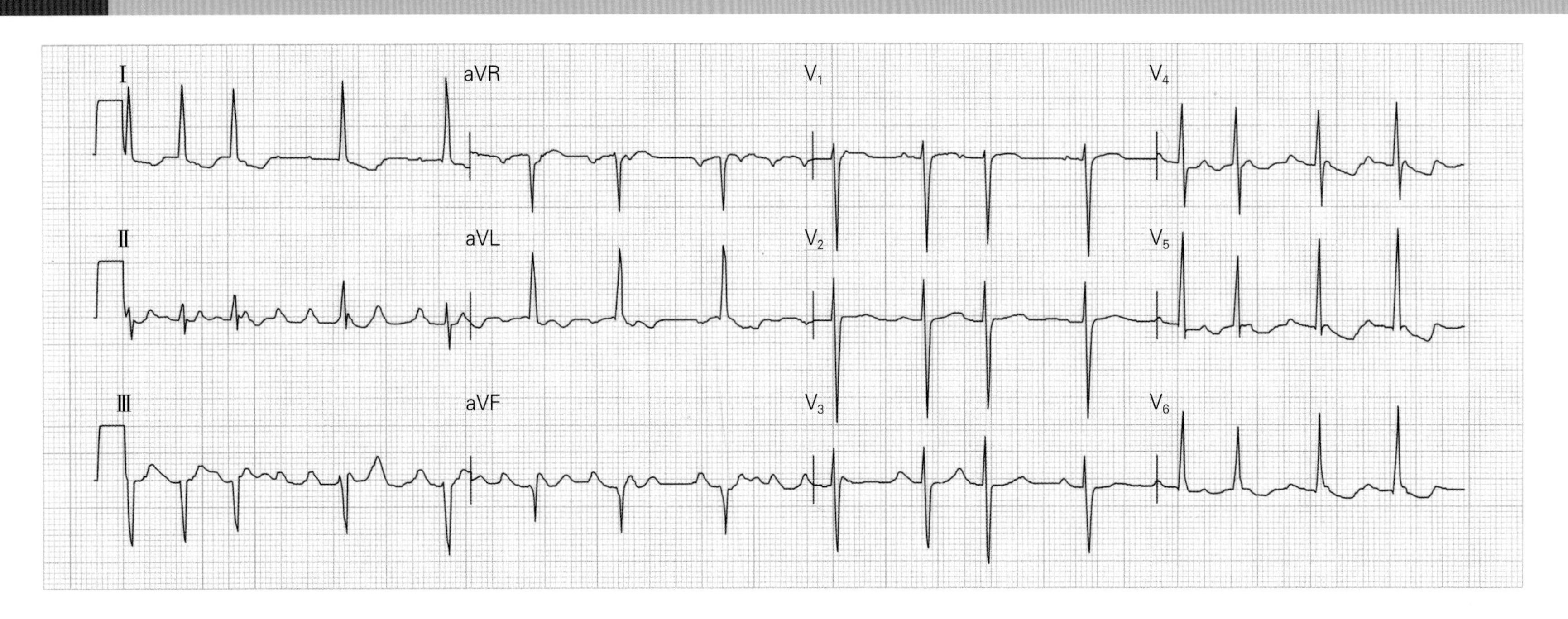

I 侧壁	aVR —	V_1 间隔	V_4 前壁
II 下壁	aVL 侧壁	V_2 间隔	V_5 侧壁
III 下壁	aVF 下壁	V_3 前壁	V_6 侧壁

心率和节律? ______ 病理性 Q 波? ______ ST 段抬高? ______

ST 段压低? ______ T 波改变? ______ 镜像改变? ______

ST 段抬高变异? ______ 电轴? ______ 诊断: ______

图 5.33

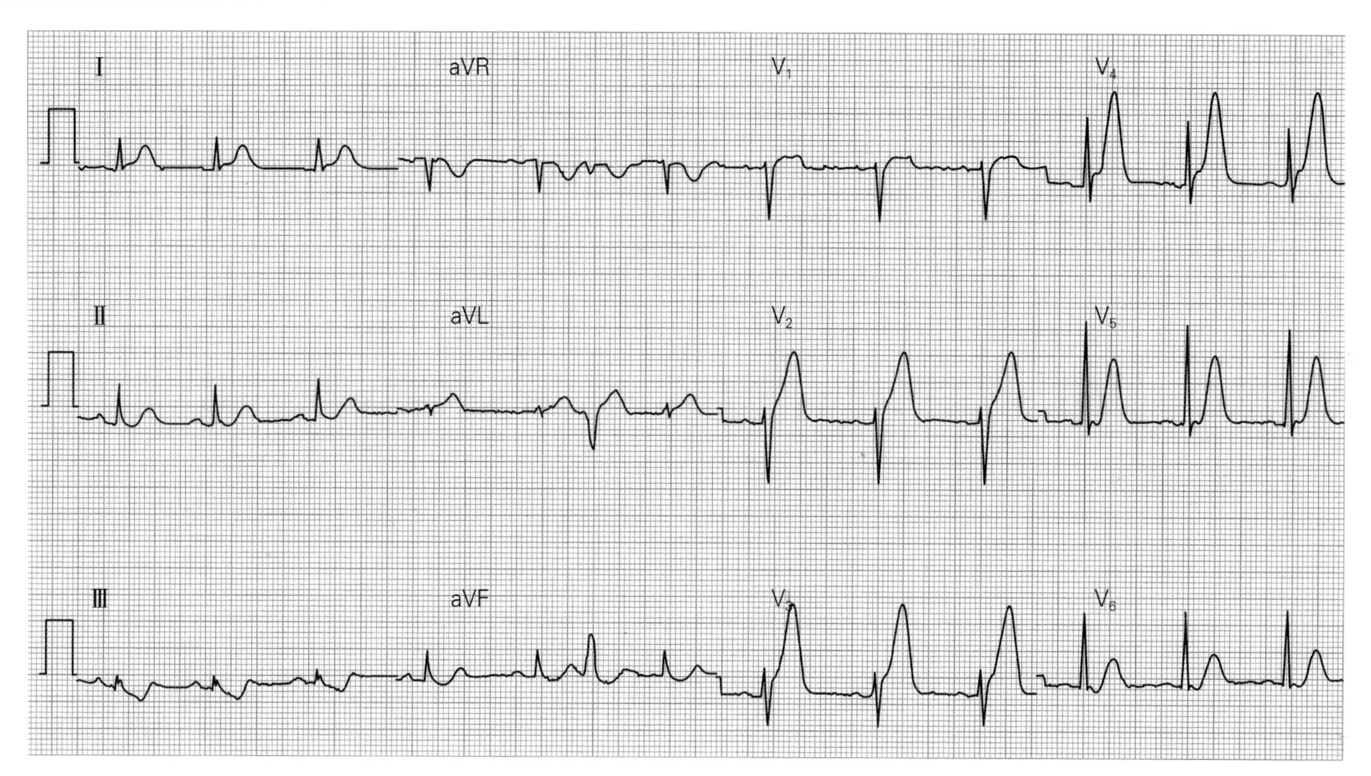

I 侧壁	aVR —	V_1 间隔	V_4 前壁
II 下壁	aVL 侧壁	V_2 间隔	V_5 侧壁
III 下壁	aVF 下壁	V_3 前壁	V_6 侧壁

心率和节律? ______________ 病理性 Q 波? ______________ ST 段抬高? ______________

ST 段压低? ______________ T 波改变? ______________ 镜像改变? ______________

ST 段抬高变异? ______________ 电轴? ______________ 诊断: ______________

图 5.34

下壁：II，III，aVF | 间隔：V_1，V_2 | 前壁：V_3，V_4 | **侧壁：I，aVL，V_5，V_6**

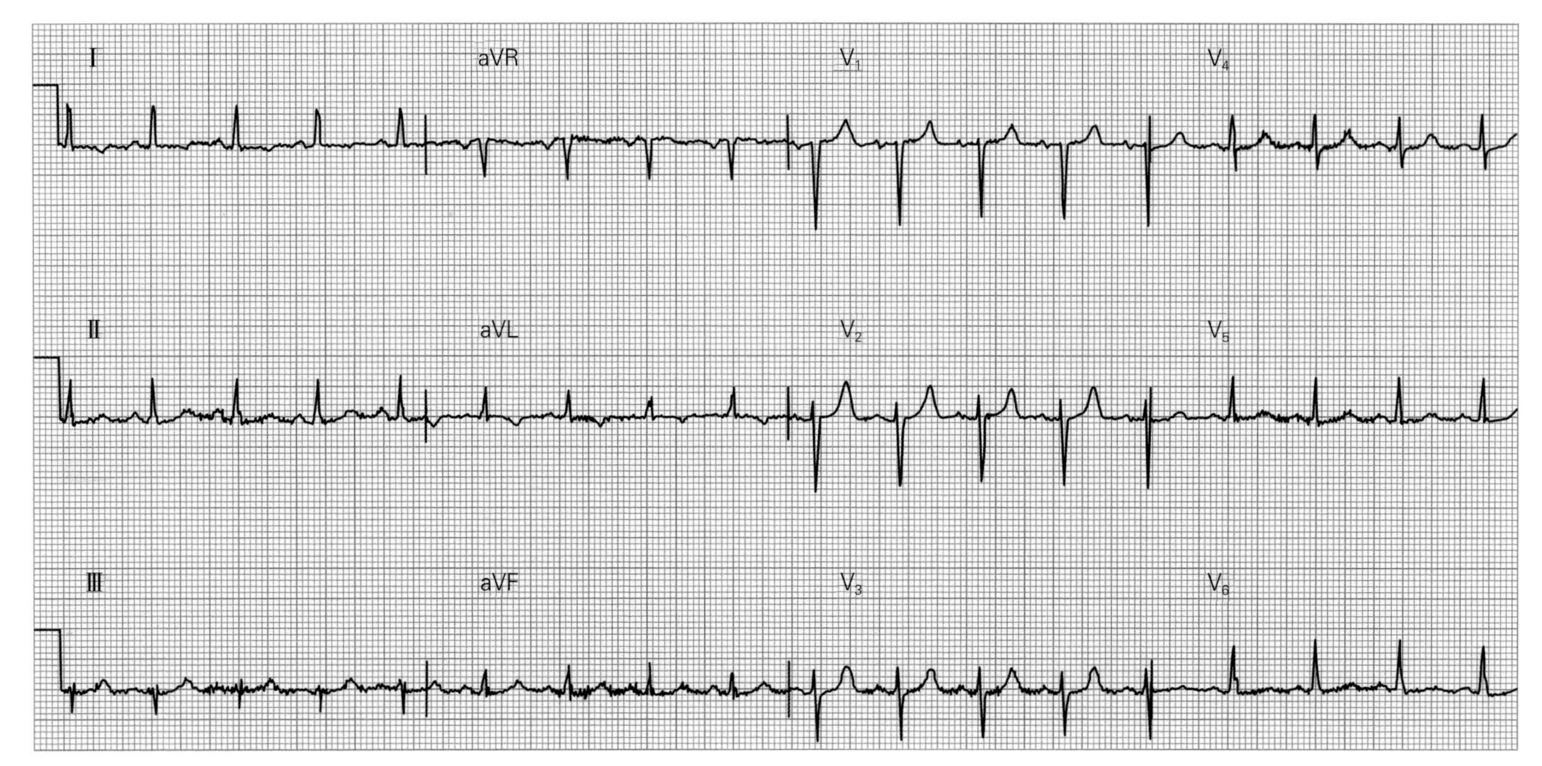

Ⅰ 侧壁	aVR —	V_1 间隔	V_4 前壁
Ⅱ 下壁	aVL 侧壁	V_2 间隔	V_5 侧壁
Ⅲ 下壁	aVF 下壁	V_3 前壁	V_6 侧壁

心率和节律? ______________________ 病理性 Q 波? ______________________ ST 段抬高? ______________________

ST 段压低? ______________________ T 波改变? ______________________ 镜像改变? ______________________

ST 段抬高变异? ______________________ 电轴? ______________________ 诊断：______________________

图 5.35

下壁：Ⅱ，Ⅲ，aVF | 间隔：V_1，V_2 | 前壁：V_3，V_4 | **侧壁：Ⅰ，aVL，V_5，V_6**

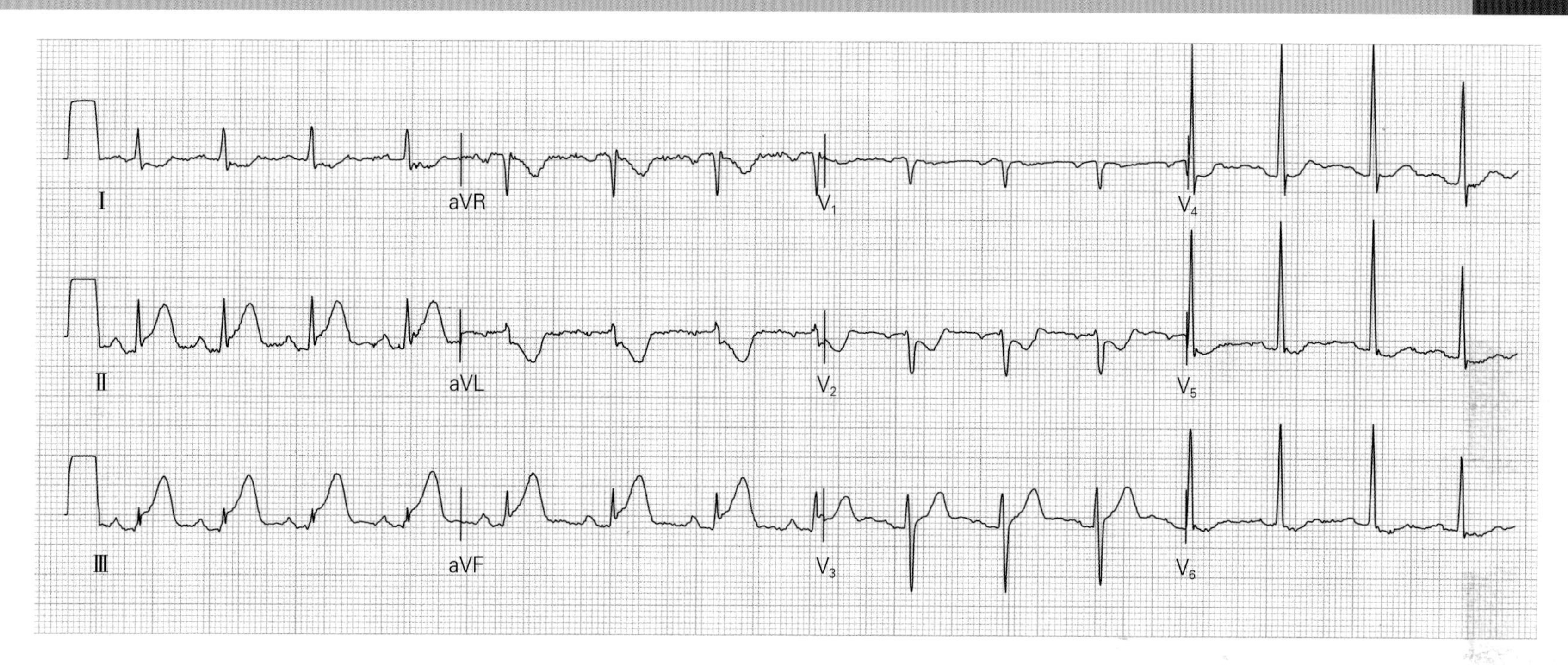

Ⅰ 侧壁	aVR —	V_1 间隔	V_4 前壁
Ⅱ 下壁	aVL 侧壁	V_2 间隔	V_5 侧壁
Ⅲ 下壁	aVF 下壁	V_3 前壁	V_6 侧壁

心率和节律? ______________________ 病理性 Q 波? ______________________ ST 段抬高? ______________________

ST 段压低? ______________________ T 波改变? ______________________ 镜像改变? ______________________

ST 段抬高变异? ______________________ 电轴? ______________________ 诊断: ______________________

图 5.36

下壁：Ⅱ, Ⅲ, aVF | 间隔：V_1, V_2 | 前壁：V_3, V_4 | **侧壁：Ⅰ, aVL, V_5, V_6**

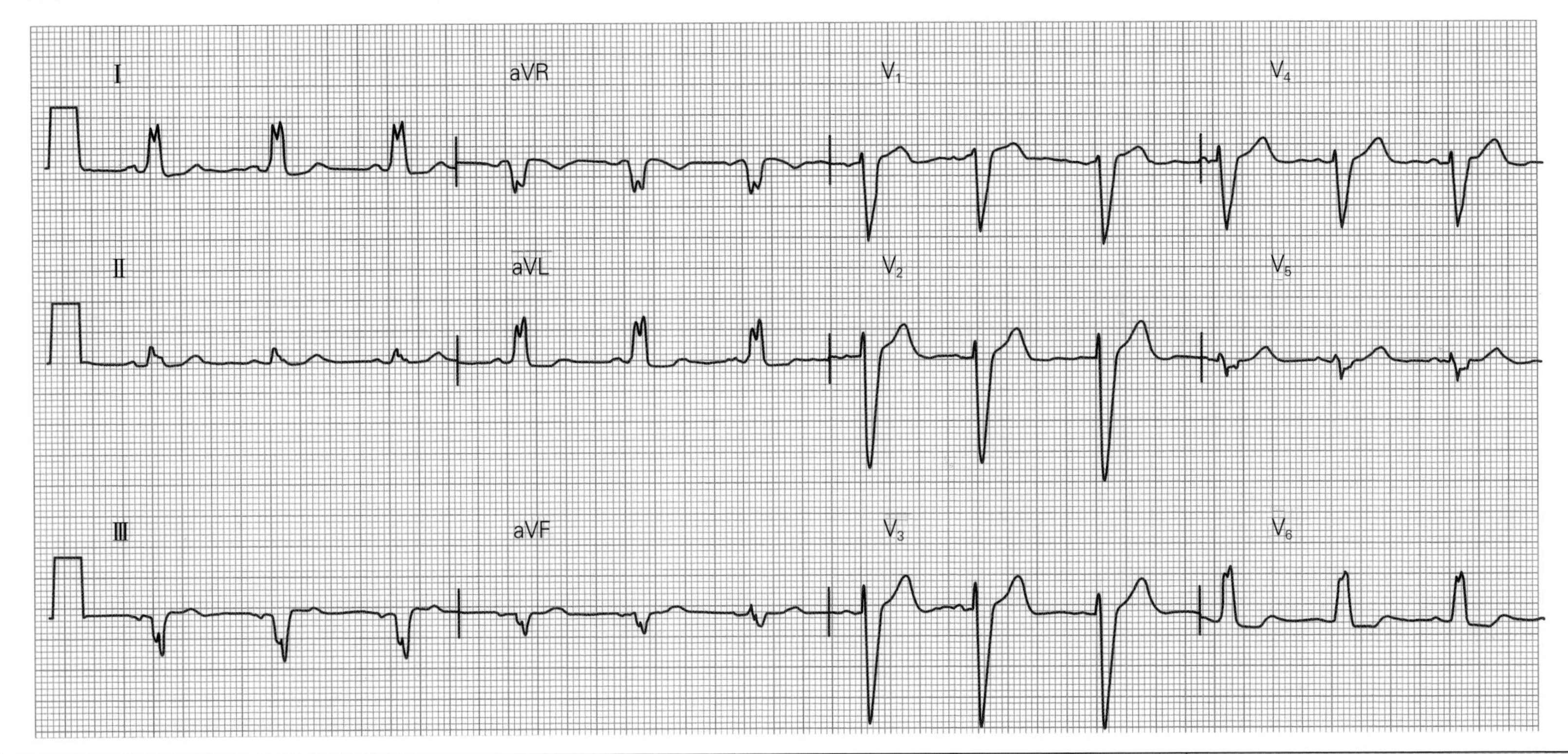

Ⅰ 侧壁	aVR —	V_1 间隔	V_4 前壁
Ⅱ 下壁	aVL 侧壁	V_2 间隔	V_5 侧壁
Ⅲ 下壁	aVF 下壁	V_3 前壁	V_6 侧壁

心率和节律? ______________________　病理性 Q 波? ______________________　ST 段抬高? ______________________

ST 段压低? ______________________　T 波改变? ______________________　镜像改变? ______________________

ST 段抬高变异? ______________________　电轴? ______________________　诊断: ______________________

图 5.37

下壁：Ⅱ, Ⅲ, aVF | 间隔：V_1, V_2 | 前壁：V_3, V_4 | **侧壁：Ⅰ, aVL, V_5, V_6**

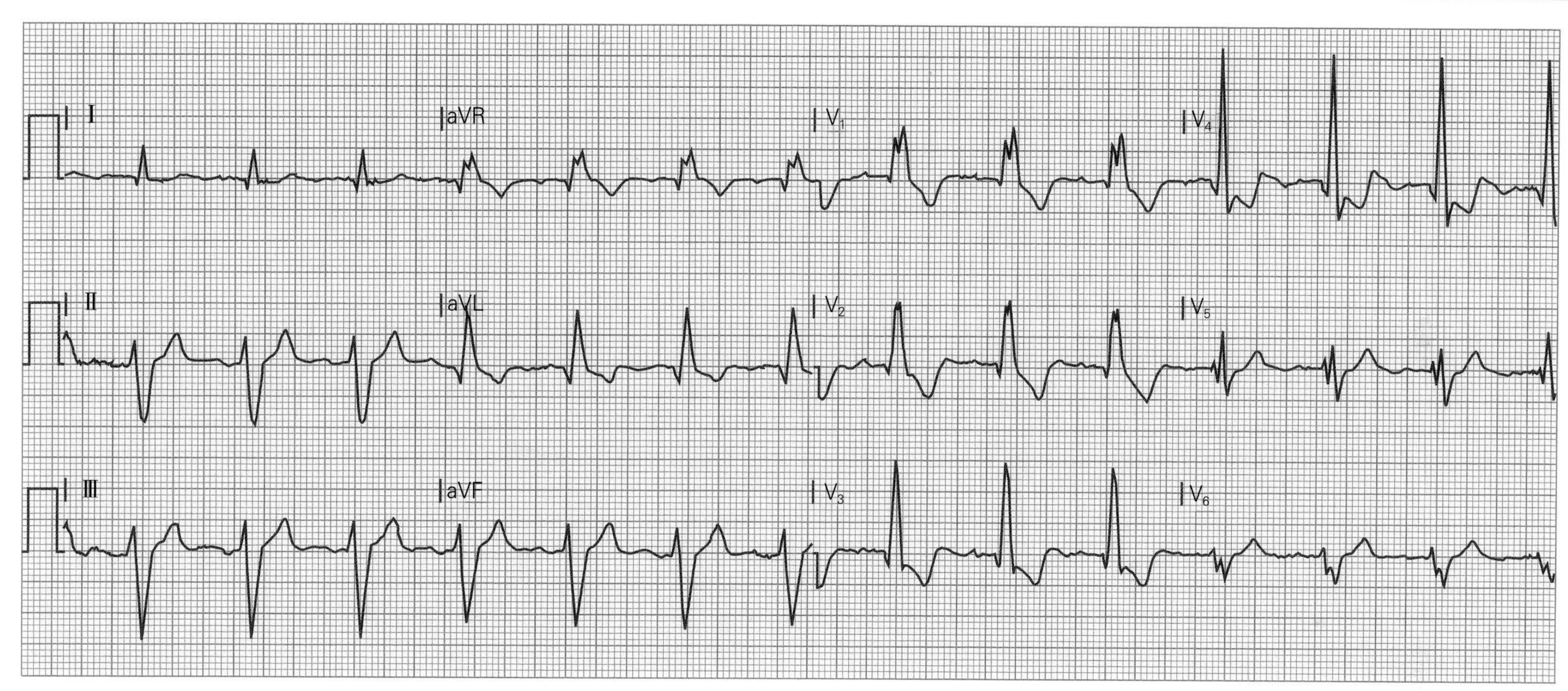

×1.0 0.05~150 Hz 25 mm/s

Ⅰ 侧壁	aVR —	V_1 间隔	V_4 前壁
Ⅱ 下壁	aVL 侧壁	V_2 间隔	V_5 侧壁
Ⅲ 下壁	aVF 下壁	V_3 前壁	V_6 侧壁

心率和节律? ____________________ 病理性 Q 波? ____________________ ST 段抬高? ____________________

ST 段压低? ____________________ T 波改变? ____________________ 镜像改变? ____________________

ST 段抬高变异? ____________________ 电轴? ____________________ 诊断: ____________________

图 5.38

下壁：Ⅱ, Ⅲ, aVF | 间隔：V_1, V_2 | 前壁：V_3, V_4 | 侧壁：I, aVL, V, V

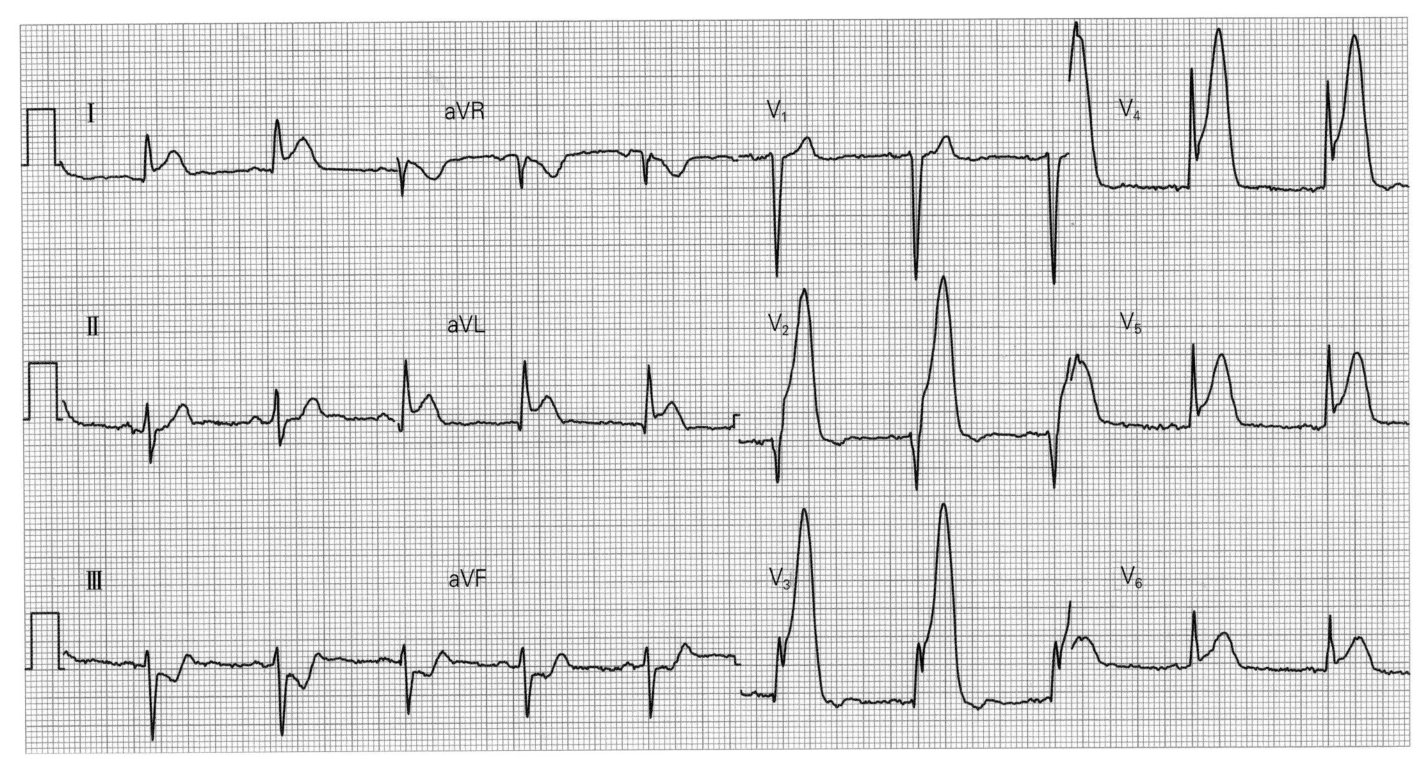

Ⅰ 侧壁	aVR —	V_1 间隔	V_4 前壁
Ⅱ 下壁	aVL 侧壁	V_2 间隔	V_5 侧壁
Ⅲ 下壁	aVF 下壁	V_3 前壁	V_6 侧壁

心率和节律？＿＿＿＿＿＿　病理性 Q 波？＿＿＿＿＿＿　ST 段抬高？＿＿＿＿＿＿

ST 段压低？＿＿＿＿＿＿　T 波改变？＿＿＿＿＿＿　镜像改变？＿＿＿＿＿＿

ST 段抬高变异？＿＿＿＿＿＿　电轴？＿＿＿＿＿＿　诊断：＿＿＿＿＿＿

图 5.39

下壁：Ⅱ、Ⅲ、aVF | 间隔：V_1、V_2 | 前壁：V_3、V_4 | **侧壁：Ⅰ，aVL，V_5，V_6**

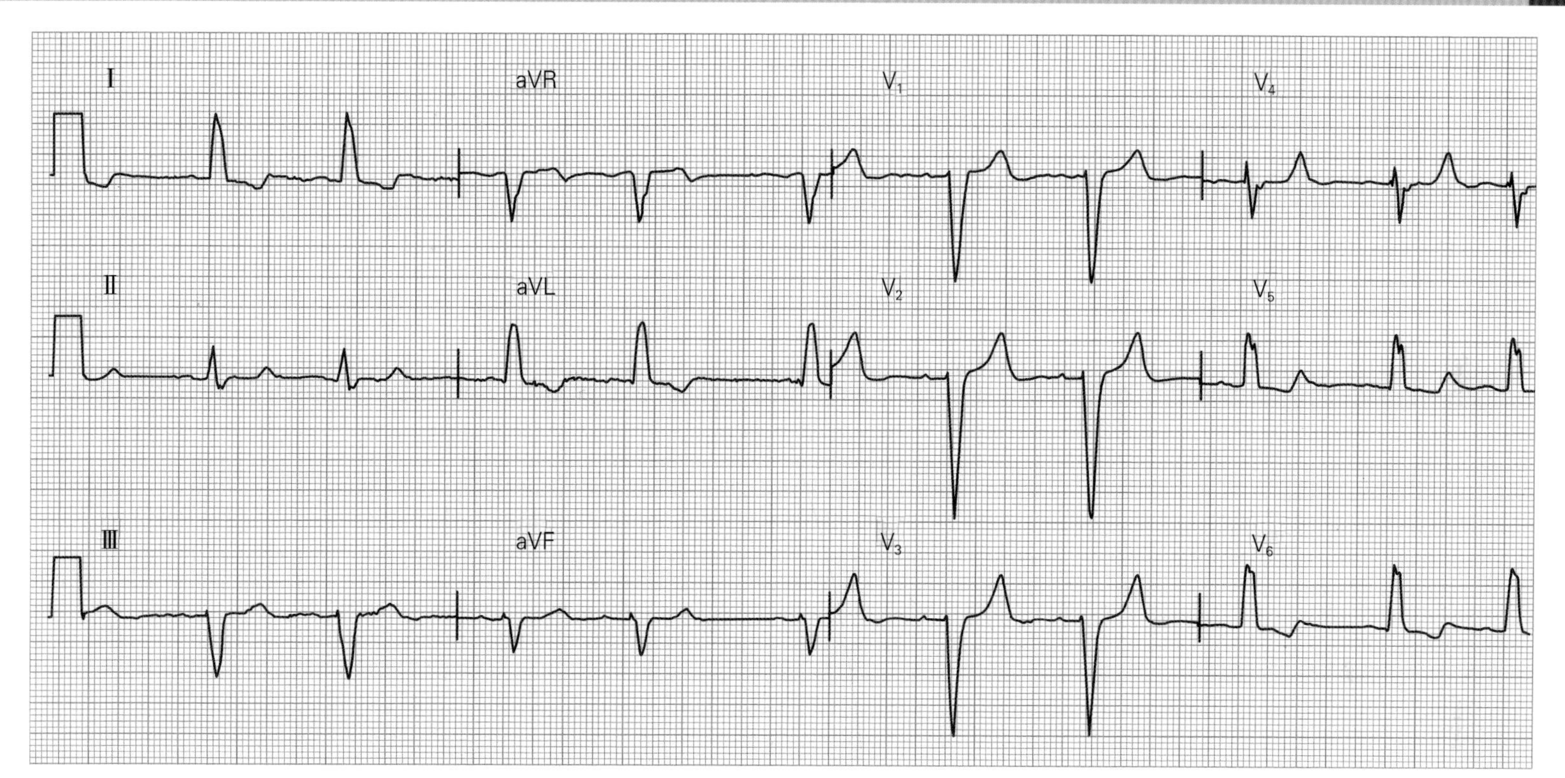

Ⅰ 侧壁	aVR —	V_1 间隔	V_4 前壁
Ⅱ 下壁	aVL 侧壁	V_2 间隔	V_5 侧壁
Ⅲ 下壁	aVF 下壁	V_3 前壁	V_6 侧壁

心率和节律？________ 病理性 Q 波？________ ST 段抬高？________

ST 段压低？________ T 波改变？________ 镜像改变？________

ST 段抬高变异？________ 电轴？________ 诊断：________

图 5.40

下壁：Ⅱ，Ⅲ，aVF | 间隔：V_1，V_2 | 前壁：V_3，V_4 | **侧壁：Ⅰ，aVL，V_5，V_6**

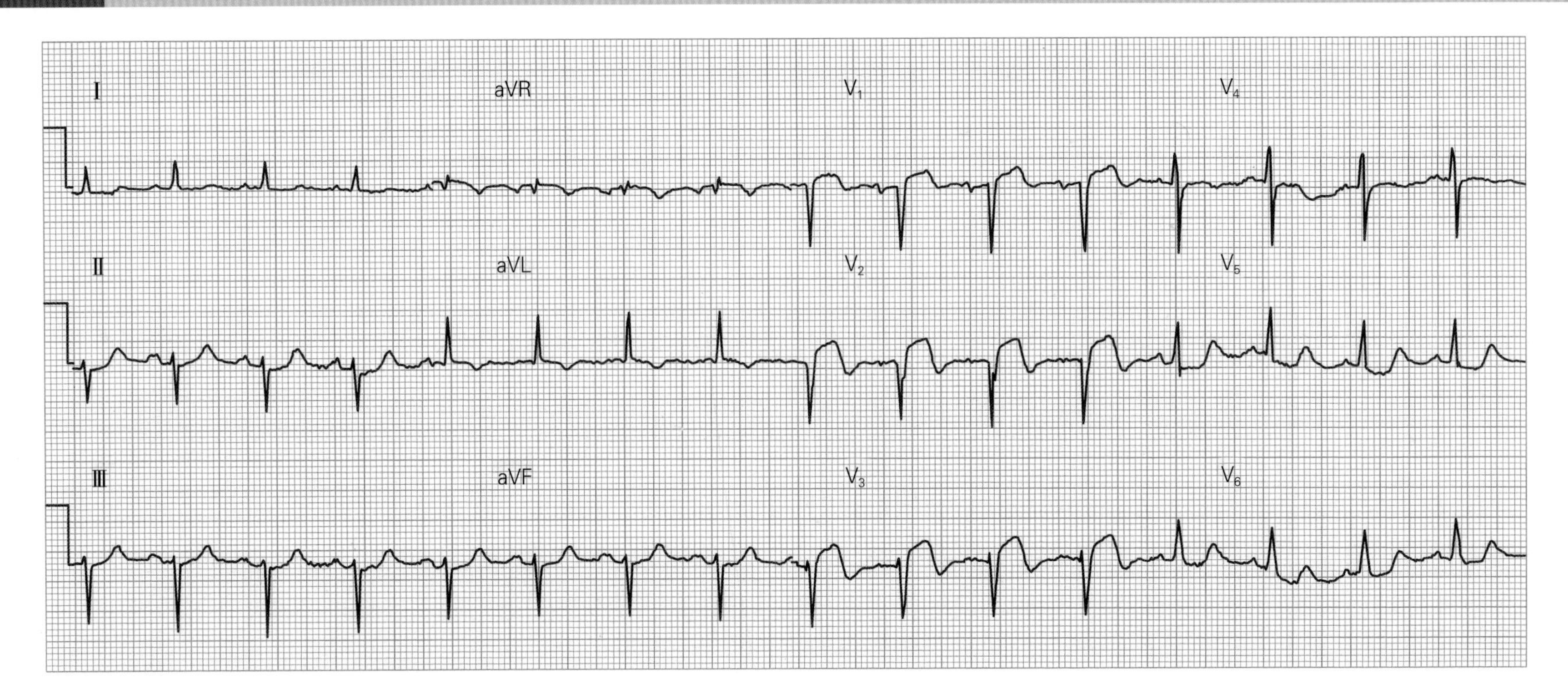

Ⅰ 侧壁	aVR —	V_1 间隔	V_4 前壁
Ⅱ 下壁	aVL 侧壁	V_2 间隔	V_5 侧壁
Ⅲ 下壁	aVF 下壁	V_3 前壁	V_6 侧壁

心率和节律？______ 病理性Q波？______ ST段抬高？______

ST段压低？______ T波改变？______ 镜像改变？______

ST段抬高变异？______ 电轴？______ 诊断：______

图5.41

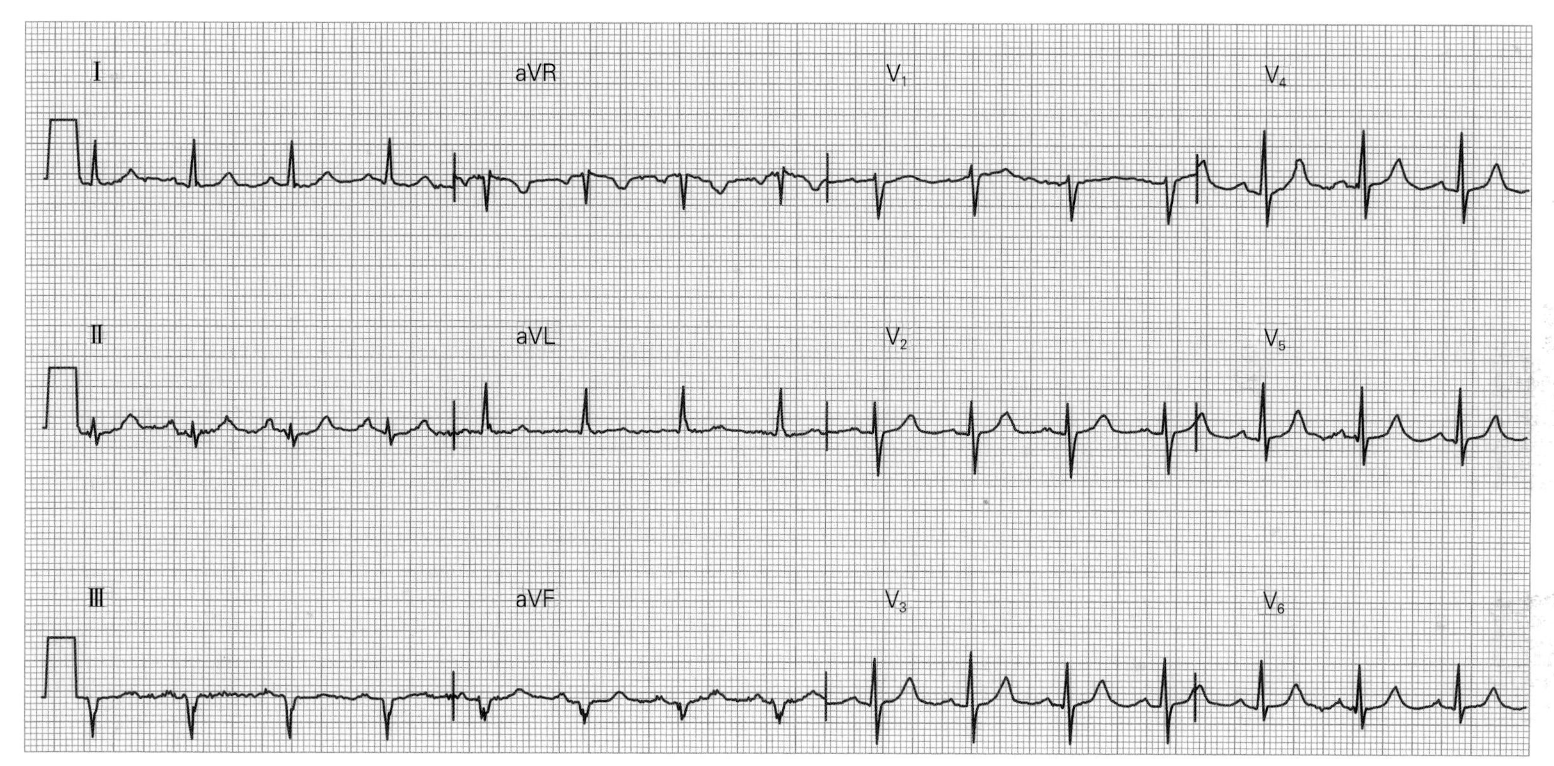

I 侧壁	aVR —	V_1 间隔	V_4 前壁
II 下壁	aVL 侧壁	V_2 间隔	V_5 侧壁
III 下壁	aVF 下壁	V_3 前壁	V_6 侧壁

心率和节律? ______________________ 病理性 Q 波? ______________________ ST 段抬高? ______________________

ST 段压低? ______________________ T 波改变? ______________________ 镜像改变? ______________________

ST 段抬高变异? ______________________ 电轴? ______________________ 诊断: ______________________

图 5.42

下壁：II，III，aVF | 间隔：V_1，V_2 | 前壁：V_3，V_4 | **侧壁：I，aVL，V_5，V_6**

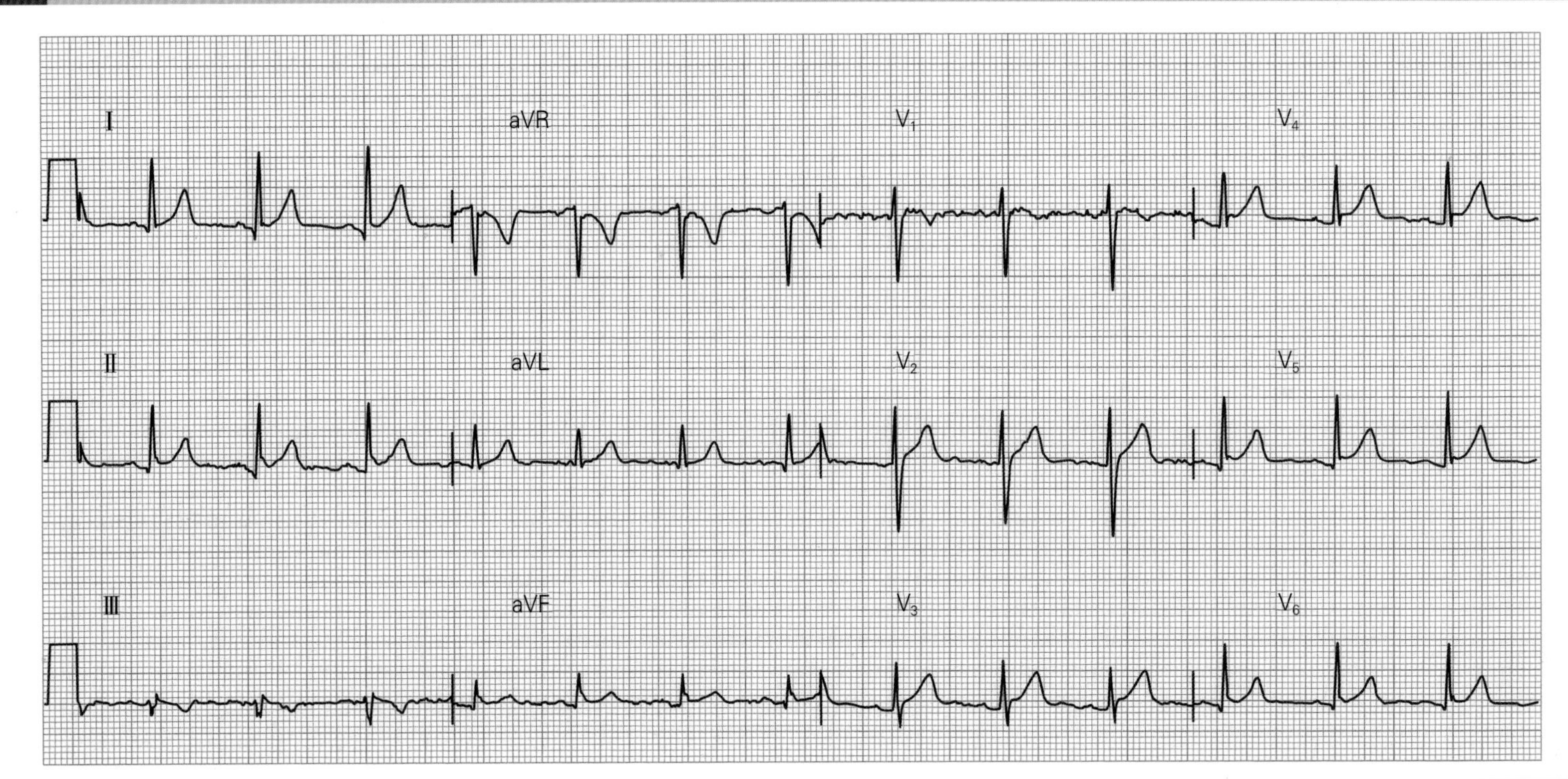

I 侧壁	aVR —	V_1 间隔	V_4 前壁
II 下壁	aVL 侧壁	V_2 间隔	V_5 侧壁
III 下壁	aVF 下壁	V_3 前壁	V_6 侧壁

心率和节律? ______ 病理性 Q 波? ______ ST 段抬高? ______

ST 段压低? ______ T 波改变? ______ 镜像改变? ______

ST 段抬高变异? ______ 电轴? ______ 诊断: ______

图 5.43

下壁：II，III，aVF | 间隔：V_1，V_2 | 前壁：V_3，V_4 | **侧壁：I，aVL，V_5，V_6**

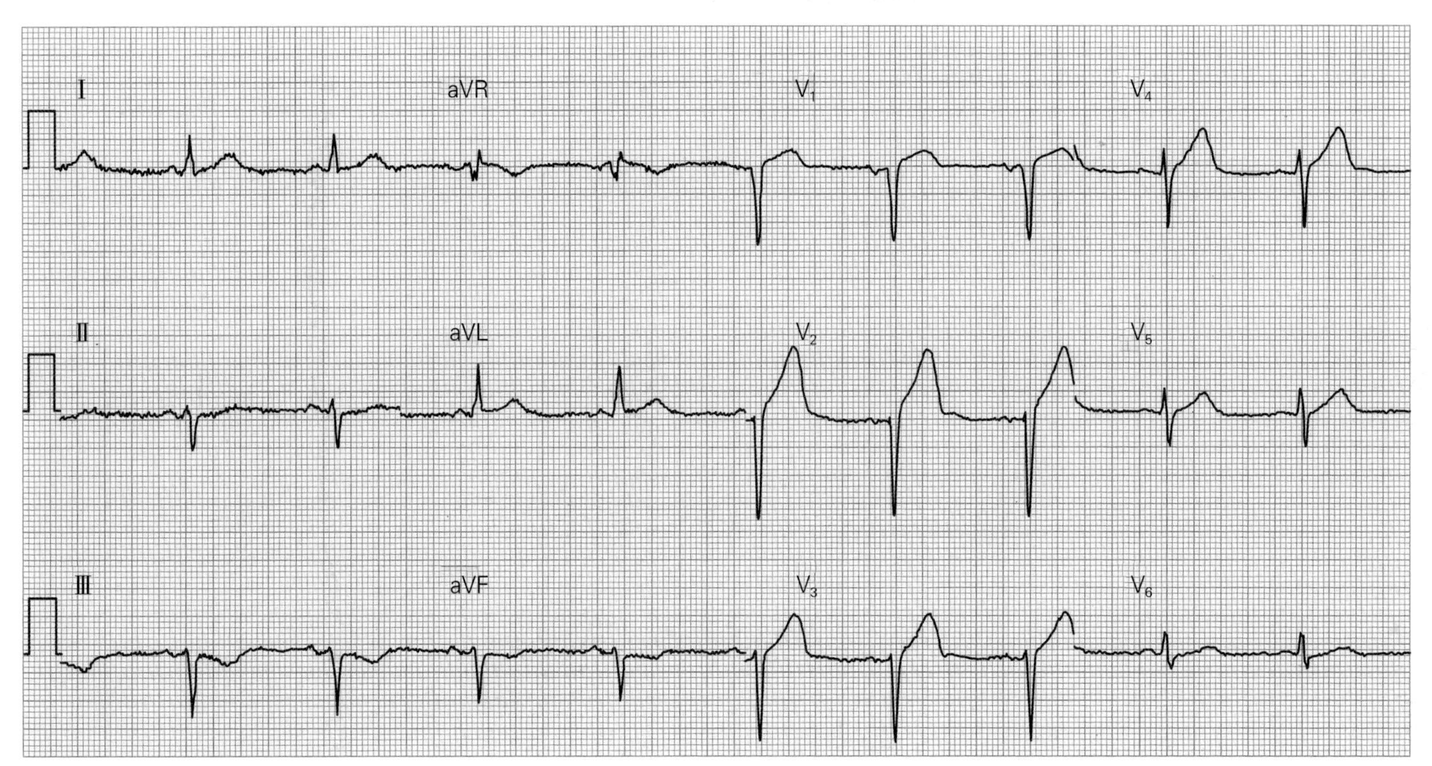

I 侧壁	aVR —	V_1 间隔	V_4 前壁
II 下壁	aVL 侧壁	V_2 间隔	V_5 侧壁
III 下壁	aVF 下壁	V_3 前壁	V_6 侧壁

心率和节律？________ 病理性 Q 波？________ ST 段抬高？________

ST 段压低？________ T 波改变？________ 镜像改变？________

ST 段抬高变异？________ 电轴？________ 诊断：________

图 5.44

下壁：II，III，aVF | 间隔：V_1，V_2 | 前壁：V_3，V_4 | **侧壁：I，aVL，V_5，V_6**

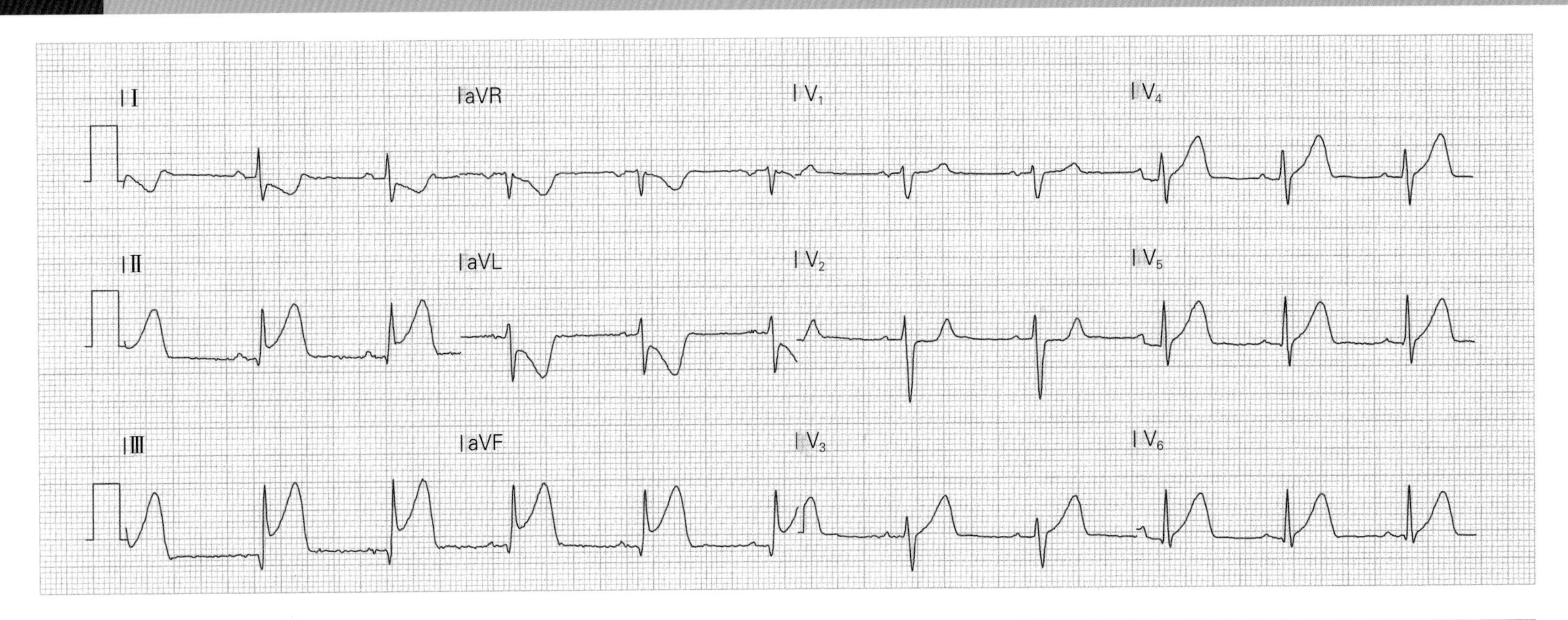

I 侧壁	aVR —	V_1 间隔	V_4 前壁
II 下壁	aVL 侧壁	V_2 间隔	V_5 侧壁
III 下壁	aVF 下壁	V_3 前壁	V_6 侧壁

心率和节律？________ 病理性Q波？________ ST段抬高？________

ST段压低？________ T波改变？________ 镜像改变？________

ST段抬高变异？________ 电轴？________ 诊断：________

图 5.45

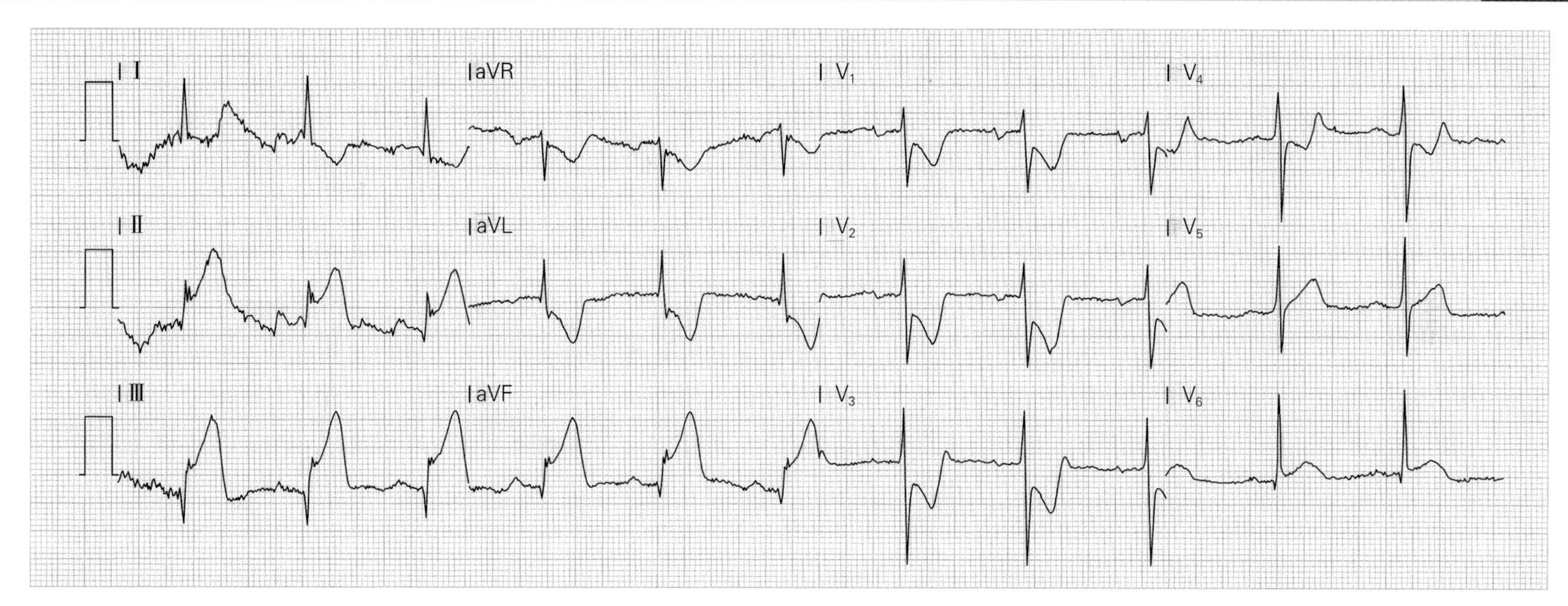

×1.0 0.05~150 Hz 25 mm/s

Ⅰ 侧壁	aVR —	V_1 间隔	V_4 前壁
Ⅱ 下壁	aVL 侧壁	V_2 间隔	V_5 侧壁
Ⅲ 下壁	aVF 下壁	V_3 前壁	V_6 侧壁

心率和节律? ______________ 病理性 Q 波? ______________ ST 段抬高? ______________

ST 段压低? ______________ T 波改变? ______________ 镜像改变? ______________

ST 段抬高变异? ______________ 电轴? ______________ 诊断: ______________

图 5.46

下壁：Ⅱ，Ⅲ，aVF | 间隔：V_1，V_2 | 前壁：V_3，V_4 | **侧壁：Ⅰ，aVL，V_5，V_6**

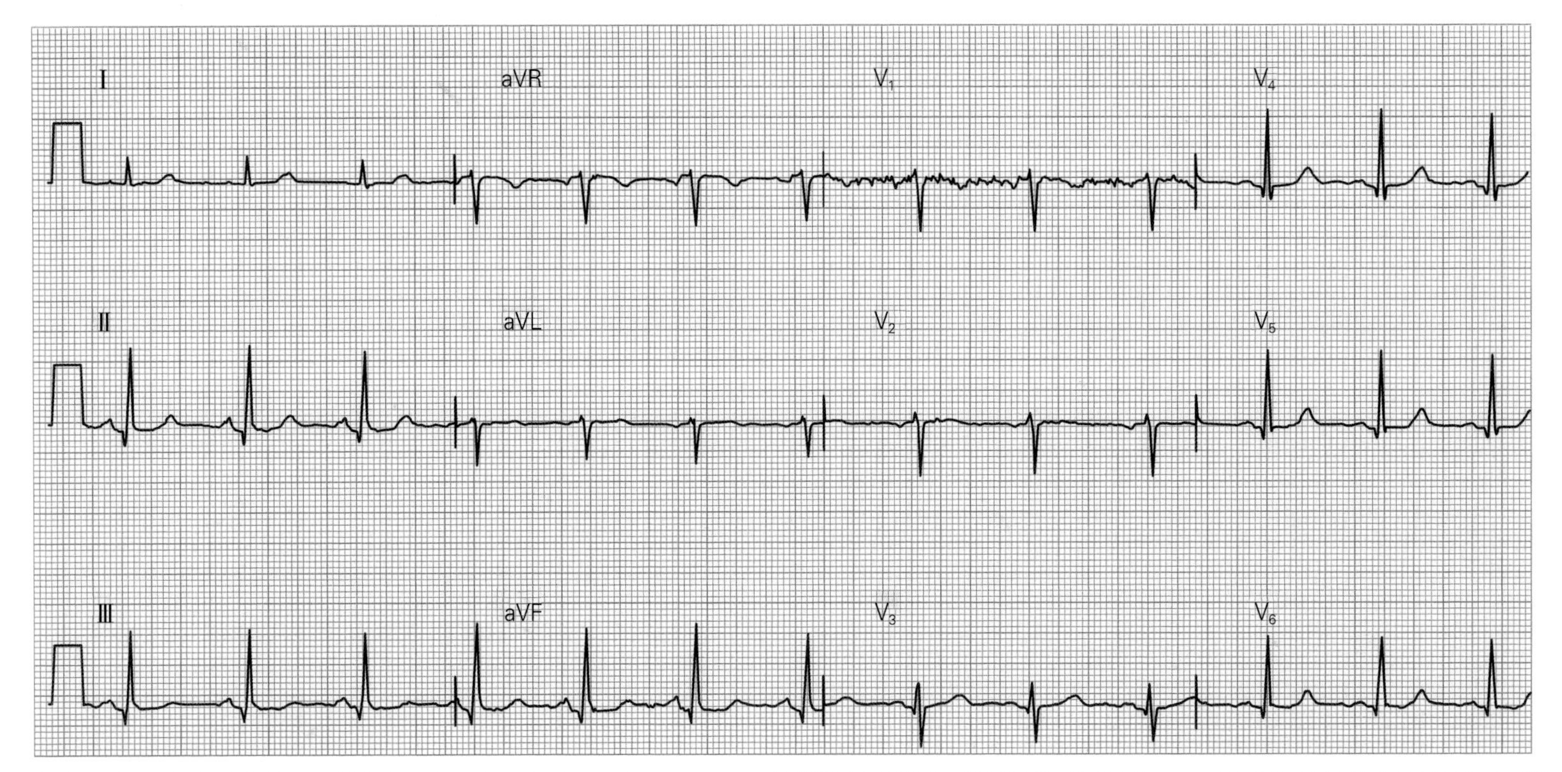

I 侧壁	aVR —	V_1 间隔	V_4 前壁
II 下壁	aVL 侧壁	V_2 间隔	V_5 侧壁
III 下壁	aVF 下壁	V_3 前壁	V_6 侧壁

心率和节律? ________ 病理性 Q 波? ________ ST 段抬高? ________

ST 段压低? ________ T 波改变? ________ 镜像改变? ________

ST 段抬高变异? ________ 电轴? ________ 诊断：________

图 5.47

下壁：II，III，aVF | 间隔：V_1，V_2 | 前壁：V_3，V_4 | **侧壁：I，aVL，V_5，V_6**

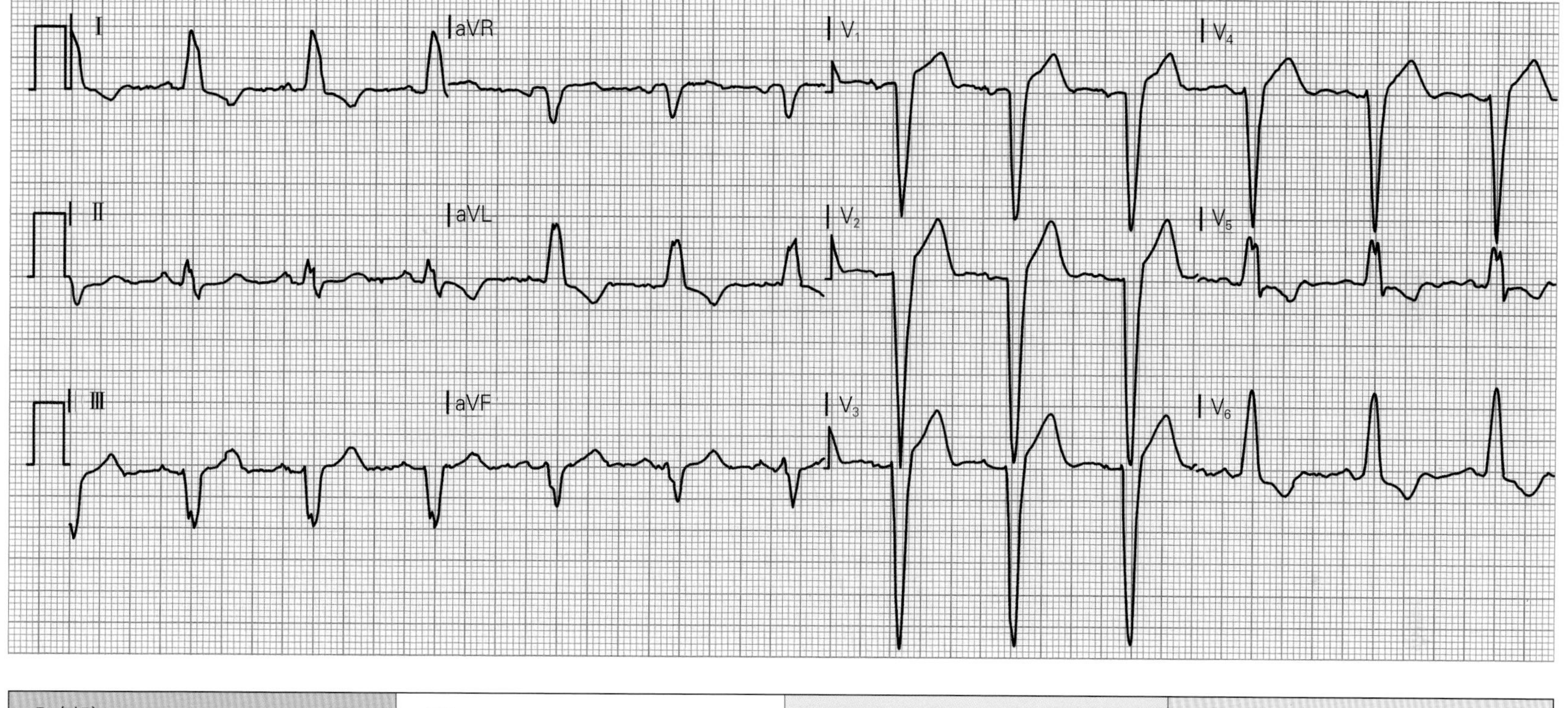

Ⅰ 侧壁	aVR —	V_1 间隔	V_4 前壁
Ⅱ 下壁	aVL 侧壁	V_2 间隔	V_5 侧壁
Ⅲ 下壁	aVF 下壁	V_3 前壁	V_6 侧壁

心率和节律？ ________ 病理性 Q 波？ ________ ST 段抬高？ ________

ST 段压低？ ________ T 波改变？ ________ 镜像改变？ ________

ST 段抬高变异？ ________ 电轴？ ________ 诊断： ________

图 5.48

下壁：Ⅱ，Ⅲ，aVF | 间隔：V_1，V_2 | 前壁：V_3，V_4 | **侧壁：Ⅰ，aVL，V_5，V_6**

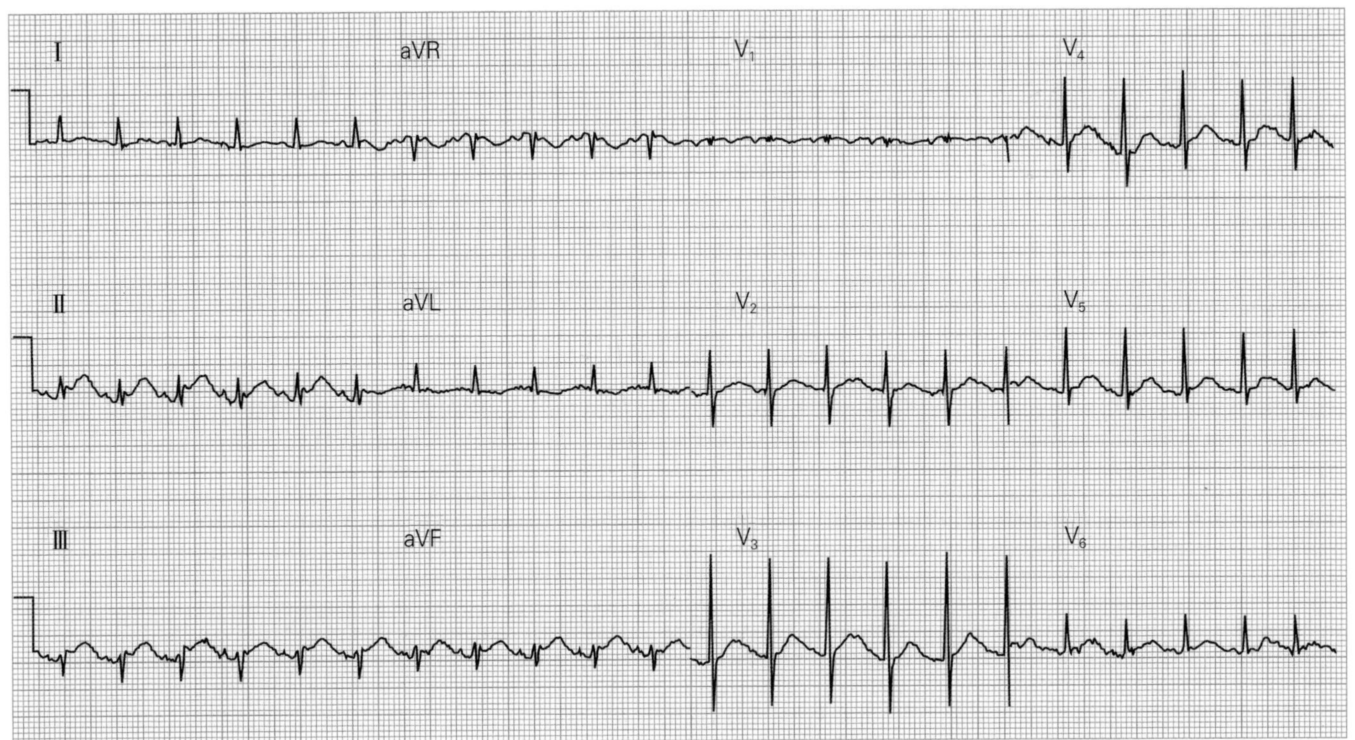

I 侧壁	aVR —	V_1 间隔	V_4 前壁
II 下壁	aVL 侧壁	V_2 间隔	V_5 侧壁
III 下壁	aVF 下壁	V_3 前壁	V_6 侧壁

心率和节律？________ 病理性 Q 波？________ ST 段抬高？________

ST 段压低？________ T 波改变？________ 镜像改变？________

ST 段抬高变异？________ 电轴？________ 诊断：________

图 5.49

下壁：II，III，aVF | 间隔：V_1，V_2 | 前壁：V_3，V_4 | 侧壁：I，aVL，V_5，V_6

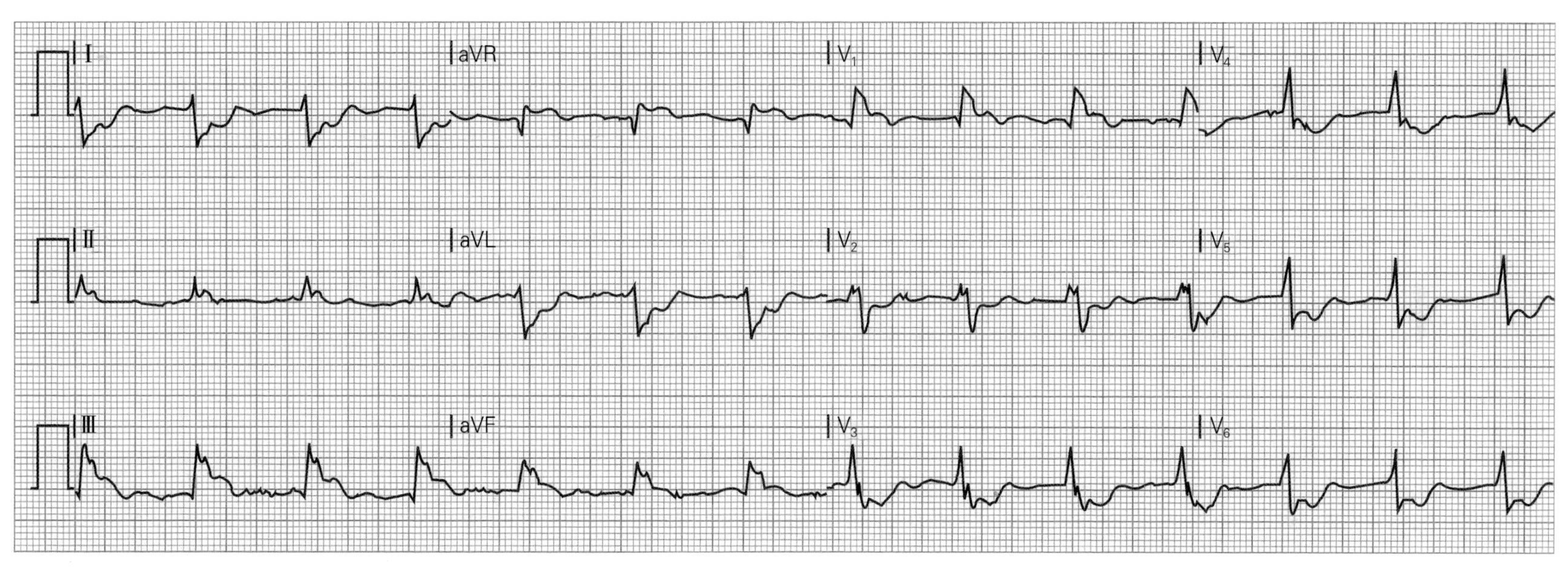

I 侧壁	aVR —	V_1 间隔	V_4 前壁
Ⅱ 下壁	aVL 侧壁	V_2 间隔	V_5 侧壁
Ⅲ 下壁	aVF 下壁	V_3 前壁	V_6 侧壁

心率和节律? ______________________ 病理性 Q 波? ______________________ ST 段抬高? ______________________

ST 段压低? ______________________ T 波改变? ______________________ 镜像改变? ______________________

ST 段抬高变异? ______________________ 电轴? ______________________ 诊断: ______________________

图 5.50

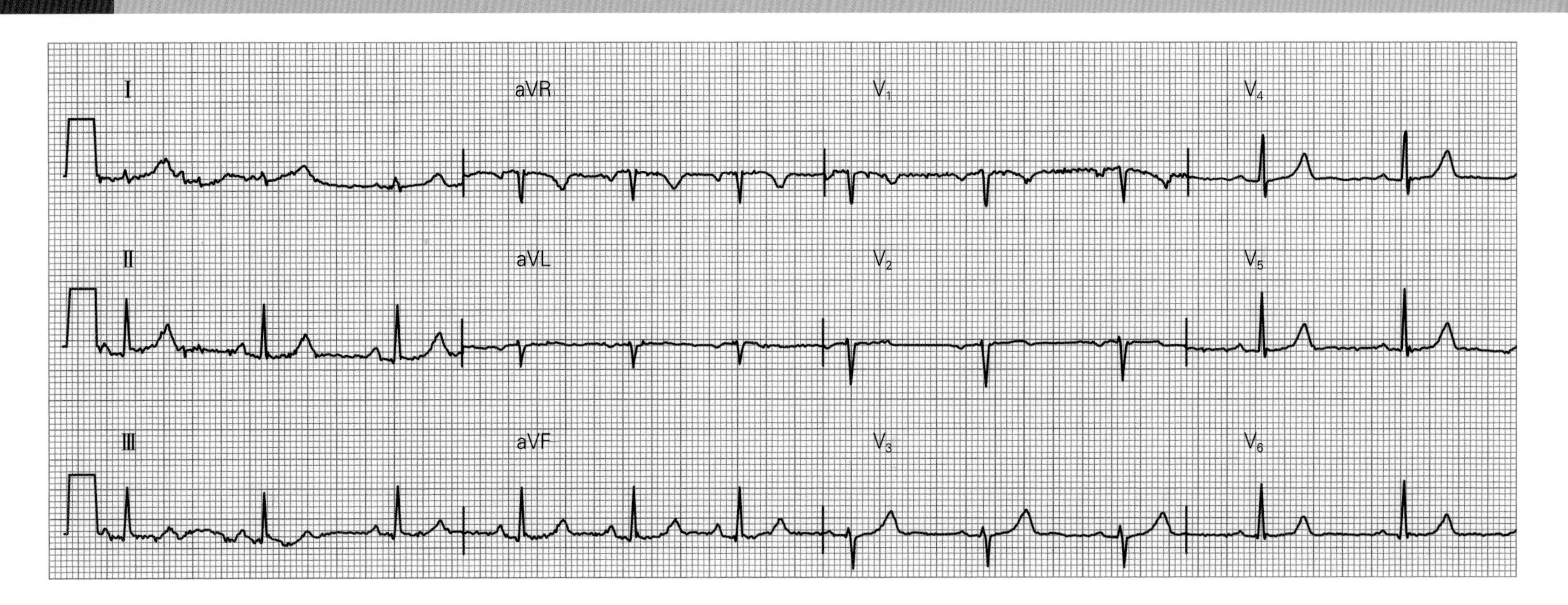

Ⅰ 侧壁	aVR —	V_1 间隔	V_4 前壁
Ⅱ 下壁	aVL 侧壁	V_2 间隔	V_5 侧壁
Ⅲ 下壁	aVF 下壁	V_3 前壁	V_6 侧壁

心率和节律？＿＿＿＿＿＿＿＿ 病理性 Q 波？＿＿＿＿＿＿＿＿ ST 段抬高？＿＿＿＿＿＿＿＿

ST 段压低？＿＿＿＿＿＿＿＿ T 波改变？＿＿＿＿＿＿＿＿ 镜像改变？＿＿＿＿＿＿＿＿

ST 段抬高变异？＿＿＿＿＿＿＿＿ 电轴？＿＿＿＿＿＿＿＿ 诊断：＿＿＿＿＿＿＿＿

图 5.51

下壁：Ⅱ，Ⅲ，aVF | 间隔：V_1，V_2 | 前壁：V_3，V_4 | **侧壁：Ⅰ，aVL，V_5，V_6**

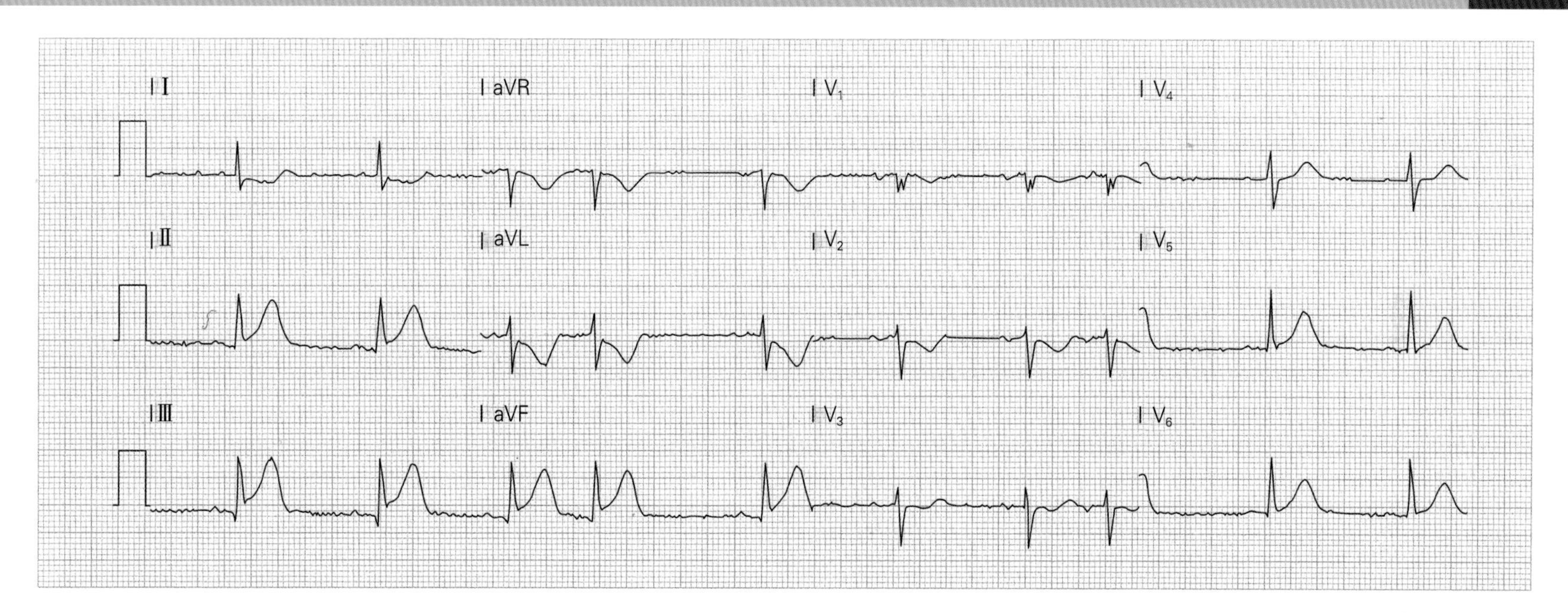

Ⅰ 侧壁	aVR —	V_1 间隔	V_4 前壁
Ⅱ 下壁	aVL 侧壁	V_2 间隔	V_5 侧壁
Ⅲ 下壁	aVF 下壁	V_3 前壁	V_6 侧壁

心率和节律? ______________ 病理性 Q 波? ______________ ST 段抬高? ______________

ST 段压低? ______________ T 波改变? ______________ 镜像改变? ______________

ST 段抬高变异? ______________ 电轴? ______________ 诊断: ______________

图 5.52

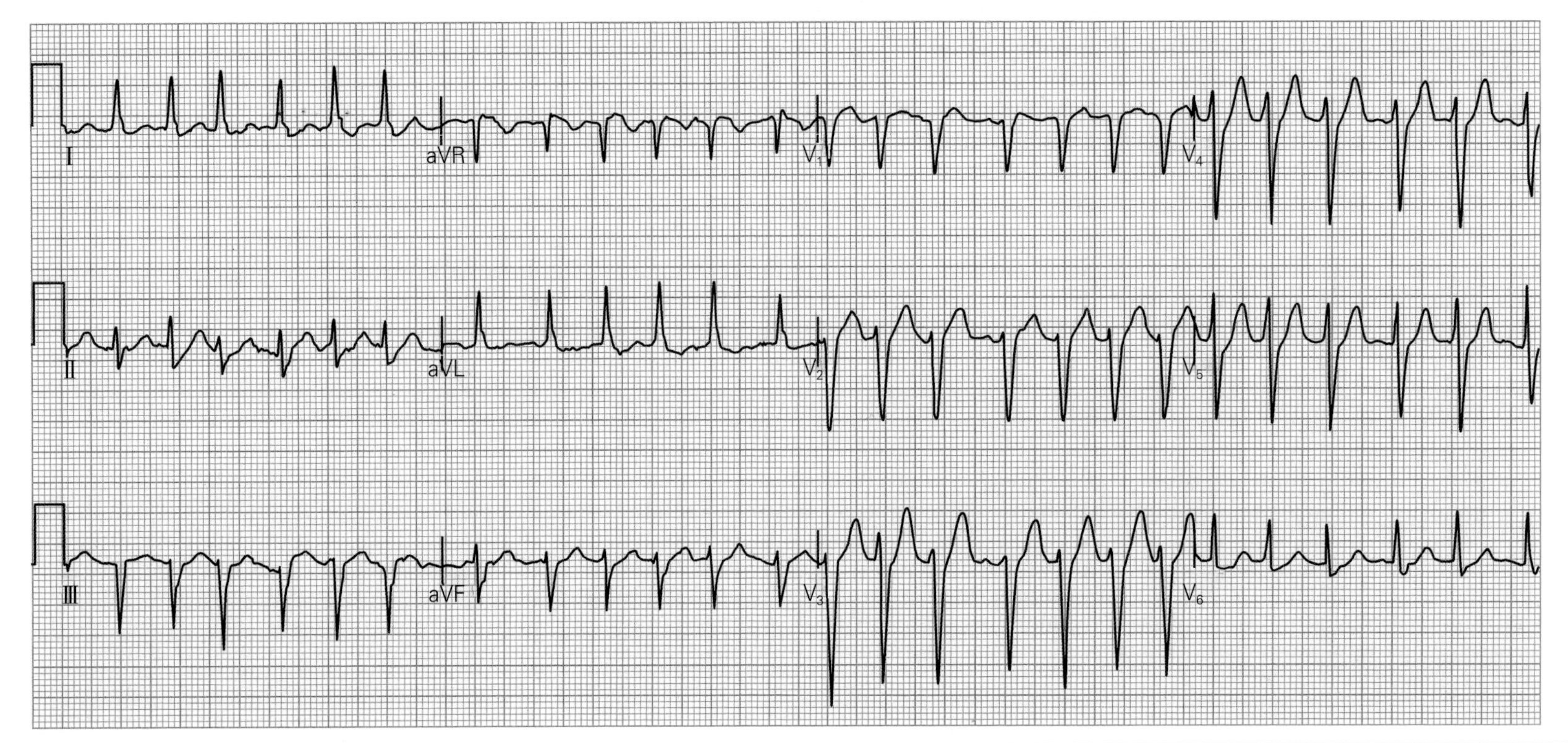

Ⅰ 侧壁	aVR —	V_1 间隔	V_4 前壁
Ⅱ 下壁	aVL 侧壁	V_2 间隔	V_5 侧壁
Ⅲ 下壁	aVF 下壁	V_3 前壁	V_6 侧壁

心率和节律？______ 病理性 Q 波？______ ST 段抬高？______

ST 段压低？______ T 波改变？______ 镜像改变？______

ST 段抬高变异？______ 电轴？______ 诊断：______

图 5.53

下壁：Ⅱ，Ⅲ，aVF | 间隔：V_1，V_2 | 前壁：V_3，V_4 | **侧壁：Ⅰ，aVL，V_5，V_6**

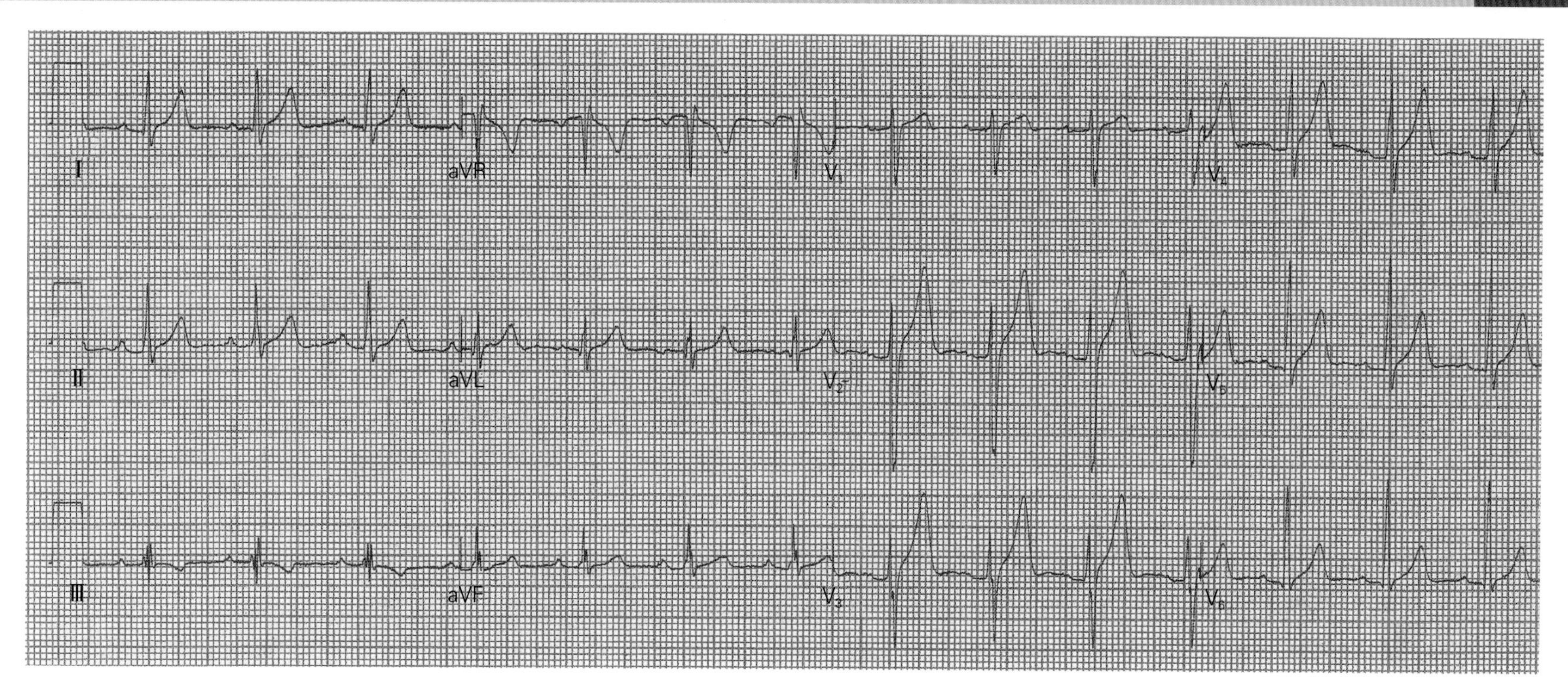

I 侧壁	aVR —	V_1 间隔	V_4 前壁
II 下壁	aVL 侧壁	V_2 间隔	V_5 侧壁
III 下壁	aVF 下壁	V_3 前壁	V_6 侧壁

心率和节律？＿＿＿＿＿＿ 病理性 Q 波？＿＿＿＿＿＿ ST 段抬高？＿＿＿＿＿＿

ST 段压低？＿＿＿＿＿＿ T 波改变？＿＿＿＿＿＿ 镜像改变？＿＿＿＿＿＿

ST 段抬高变异？＿＿＿＿＿＿ 电轴？＿＿＿＿＿＿ 诊断：＿＿＿＿＿＿

图 5.54

下壁：II，III，aVF | 间隔：V_1，V_2 | 前壁：V_3，V_4 | **侧壁：I，aVL，V_5，V_6**

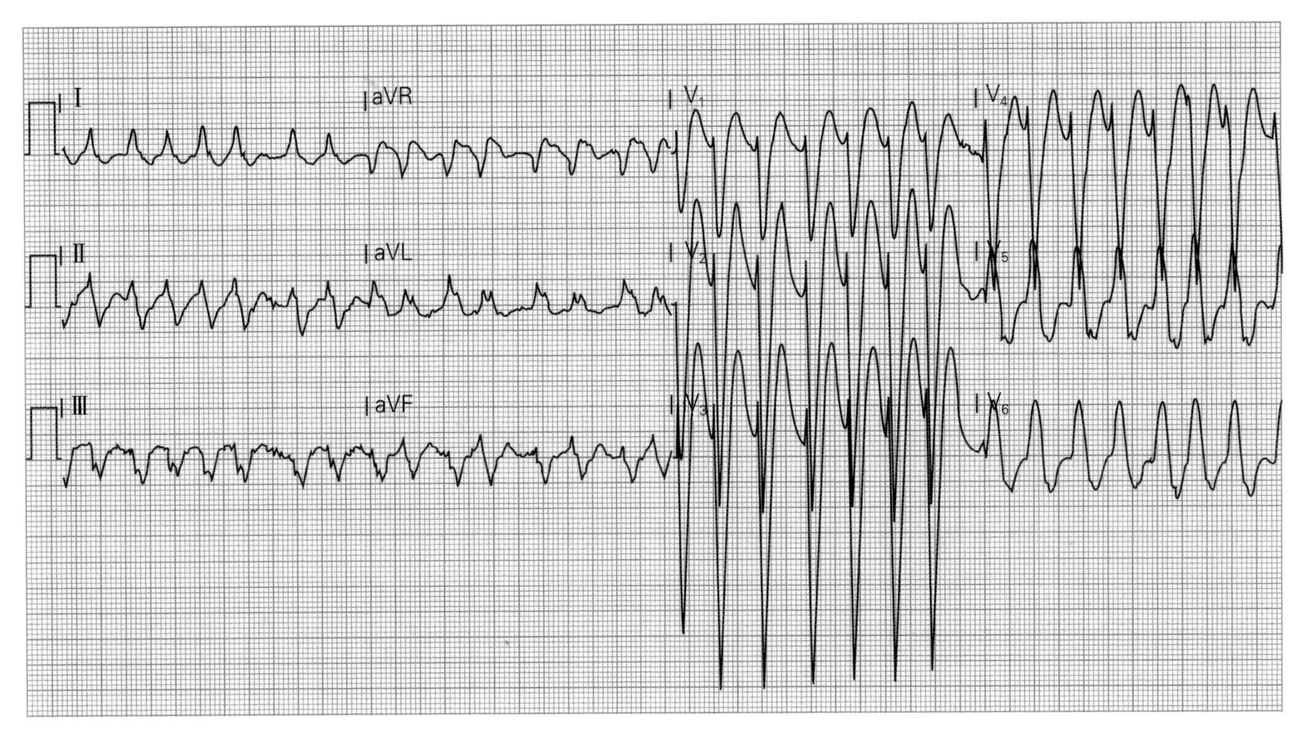

×1.0　0.05~150 Hz　25 mm/s

Ⅰ 侧壁	aVR —	V_1 间隔	V_4 前壁
Ⅱ 下壁	aVL 侧壁	V_2 间隔	V_5 侧壁
Ⅲ 下壁	aVF 下壁	V_3 前壁	V_6 侧壁

心率和节律? ________　病理性 Q 波? ________　ST 段抬高? ________

ST 段压低? ________　T 波改变? ________　镜像改变? ________

ST 段抬高变异? ________　电轴? ________　诊断: ________

图 5.55

下壁：Ⅱ，Ⅲ，aVF | 间隔：V_1，V_2 | 前壁：V_3，V_4 | 侧壁：Ⅰ，aVL，V_5，V_6

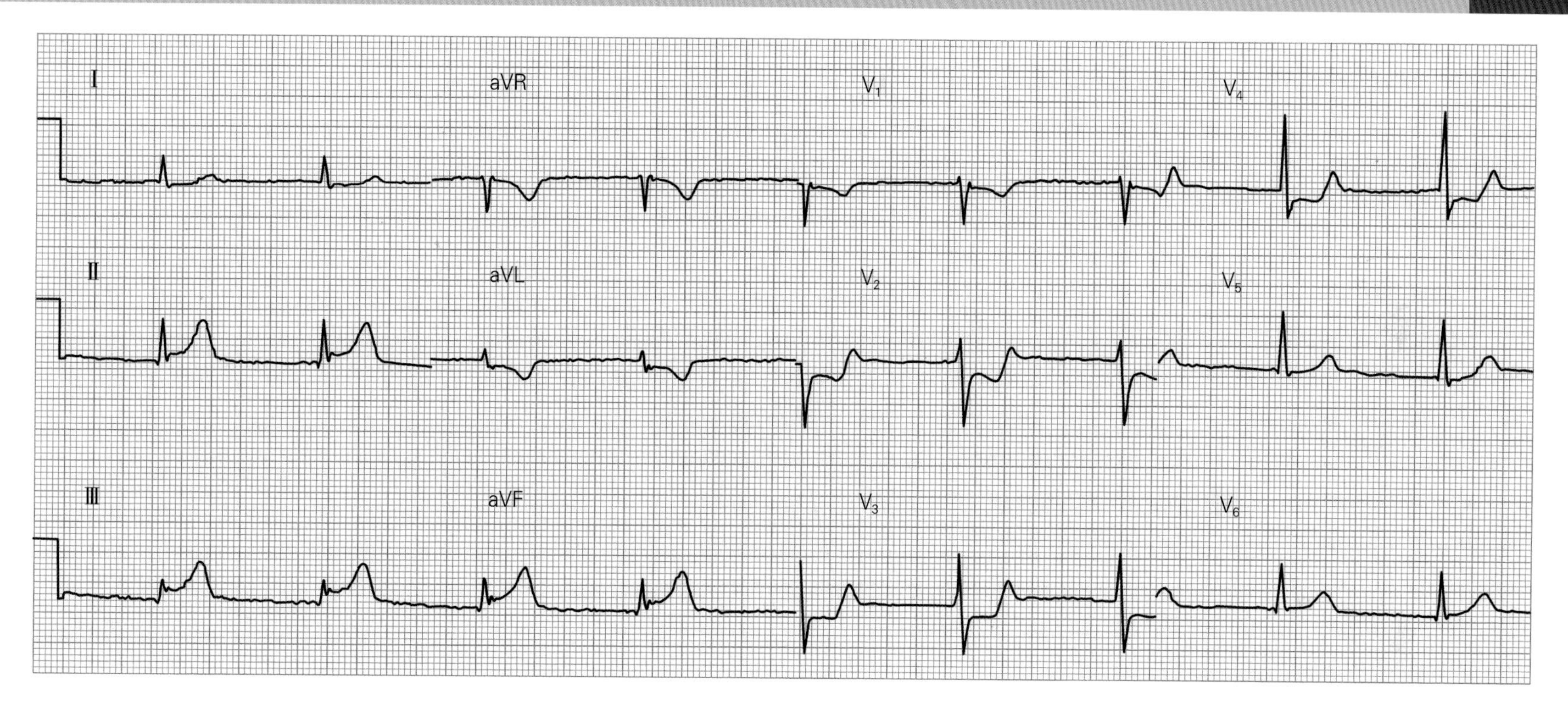

I 侧壁	aVR —	V_1 间隔	V_4 前壁
II 下壁	aVL 侧壁	V_2 间隔	V_5 侧壁
III 下壁	aVF 下壁	V_3 前壁	V_6 侧壁

心率和节律? ______________________ 病理性 Q 波? ______________________ ST 段抬高? ______________________

ST 段压低? ______________________ T 波改变? ______________________ 镜像改变? ______________________

ST 段抬高变异? ______________________ 电轴? ______________________ 诊断: ______________________

图 5.56

下壁：II，III，aVF | 间隔：V_1，V_2 | 前壁：V_3，V_4 | **侧壁：I，aVL，V_5，V_6**

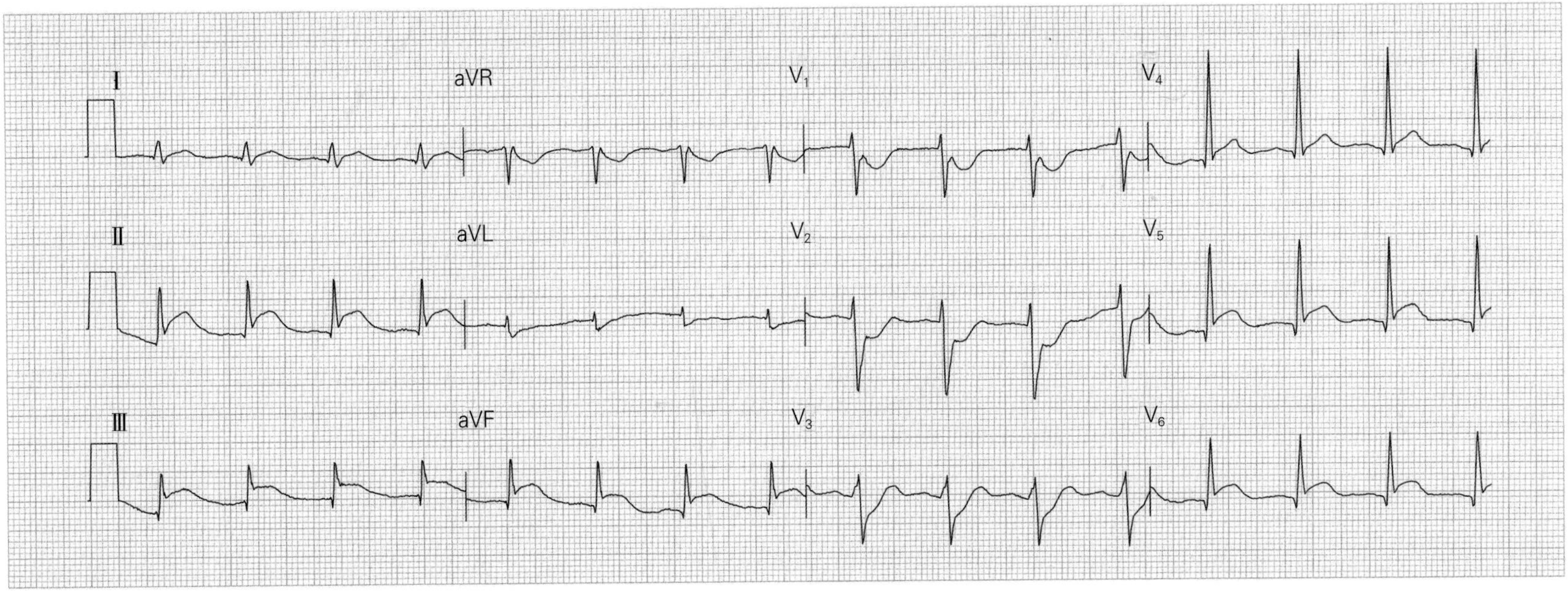

Ⅰ 侧壁	aVR —	V_1 间隔	V_4 前壁
Ⅱ 下壁	aVL 侧壁	V_2 间隔	V_5 侧壁
Ⅲ 下壁	aVF 下壁	V_3 前壁	V_6 侧壁

心率和节律？________ 病理性 Q 波？________ ST 段抬高？________

ST 段压低？________ T 波改变？________ 镜像改变？________

ST 段抬高变异？________ 电轴？________ 诊断：________

图 5.57

下壁：Ⅱ，Ⅲ，aVF | 间隔：V_1，V_2 | 前壁：V_3，V_4 | 侧壁：Ⅰ，aVL，V_5，V_6

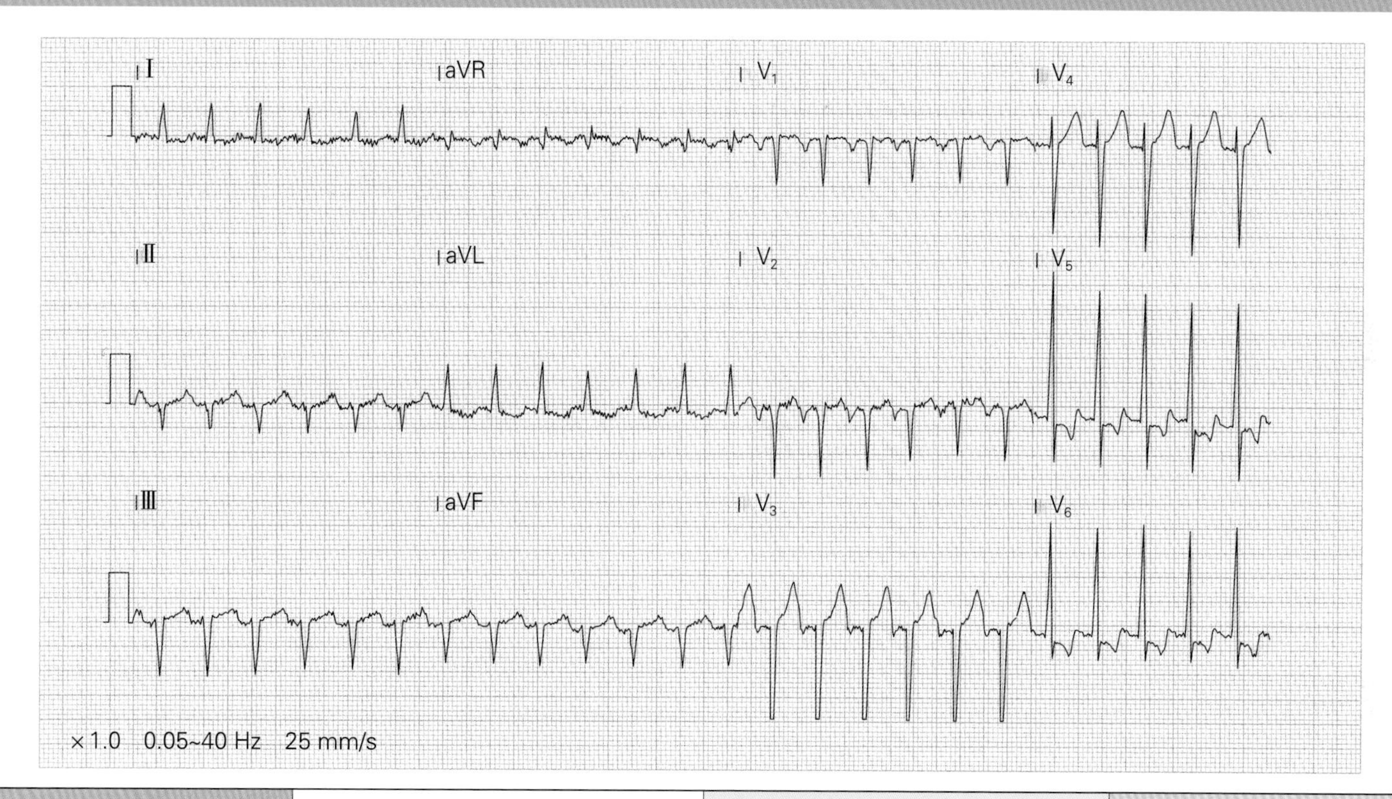

Ⅰ 侧壁	aVR —	V_1 间隔	V_4 前壁
Ⅱ 下壁	aVL 侧壁	V_2 间隔	V_5 侧壁
Ⅲ 下壁	aVF 下壁	V_3 前壁	V_6 侧壁

心率和节律? ______________ 病理性 Q 波? ______________ ST 段抬高? ______________

ST 段压低? ______________ T 波改变? ______________ 镜像改变? ______________

ST 段抬高变异? ______________ 电轴? ______________ 诊断: ______________

图 5.58

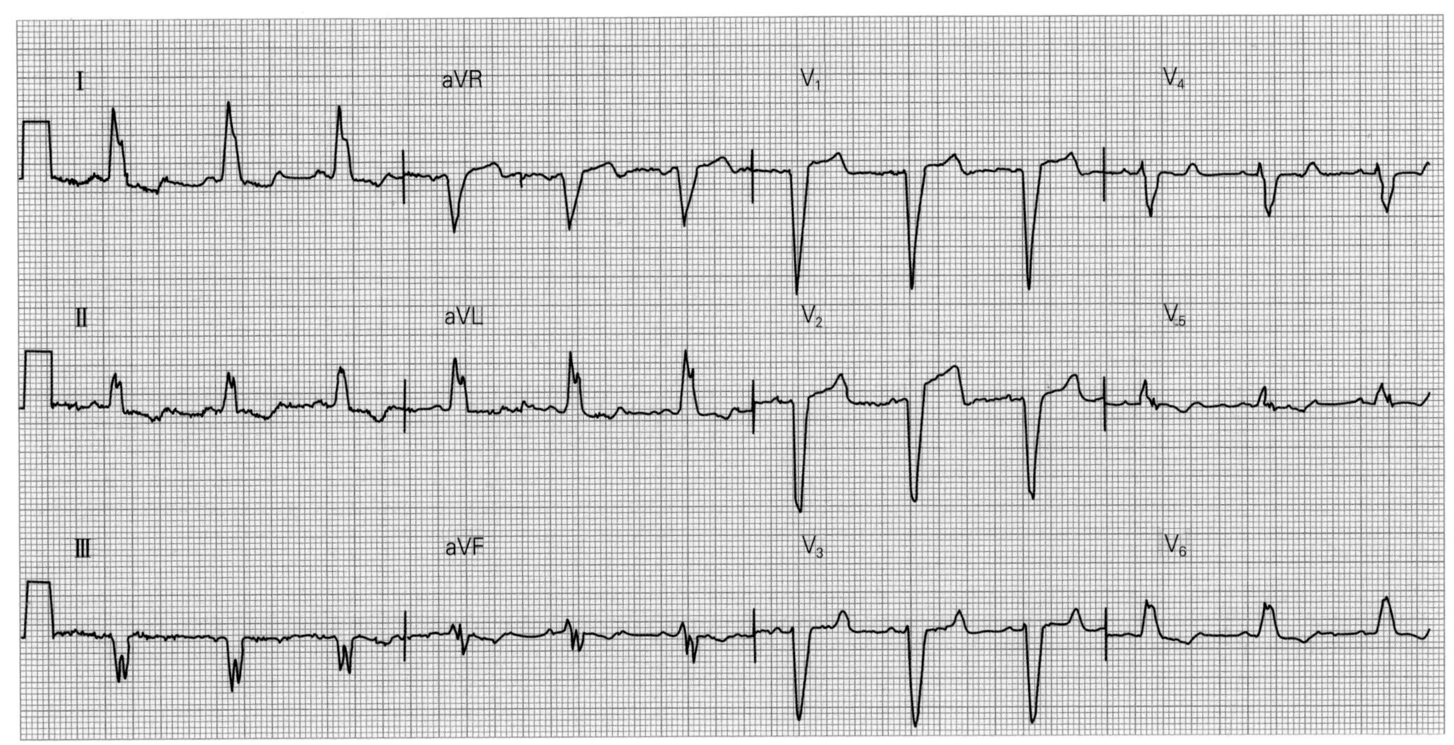

Ⅰ 侧壁	aVR —	V_1 间隔	V_4 前壁
Ⅱ 下壁	aVL 侧壁	V_2 间隔	V_5 侧壁
Ⅲ 下壁	aVF 下壁	V_3 前壁	V_6 侧壁

心率和节律？______ 病理性 Q 波？______ ST 段抬高？______

ST 段压低？______ T 波改变？______ 镜像改变？______

ST 段抬高变异？______ 电轴？______ 诊断：______

图 5.59

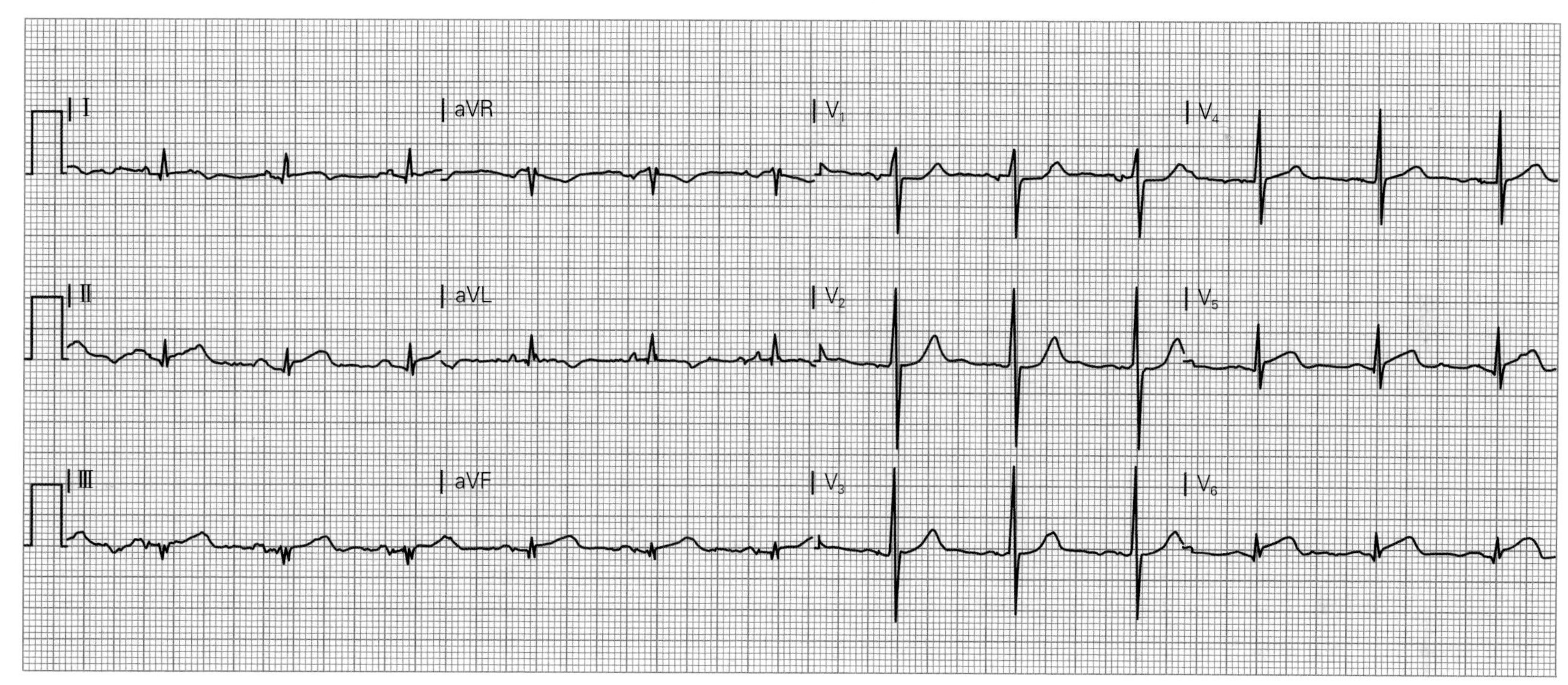

×1.0 0.05~150 Hz 25 mm/s

I 侧壁	aVR —	V_1 间隔	V_4 前壁
II 下壁	aVL 侧壁	V_2 间隔	V_5 侧壁
III 下壁	aVF 下壁	V_3 前壁	V_6 侧壁

心率和节律? ______________ 病理性 Q 波? ______________ ST 段抬高? ______________

ST 段压低? ______________ T 波改变? ______________ 镜像改变? ______________

ST 段抬高变异? ______________ 电轴? ______________ 诊断: ______________

图 5.60

下壁：II，III，aVF | 间隔：V_1，V_2 | 前壁：V_3，V_4 | **侧壁：I，aVL，V_5，V_6**

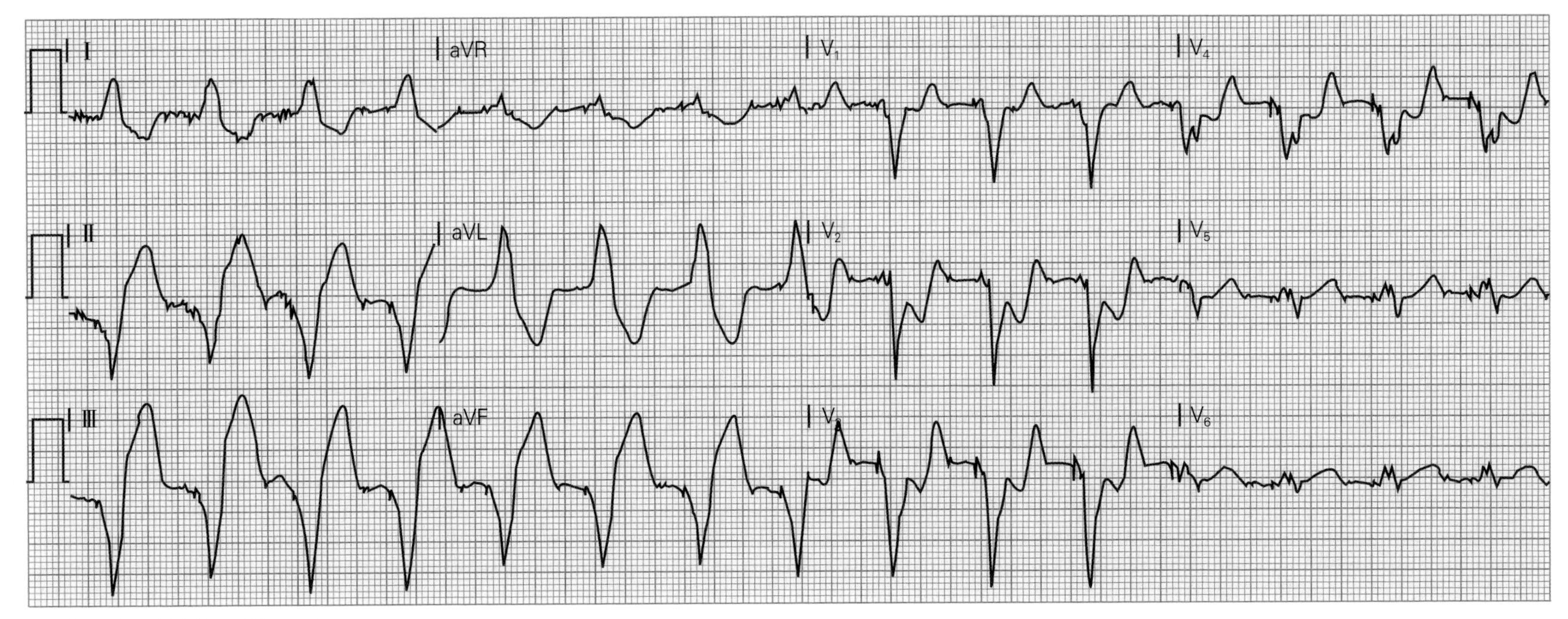

×1.0 0.05~150 Hz 25 mm/s

Ⅰ 侧壁	aVR —	V_1 间隔	V_4 前壁
Ⅱ 下壁	aVL 侧壁	V_2 间隔	V_5 侧壁
Ⅲ 下壁	aVF 下壁	V_3 前壁	V_6 侧壁

心率和节律? ______________________ 病理性 Q 波? ______________________ ST 段抬高? ______________________

ST 段压低? ______________________ T 波改变? ______________________ 镜像改变? ______________________

ST 段抬高变异? ______________________ 电轴? ______________________ 诊断: ______________________

图 5.61

下壁：Ⅱ，Ⅲ，aVF | 间隔：V_1，V_2 | 前壁：V_3，V_4 | **侧壁：Ⅰ，aVL，V_5，V_6**

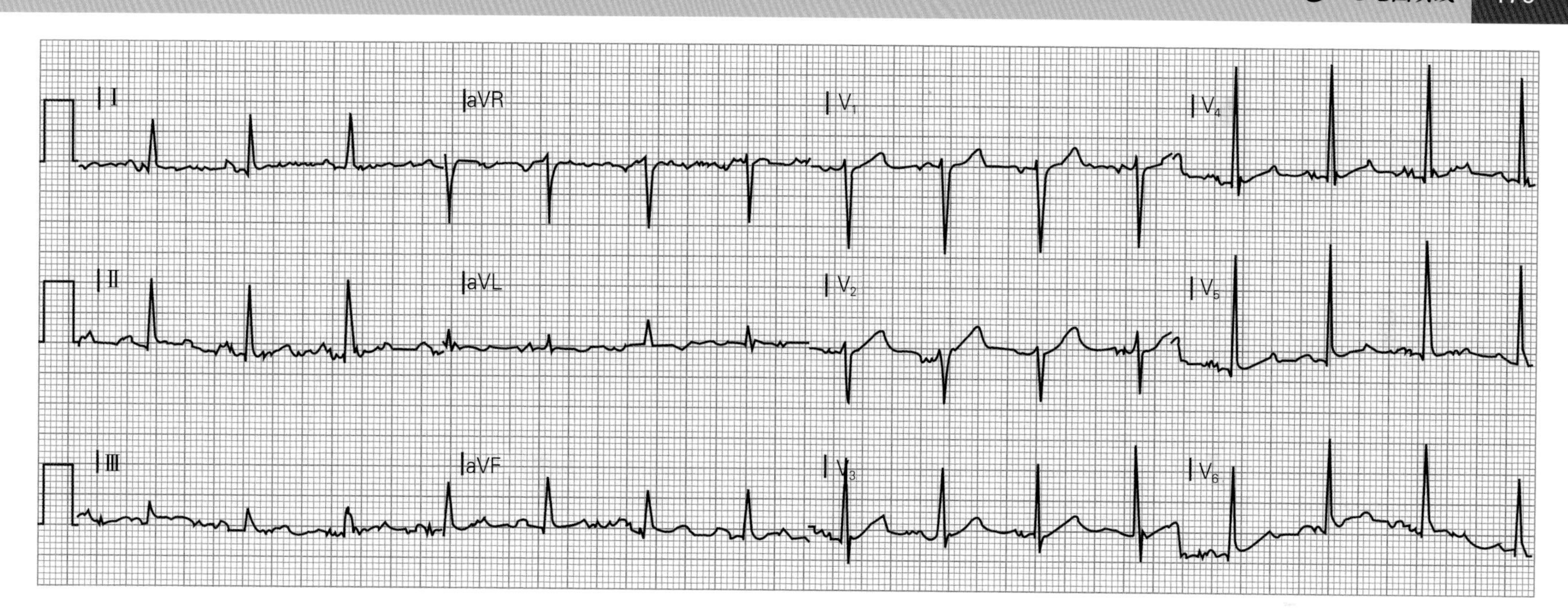

Ⅰ 侧壁	aVR —	V_1 间隔	V_4 前壁
Ⅱ 下壁	aVL 侧壁	V_2 间隔	V_5 侧壁
Ⅲ 下壁	aVF 下壁	V_3 前壁	V_6 侧壁

心率和节律? ______ 病理性 Q 波? ______ ST 段抬高? ______

ST 段压低? ______ T 波改变? ______ 镜像改变? ______

ST 段抬高变异? ______ 电轴? ______ 诊断: ______

图 5.62

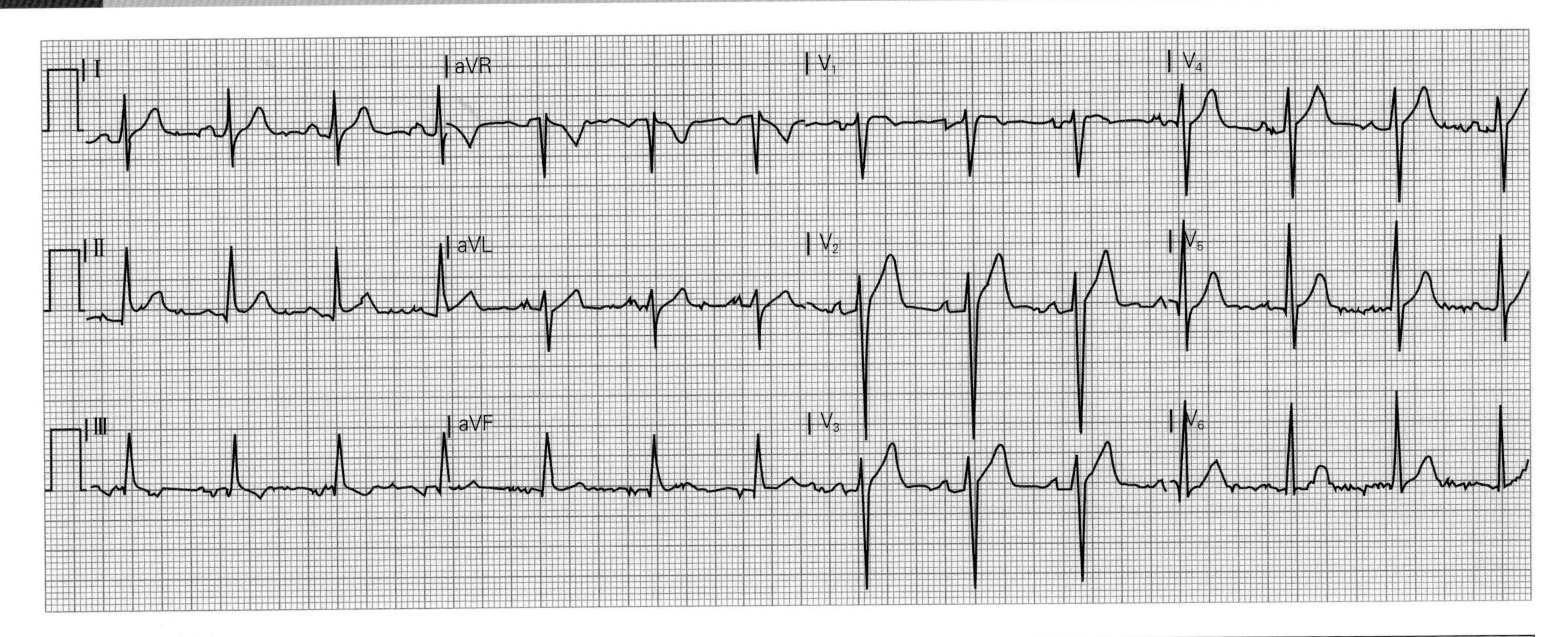

Ⅰ 侧壁	aVR —	V_1 间隔	V_4 前壁
Ⅱ 下壁	aVL 侧壁	V_2 间隔	V_5 侧壁
Ⅲ 下壁	aVF 下壁	V_3 前壁	V_6 侧壁

心率和节律？ ______________________　病理性 Q 波？ ______________________　ST 段抬高？ ______________________

ST 段压低？ ______________________　T 波改变？ ______________________　镜像改变？ ______________________

ST 段抬高变异？ ______________________　电轴？ ______________________　诊断： ______________________

图 5.63

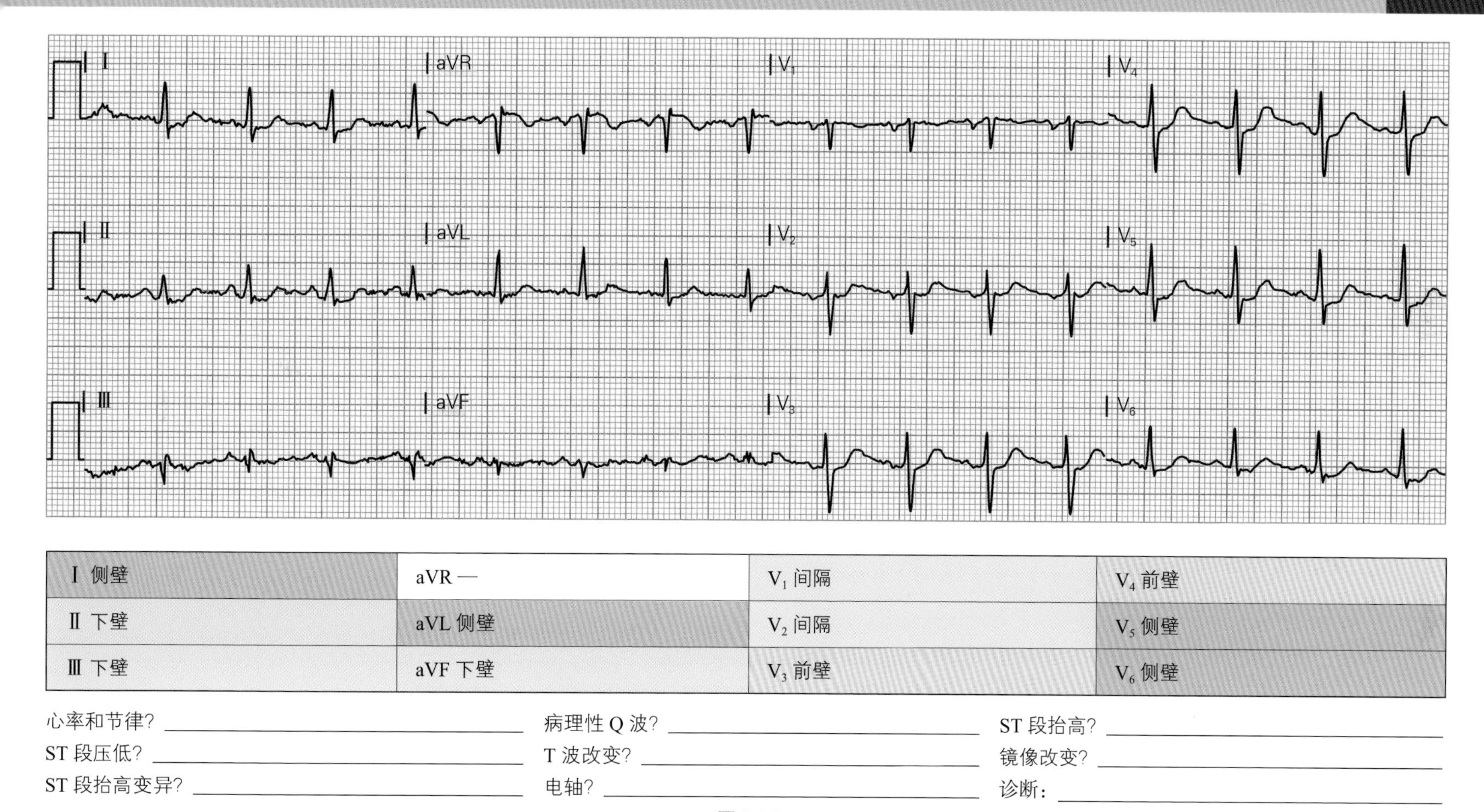

Ⅰ 侧壁	aVR —	V_1 间隔	V_4 前壁
Ⅱ 下壁	aVL 侧壁	V_2 间隔	V_5 侧壁
Ⅲ 下壁	aVF 下壁	V_3 前壁	V_6 侧壁

心率和节律？______ 病理性 Q 波？______ ST 段抬高？______

ST 段压低？______ T 波改变？______ 镜像改变？______

ST 段抬高变异？______ 电轴？______ 诊断：______

图 5.64

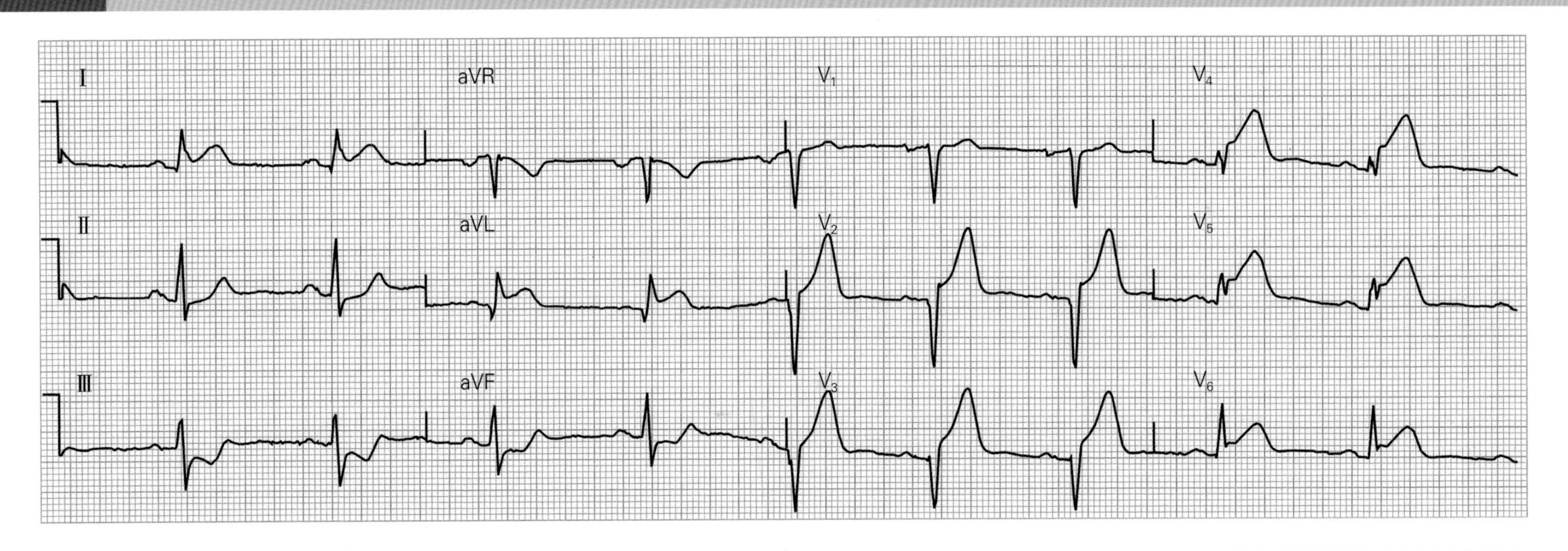

I 侧壁	aVR —	V_1 间隔	V_4 前壁
II 下壁	aVL 侧壁	V_2 间隔	V_5 侧壁
III 下壁	aVF 下壁	V_3 前壁	V_6 侧壁

心率和节律？________ 病理性 Q 波？________ ST 段抬高？________

ST 段压低？________ T 波改变？________ 镜像改变？________

ST 段抬高变异？________ 电轴？________ 诊断：________

图 5.65

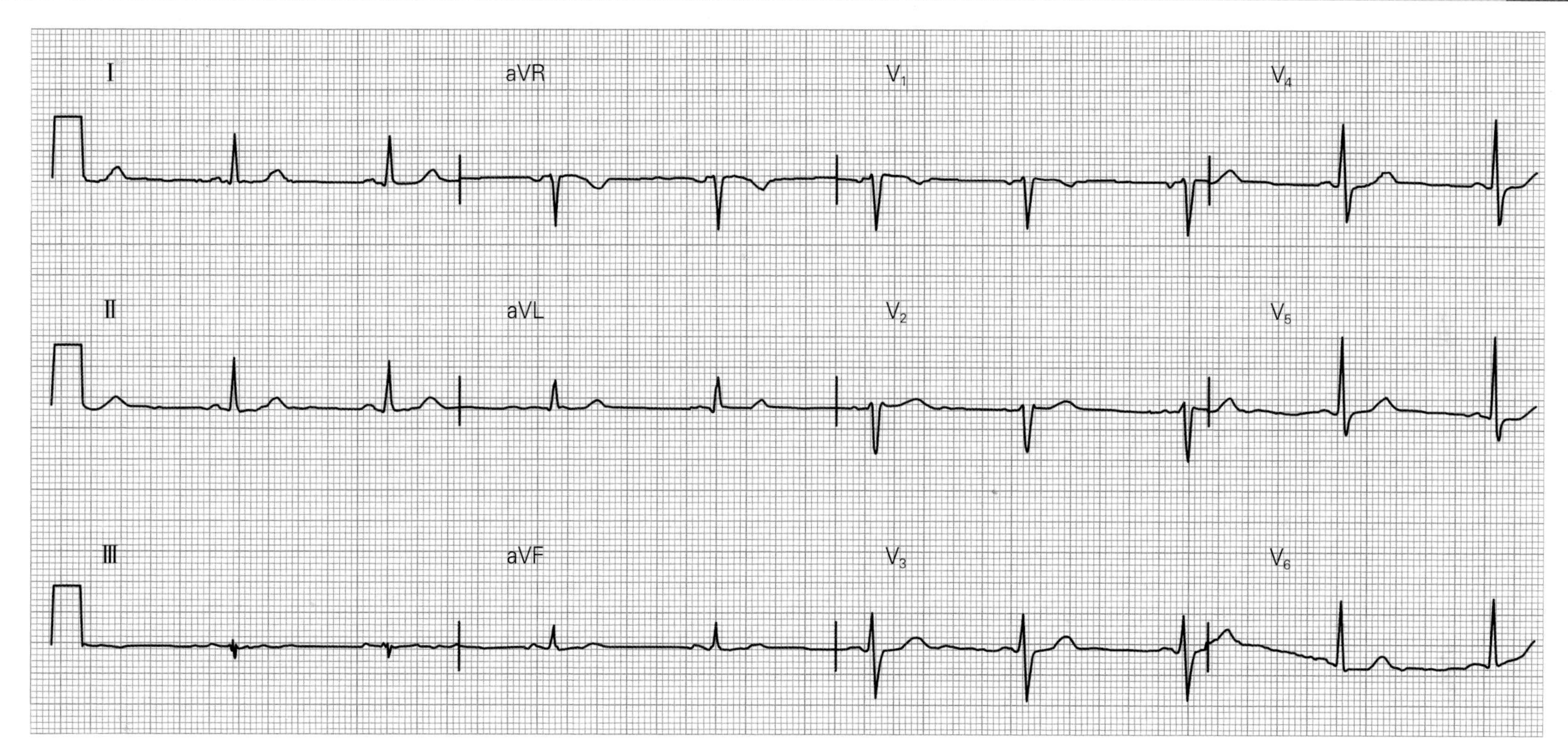

I 侧壁	aVR —	V_1 间隔	V_4 前壁
II 下壁	aVL 侧壁	V_2 间隔	V_5 侧壁
III 下壁	aVF 下壁	V_3 前壁	V_6 侧壁

心率和节律? ____________________ 病理性 Q 波? ____________________ ST 段抬高? ____________________

ST 段压低? ____________________ T 波改变? ____________________ 镜像改变? ____________________

ST 段抬高变异? ____________________ 电轴? ____________________ 诊断: ____________________

图 5.66

下壁：II，III，aVF | 间隔：V_1，V_2 | 前壁：V_3，V_4 | **侧壁：I，aVL，V_5，V_6**

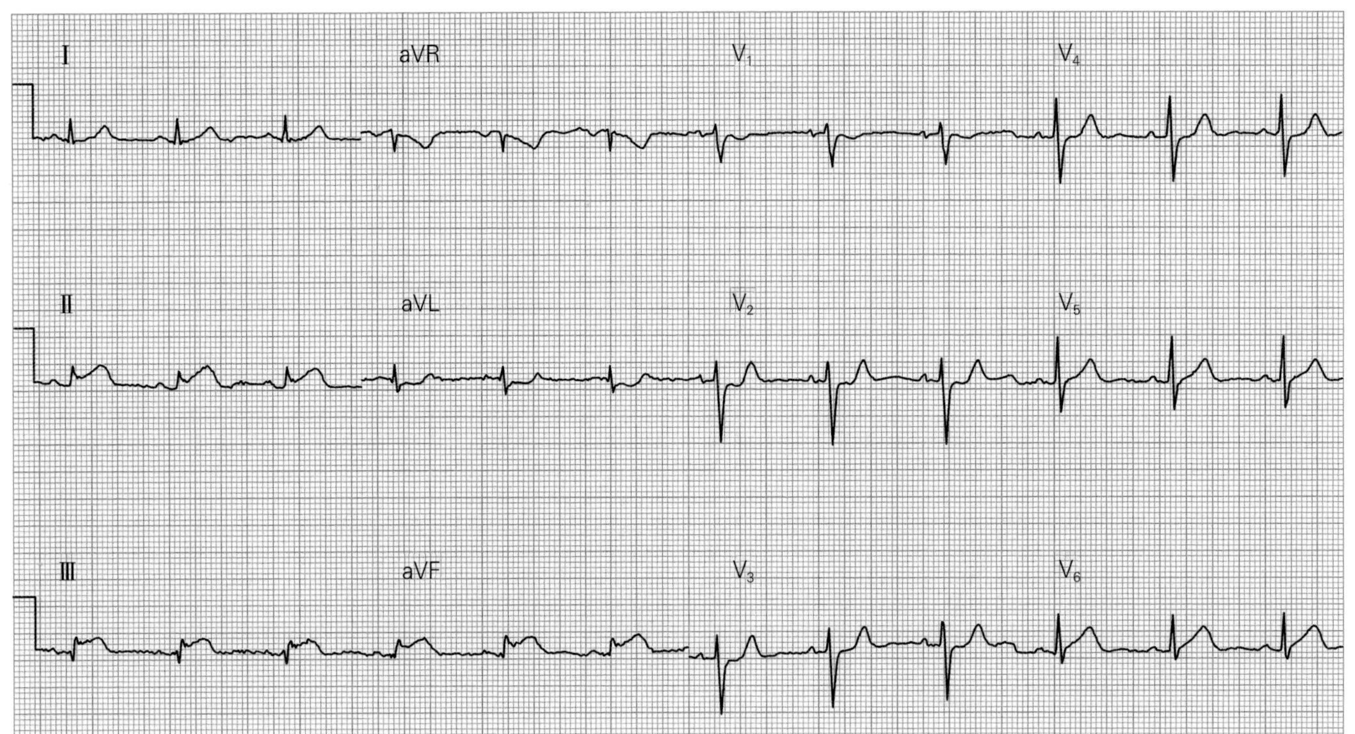

I 侧壁	aVR —	V_1 间隔	V_4 前壁
II 下壁	aVL 侧壁	V_2 间隔	V_5 侧壁
III 下壁	aVF 下壁	V_3 前壁	V_6 侧壁

心率和节律？＿＿＿＿＿＿＿＿ 病理性 Q 波？＿＿＿＿＿＿＿＿ ST 段抬高？＿＿＿＿＿＿＿＿

ST 段压低？＿＿＿＿＿＿＿＿ T 波改变？＿＿＿＿＿＿＿＿ 镜像改变？＿＿＿＿＿＿＿＿

ST 段抬高变异？＿＿＿＿＿＿＿＿ 电轴？＿＿＿＿＿＿＿＿ 诊断：＿＿＿＿＿＿＿＿

图 5.67

下壁：II，III，aVF | 间隔：V_1，V_2 | 前壁：V_3，V_4 | **侧壁：I，aVL，V_5，V_6**

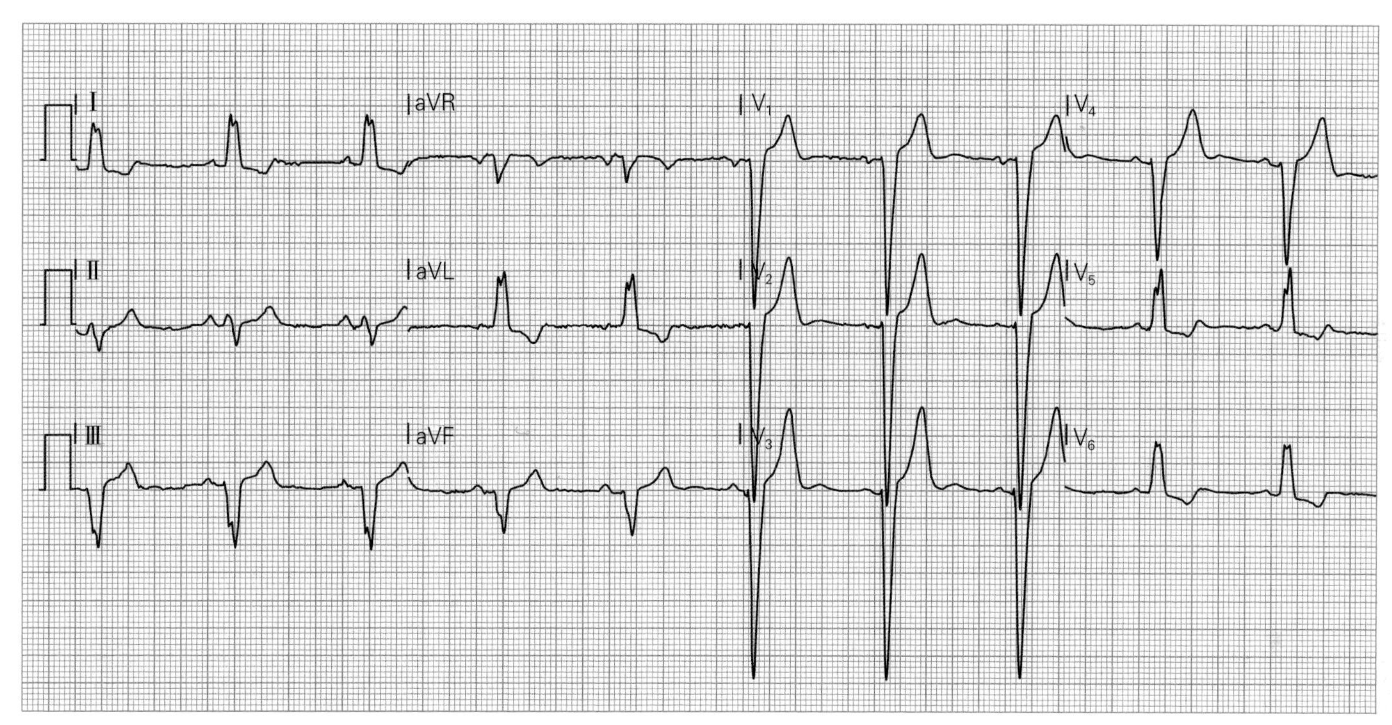

×1.0 0.05~150 Hz 25 mm/s

I 侧壁	aVR —	V_1 间隔	V_4 前壁
II 下壁	aVL 侧壁	V_2 间隔	V_5 侧壁
III 下壁	aVF 下壁	V_3 前壁	V_6 侧壁

心率和节律? ______ 病理性 Q 波? ______ ST 段抬高? ______

ST 段压低? ______ T 波改变? ______ 镜像改变? ______

ST 段抬高变异? ______ 电轴? ______ 诊断: ______

图 5.68

下壁：II，III，aVF | 间隔：V_1，V_2 | 前壁：V_3，V_4 | **侧壁：I，aVL，V_5，V_6**

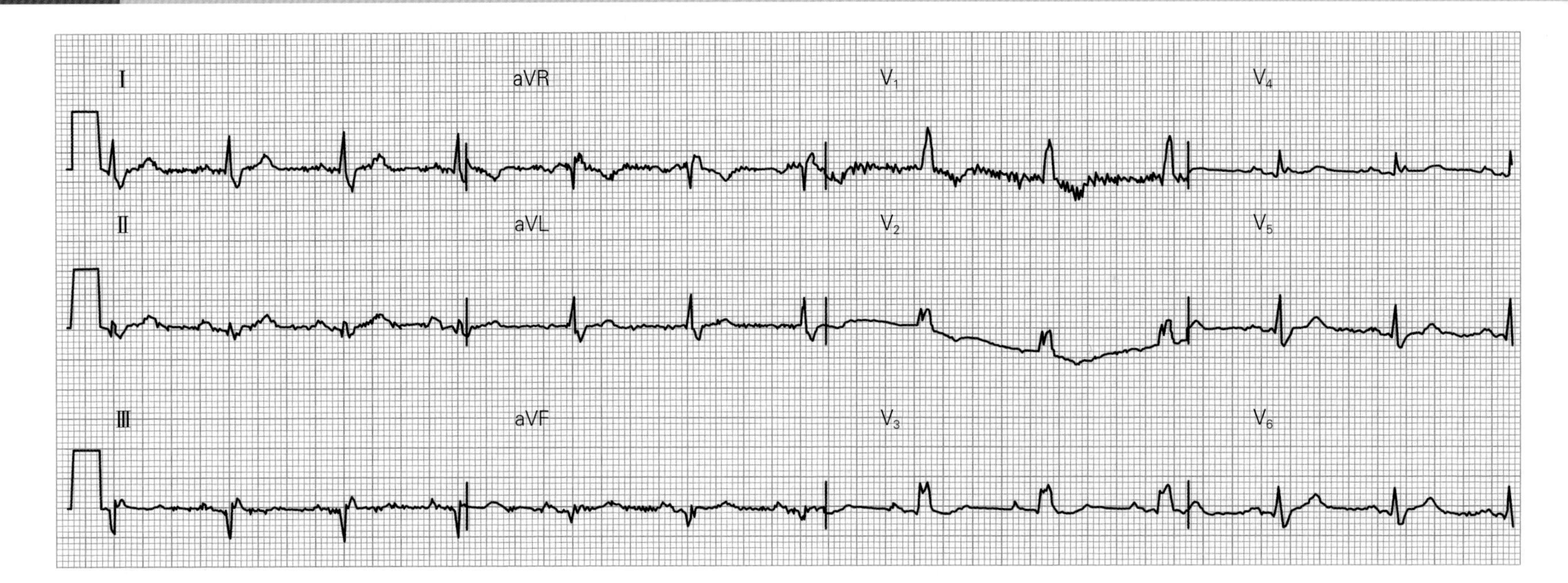

Ⅰ 侧壁	aVR —	V_1 间隔	V_4 前壁
Ⅱ 下壁	aVL 侧壁	V_2 间隔	V_5 侧壁
Ⅲ 下壁	aVF 下壁	V_3 前壁	V_6 侧壁

心率和节律？＿＿＿＿＿＿ 病理性 Q 波？＿＿＿＿＿＿ ST 段抬高？＿＿＿＿＿＿

ST 段压低？＿＿＿＿＿＿ T 波改变？＿＿＿＿＿＿ 镜像改变？＿＿＿＿＿＿

ST 段抬高变异？＿＿＿＿＿＿ 电轴？＿＿＿＿＿＿ 诊断：＿＿＿＿＿＿

图 5.69

下壁：Ⅱ, Ⅲ, aVF | 间隔：V_1, V_2 | 前壁：V_3, V_4 | **侧壁：Ⅰ, aVL, V_5, V_6**

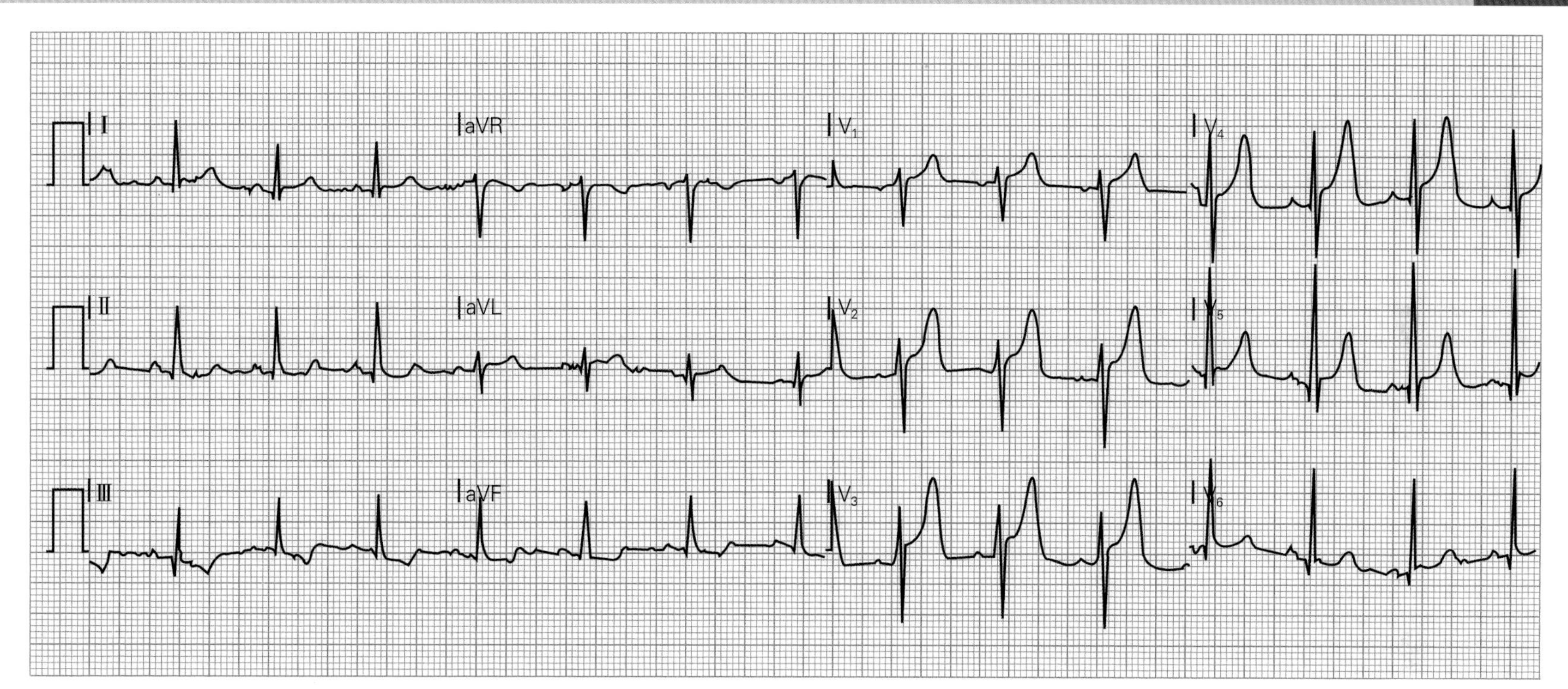

×1.0 0.05~150 Hz 25 mm/s

Ⅰ 侧壁	aVR —	V_1 间隔	V_4 前壁
Ⅱ 下壁	aVL 侧壁	V_2 间隔	V_5 侧壁
Ⅲ 下壁	aVF 下壁	V_3 前壁	V_6 侧壁

心率和节律？______ 病理性 Q 波？______ ST 段抬高？______

ST 段压低？______ T 波改变？______ 镜像改变？______

ST 段抬高变异？______ 电轴？______ 诊断：______

图 5.70

下壁：Ⅱ，Ⅲ，aVF | 间隔：V_1，V_2 | 前壁：V_3，V_4 | **侧壁：Ⅰ，aVL，V_5，V_6**

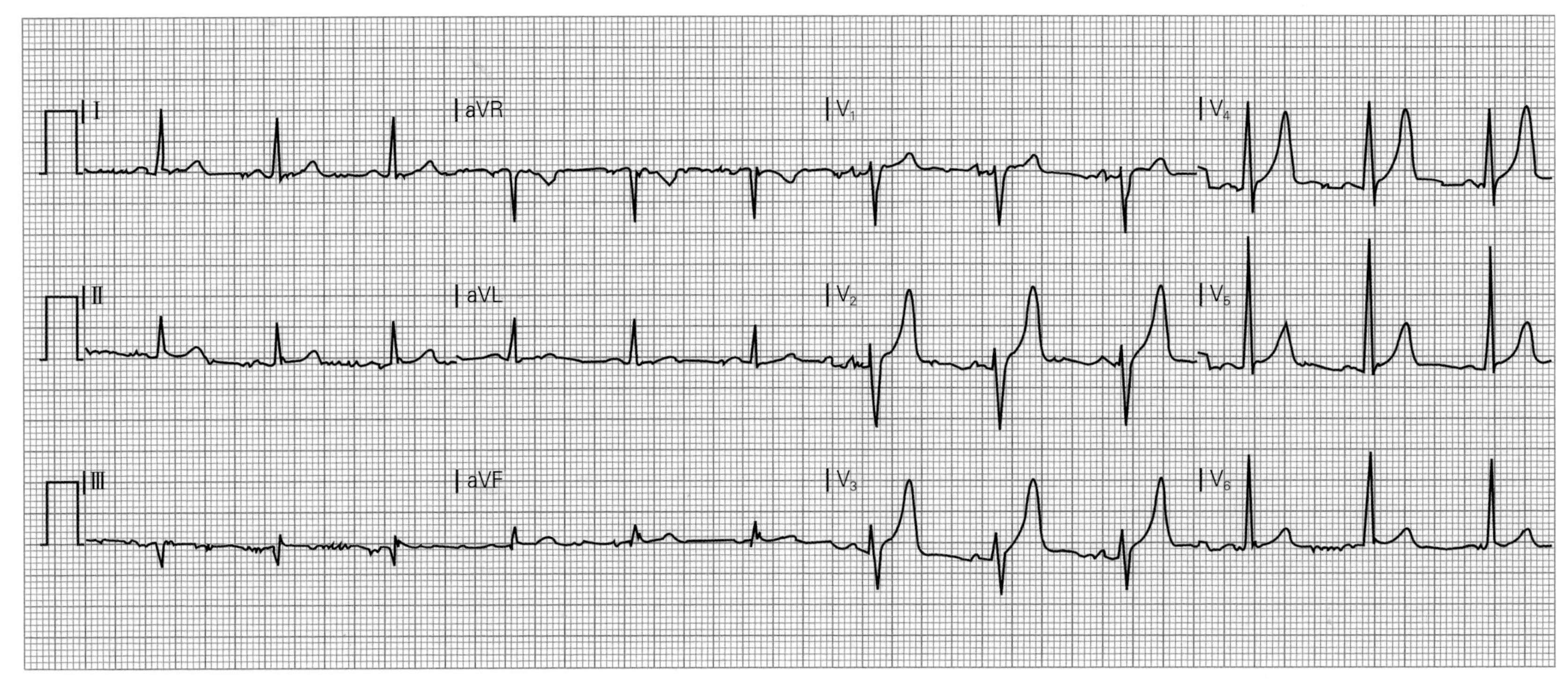

×1.0 0.05~150 Hz 25 mm/s

Ⅰ 侧壁	aVR —	V_1 间隔	V_4 前壁
Ⅱ 下壁	aVL 侧壁	V_2 间隔	V_5 侧壁
Ⅲ 下壁	aVF 下壁	V_3 前壁	V_6 侧壁

心率和节律? ______ 病理性 Q 波? ______ ST 段抬高? ______

ST 段压低? ______ T 波改变? ______ 镜像改变? ______

ST 段抬高变异? ______ 电轴? ______ 诊断: ______

图 5.71

下壁：Ⅱ, Ⅲ, aVF | 间隔：V_1, V_2 | 前壁：V_3, V_4 | 侧壁：Ⅰ, aVL, V_5, V_6

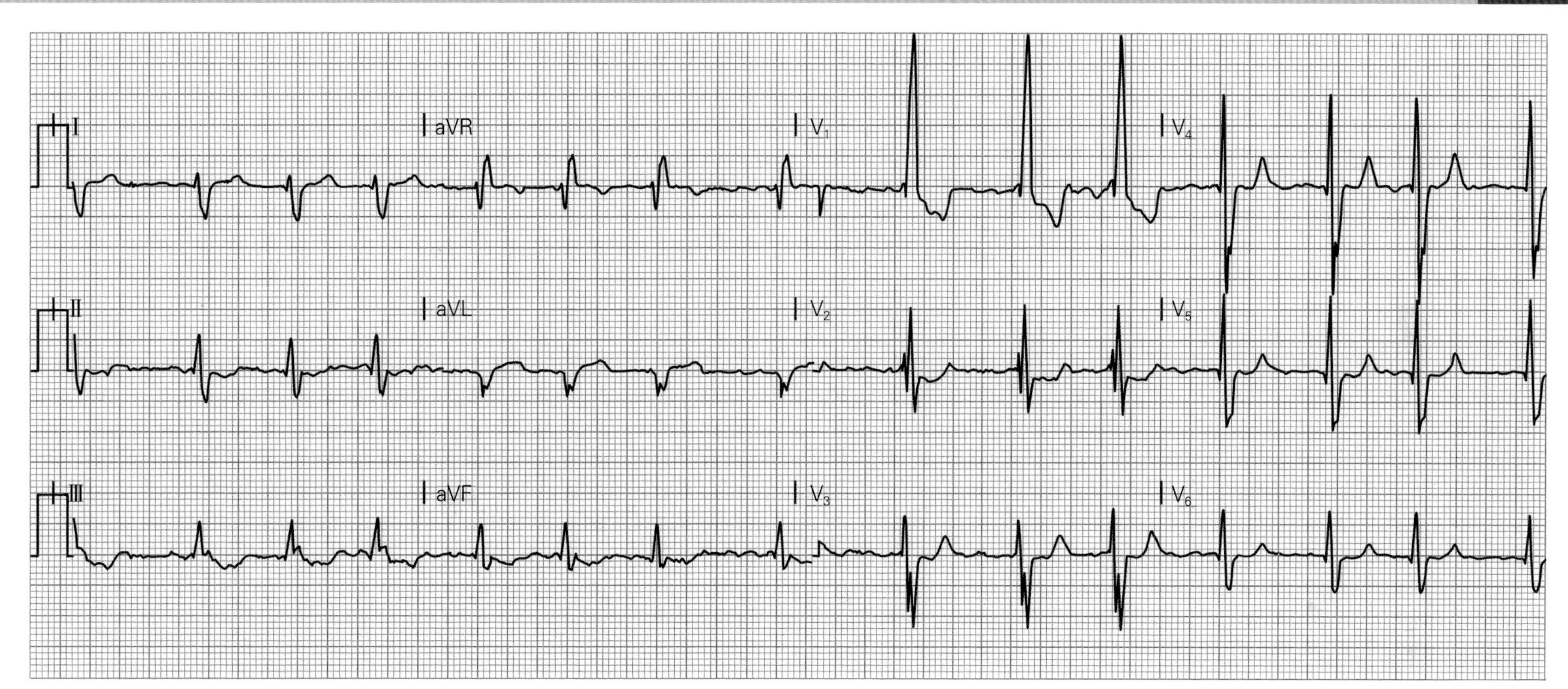

×1.0 0.05~150 Hz 25 mm/s

Ⅰ 侧壁	aVR —	V_1 间隔	V_4 前壁
Ⅱ 下壁	aVL 侧壁	V_2 间隔	V_5 侧壁
Ⅲ 下壁	aVF 下壁	V_3 前壁	V_6 侧壁

心率和节律? ______ 病理性 Q 波? ______ ST 段抬高? ______

ST 段压低? ______ T 波改变? ______ 镜像改变? ______

ST 段抬高变异? ______ 电轴? ______ 诊断: ______

图 5.72

下壁：Ⅱ，Ⅲ，aVF | 间隔：V_1，V_2 | 前壁：V_3，V_4 | **侧壁：Ⅰ，aVL，V_5，V_6**

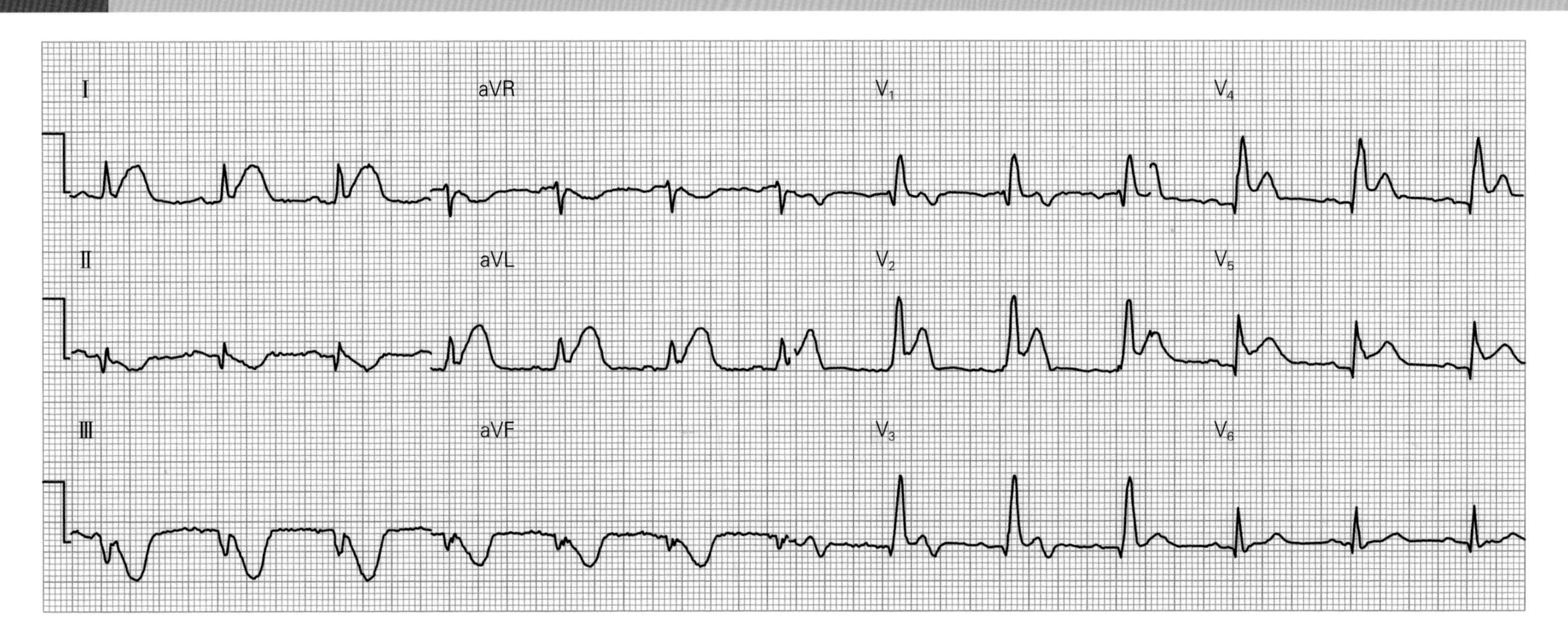

I 侧壁	aVR —	V_1 间隔	V_4 前壁
II 下壁	aVL 侧壁	V_2 间隔	V_5 侧壁
III 下壁	aVF 下壁	V_3 前壁	V_6 侧壁

心率和节律？______ 病理性 Q 波？______ ST 段抬高？______

ST 段压低？______ T 波改变？______ 镜像改变？______

ST 段抬高变异？______ 电轴？______ 诊断：______

图 5.73

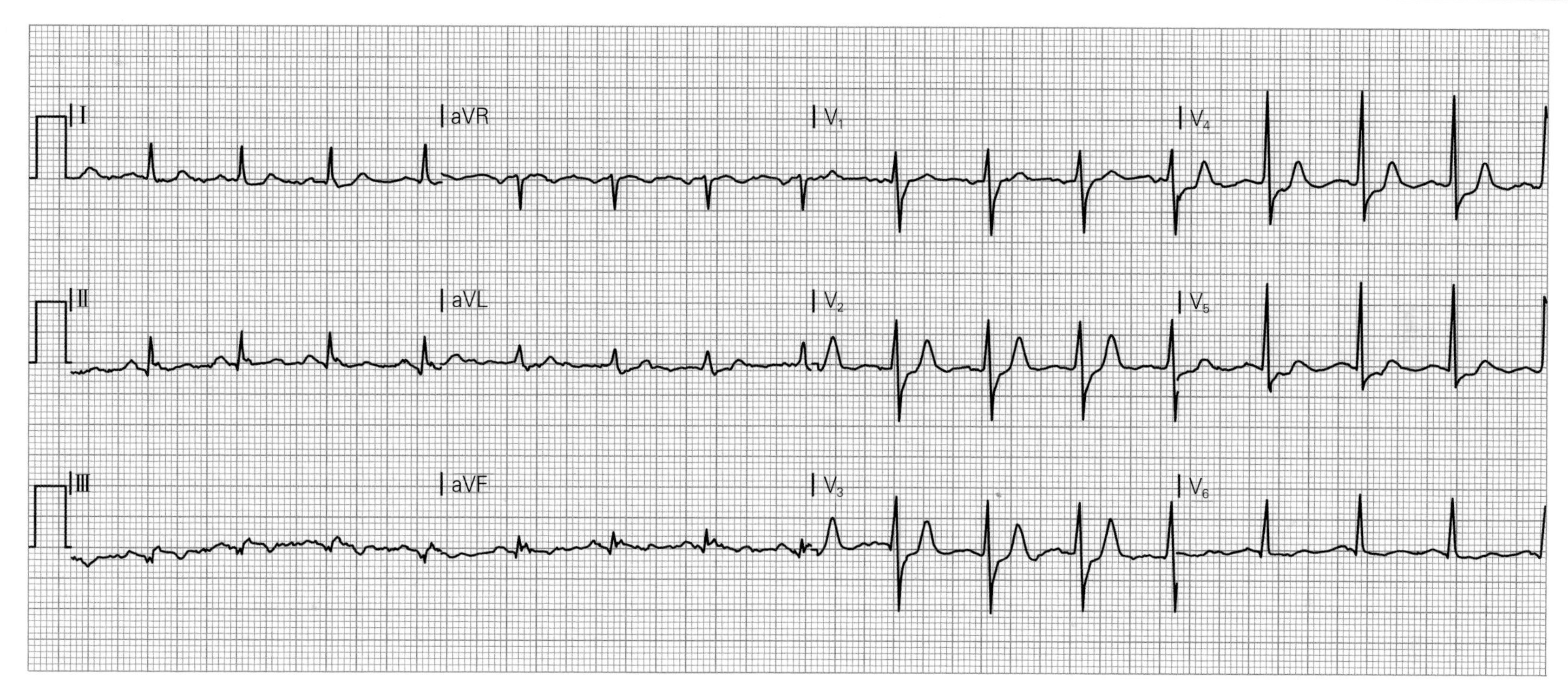

×1.0 0.05~150 Hz 25 mm/s

Ⅰ 侧壁	aVR —	V_1 间隔	V_4 前壁
Ⅱ 下壁	aVL 侧壁	V_2 间隔	V_5 侧壁
Ⅲ 下壁	aVF 下壁	V_3 前壁	V_6 侧壁

心率和节律? ______________________ 病理性 Q 波? ______________________ ST 段抬高? ______________________

ST 段压低? ______________________ T 波改变? ______________________ 镜像改变? ______________________

ST 段抬高变异? ______________________ 电轴? ______________________ 诊断: ______________________

图 5.74

下壁：Ⅱ，Ⅲ，aVF | 间隔：V_1，V_2 | 前壁：V_3，V_4 | **侧壁：Ⅰ，aVL，V_5，V_6**

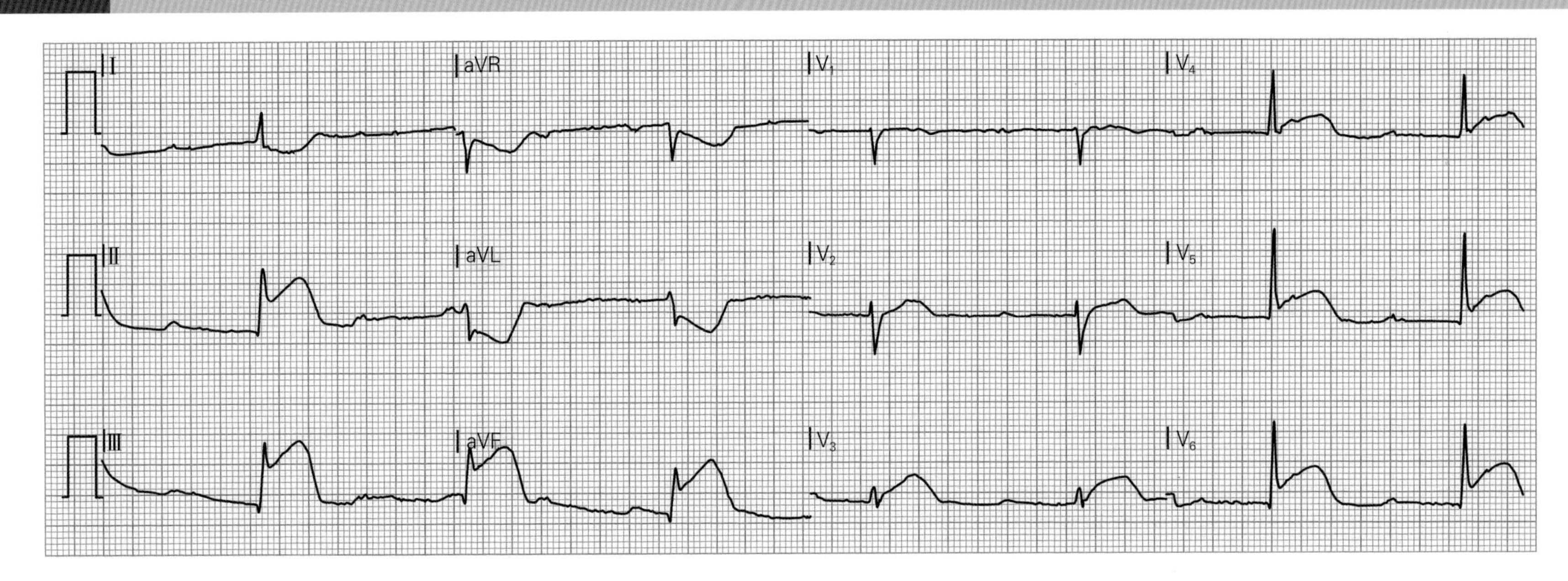

Ⅰ 侧壁	aVR —	V_1 间隔	V_4 前壁
Ⅱ 下壁	aVL 侧壁	V_2 间隔	V_5 侧壁
Ⅲ 下壁	aVF 下壁	V_3 前壁	V_6 侧壁

心率和节律? ______ 病理性 Q 波? ______ ST 段抬高? ______

ST 段压低? ______ T 波改变? ______ 镜像改变? ______

ST 段抬高变异? ______ 电轴? ______ 诊断: ______

图 5.75

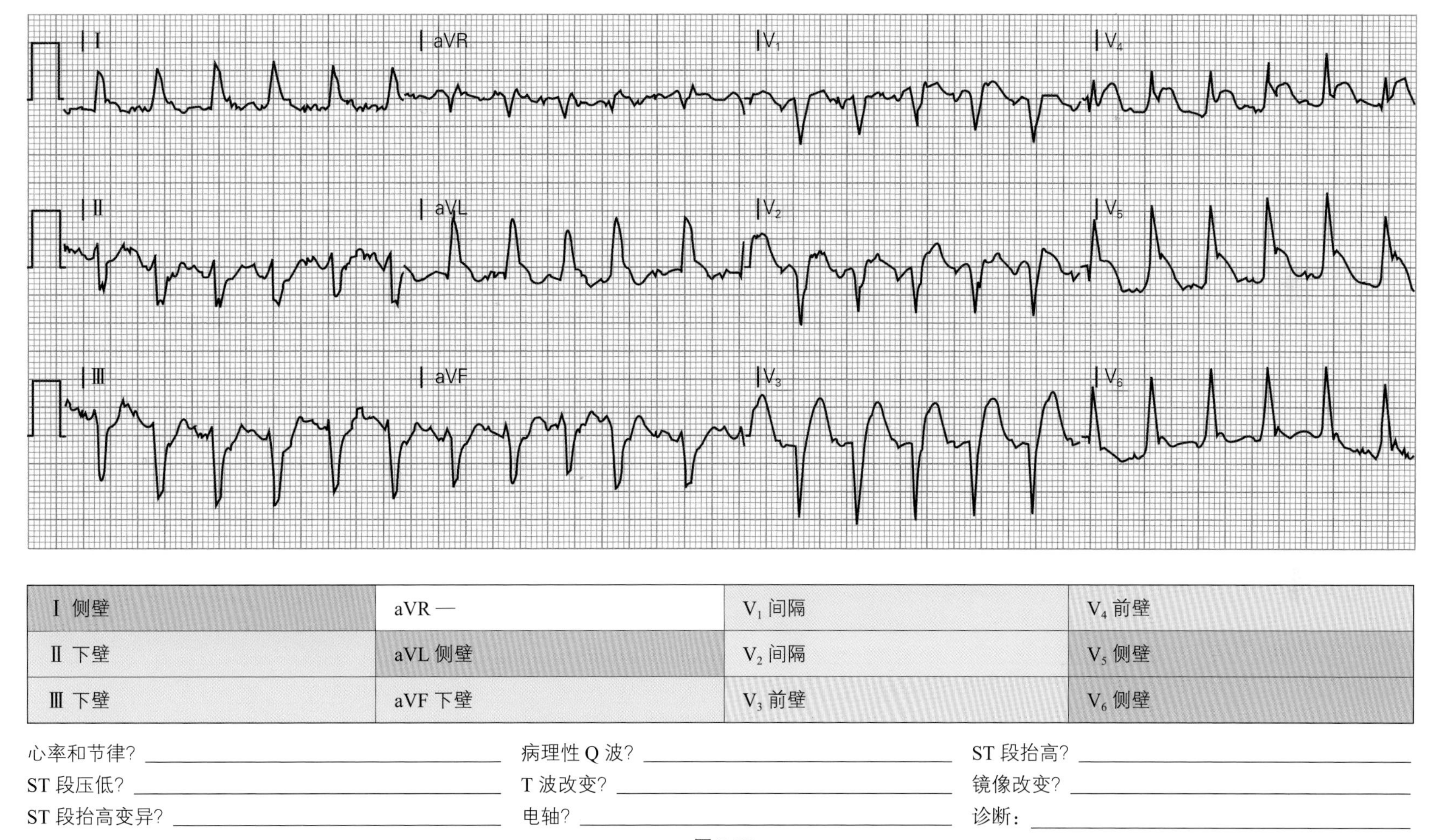

Ⅰ 侧壁	aVR —	V_1 间隔	V_4 前壁
Ⅱ 下壁	aVL 侧壁	V_2 间隔	V_5 侧壁
Ⅲ 下壁	aVF 下壁	V_3 前壁	V_6 侧壁

心率和节律? ______________________ 病理性 Q 波? ______________________ ST 段抬高? ______________________

ST 段压低? ______________________ T 波改变? ______________________ 镜像改变? ______________________

ST 段抬高变异? ______________________ 电轴? ______________________ 诊断：______________________

图 5.76

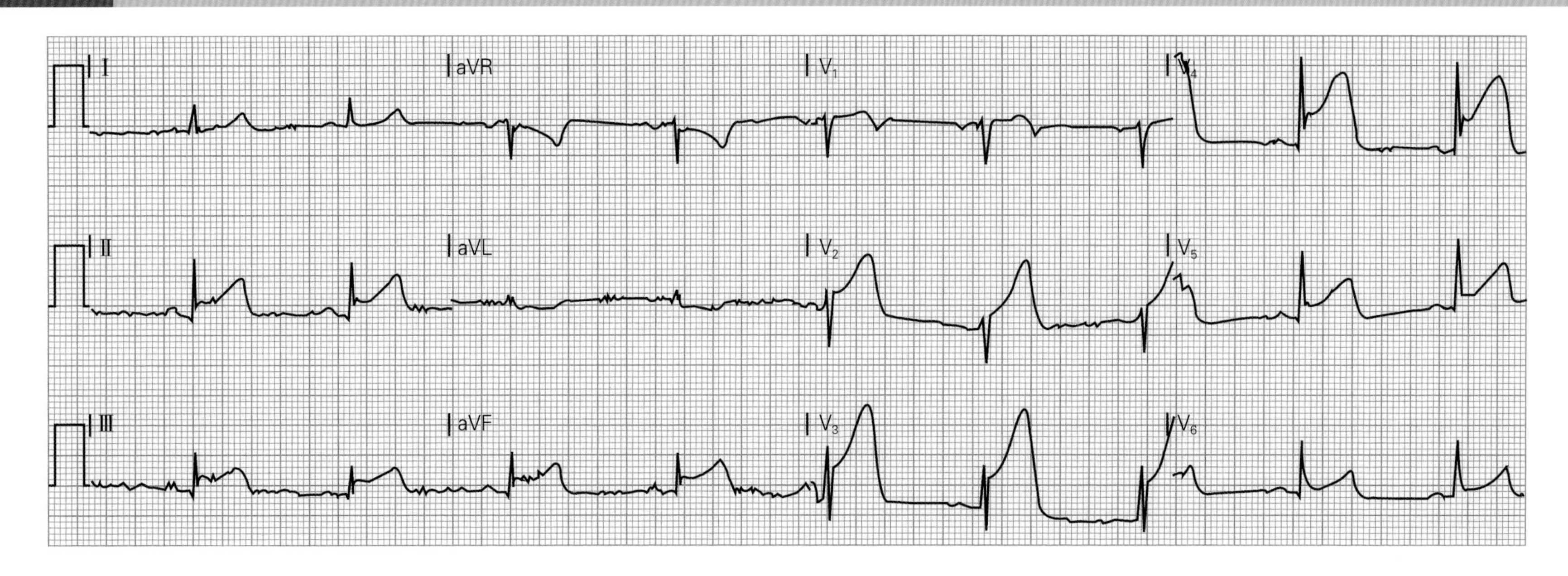

I 侧壁	aVR —	V_1 间隔	V_4 前壁
II 下壁	aVL 侧壁	V_2 间隔	V_5 侧壁
III 下壁	aVF 下壁	V_3 前壁	V_6 侧壁

心率和节律？ ______ 病理性 Q 波？ ______ ST 段抬高？ ______

ST 段压低？ ______ T 波改变？ ______ 镜像改变？ ______

ST 段抬高变异？ ______ 电轴？ ______ 诊断： ______

图 5.77

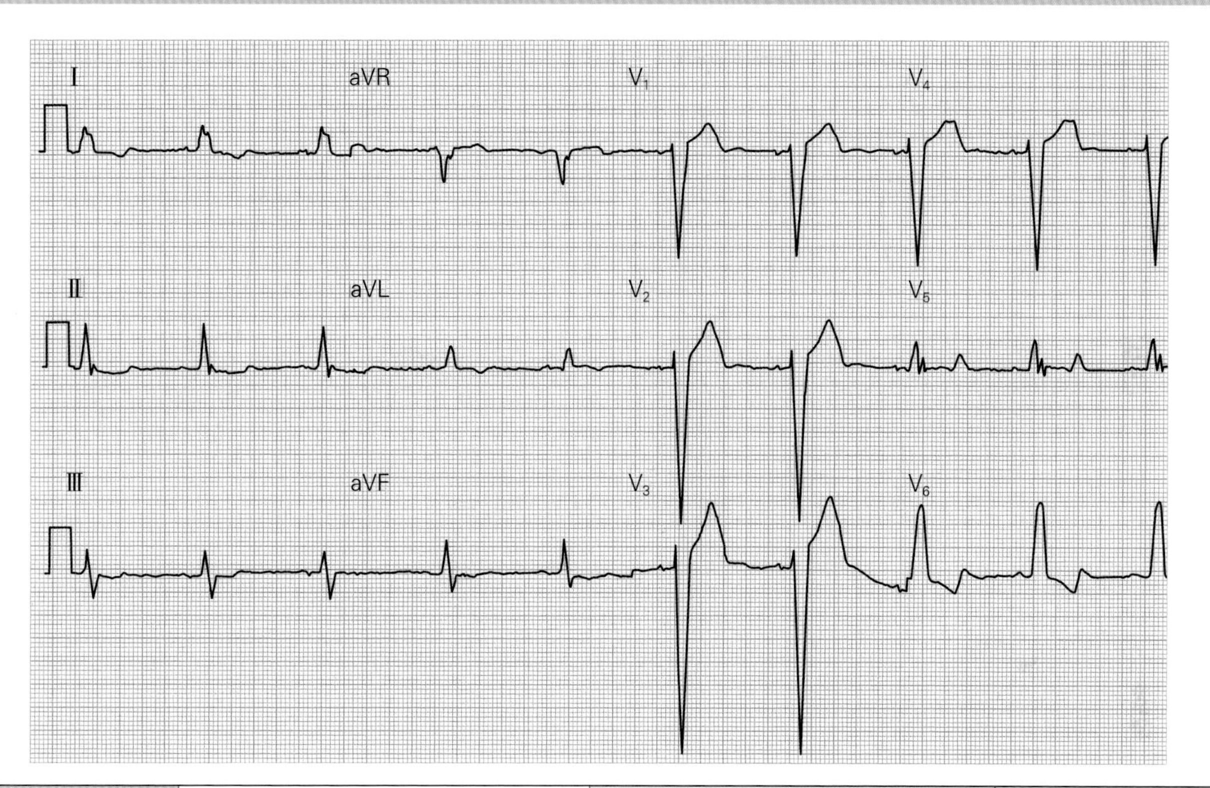

Ⅰ 侧壁	aVR —	V_1 间隔	V_4 前壁
Ⅱ 下壁	aVL 侧壁	V_2 间隔	V_5 侧壁
Ⅲ 下壁	aVF 下壁	V_3 前壁	V_6 侧壁

心率和节律？________________ 病理性 Q 波？________________ ST 段抬高？________________

ST 段压低？________________ T 波改变？________________ 镜像改变？________________

ST 段抬高变异？________________ 电轴？________________ 诊断：________________

图 5.78

下壁：Ⅱ，Ⅲ，aVF | 间隔：V_1，V_2 | 前壁：V_3，V_4 | 侧壁：Ⅰ，aVL，V_5，V_6

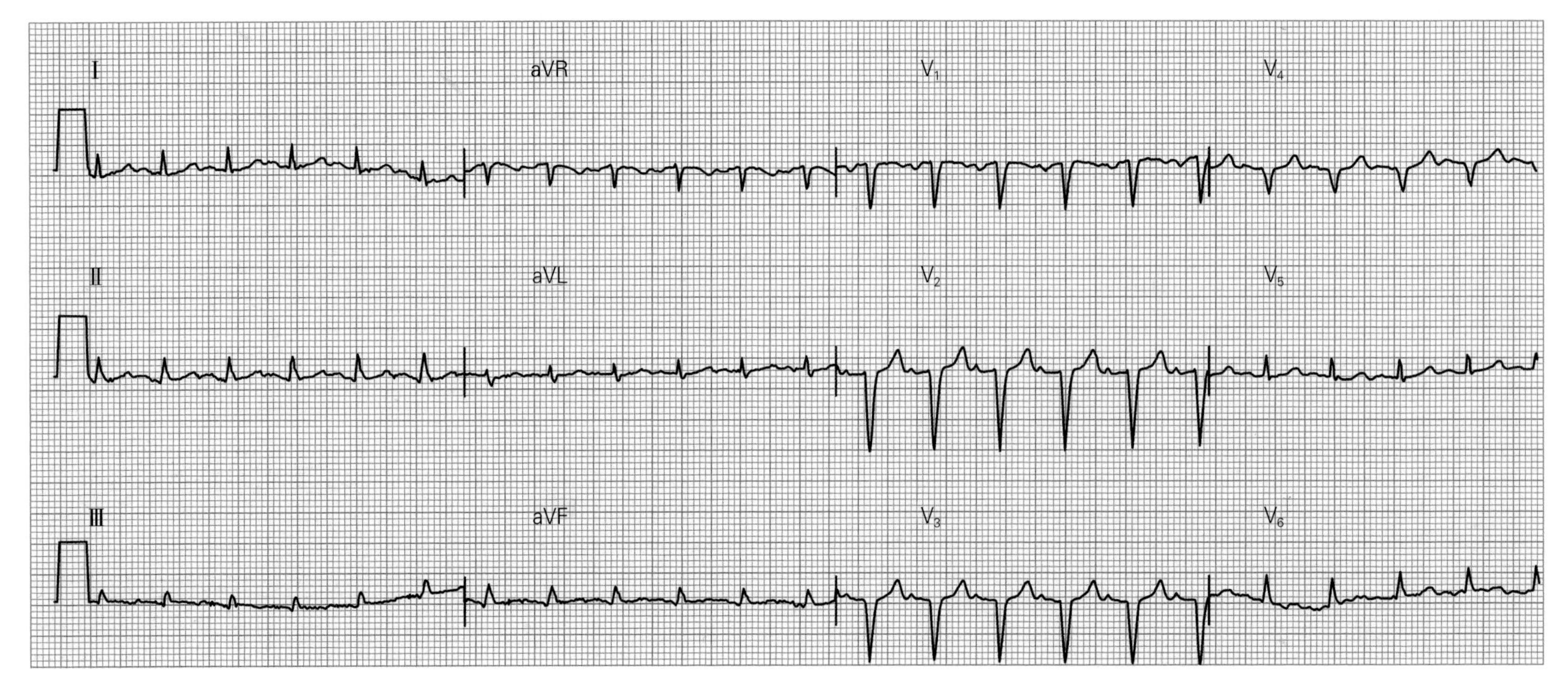

I 侧壁	aVR —	V_1 间隔	V_4 前壁
II 下壁	aVL 侧壁	V_2 间隔	V_5 侧壁
III 下壁	aVF 下壁	V_3 前壁	V_6 侧壁

心率和节律？________ 病理性 Q 波？________ ST 段抬高？________

ST 段压低？________ T 波改变？________ 镜像改变？________

ST 段抬高变异？________ 电轴？________ 诊断：________

图 5.79

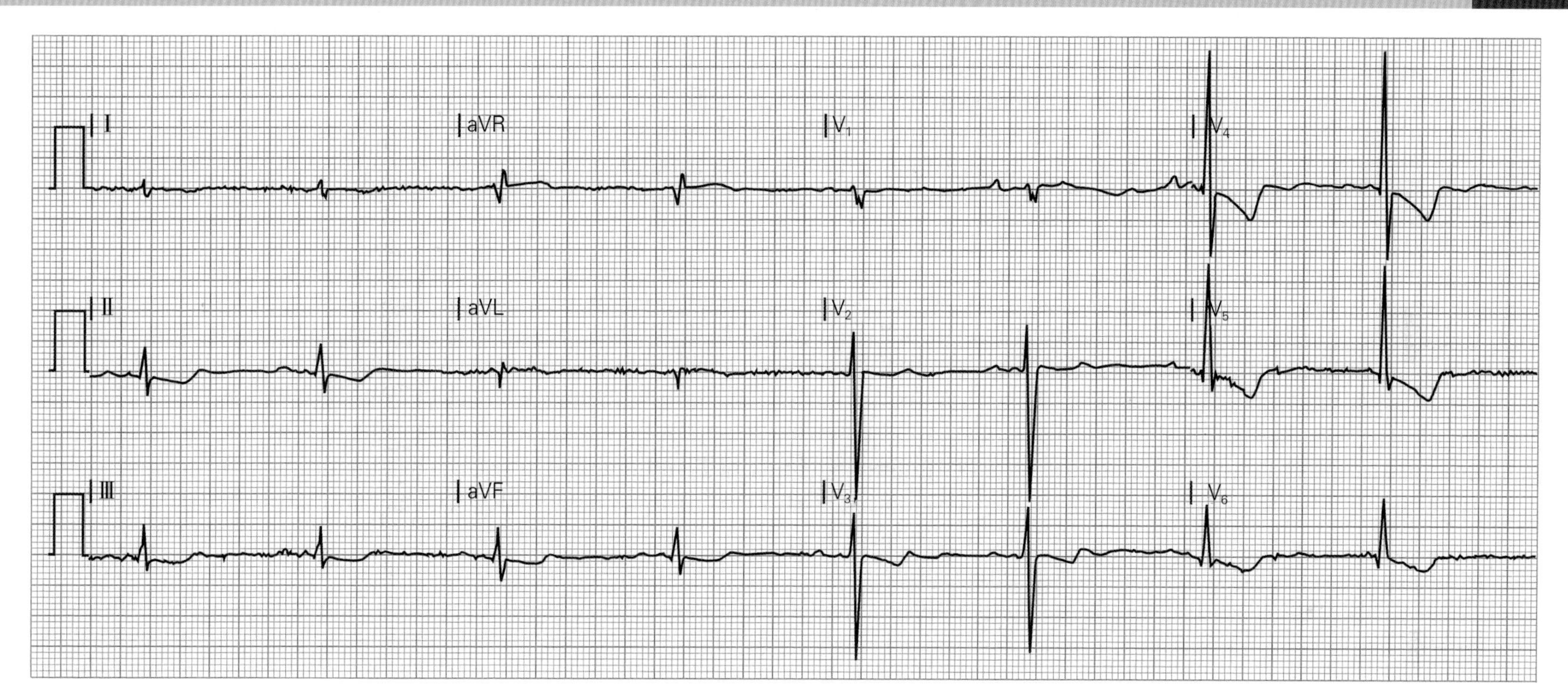

×1.0 0.05~150 Hz 25 mm/s

Ⅰ 侧壁	aVR —	V_1 间隔	V_4 前壁
Ⅱ 下壁	aVL 侧壁	V_2 间隔	V_5 侧壁
Ⅲ 下壁	aVF 下壁	V_3 前壁	V_6 侧壁

心率和节律? ______ 病理性 Q 波? ______ ST 段抬高? ______

ST 段压低? ______ T 波改变? ______ 镜像改变? ______

ST 段抬高变异? ______ 电轴? ______ 诊断: ______

图 5.80

下壁：Ⅱ，Ⅲ，aVF | 间隔：V_1，V_2 | 前壁：V_3，V_4 | **侧壁：Ⅰ，aVL，V_5，V_6**

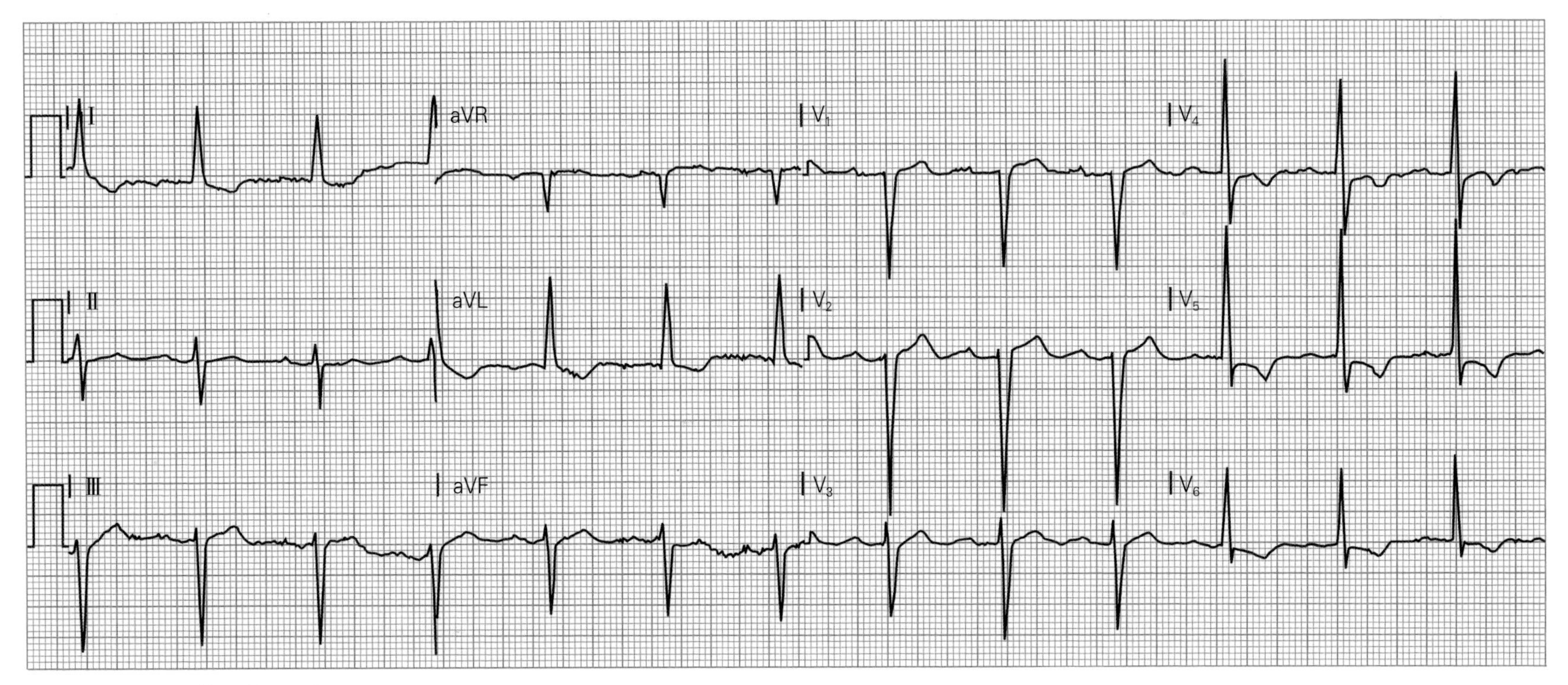

×1.0 0.05~150 Hz 25 mm/s

Ⅰ 侧壁	aVR —	V_1 间隔	V_4 前壁
Ⅱ 下壁	aVL 侧壁	V_2 间隔	V_5 侧壁
Ⅲ 下壁	aVF 下壁	V_3 前壁	V_6 侧壁

心率和节律? ____________________　病理性 Q 波? ____________________　ST 段抬高? ____________________

ST 段压低? ____________________　T 波改变? ____________________　镜像改变? ____________________

ST 段抬高变异? ____________________　电轴? ____________________　诊断: ____________________

图 5.81

下壁：Ⅱ，Ⅲ，aVF | 间隔：V_1，V_2 | 前壁：V_3，V_4 | **侧壁：Ⅰ，aVL，V_5，V_6**

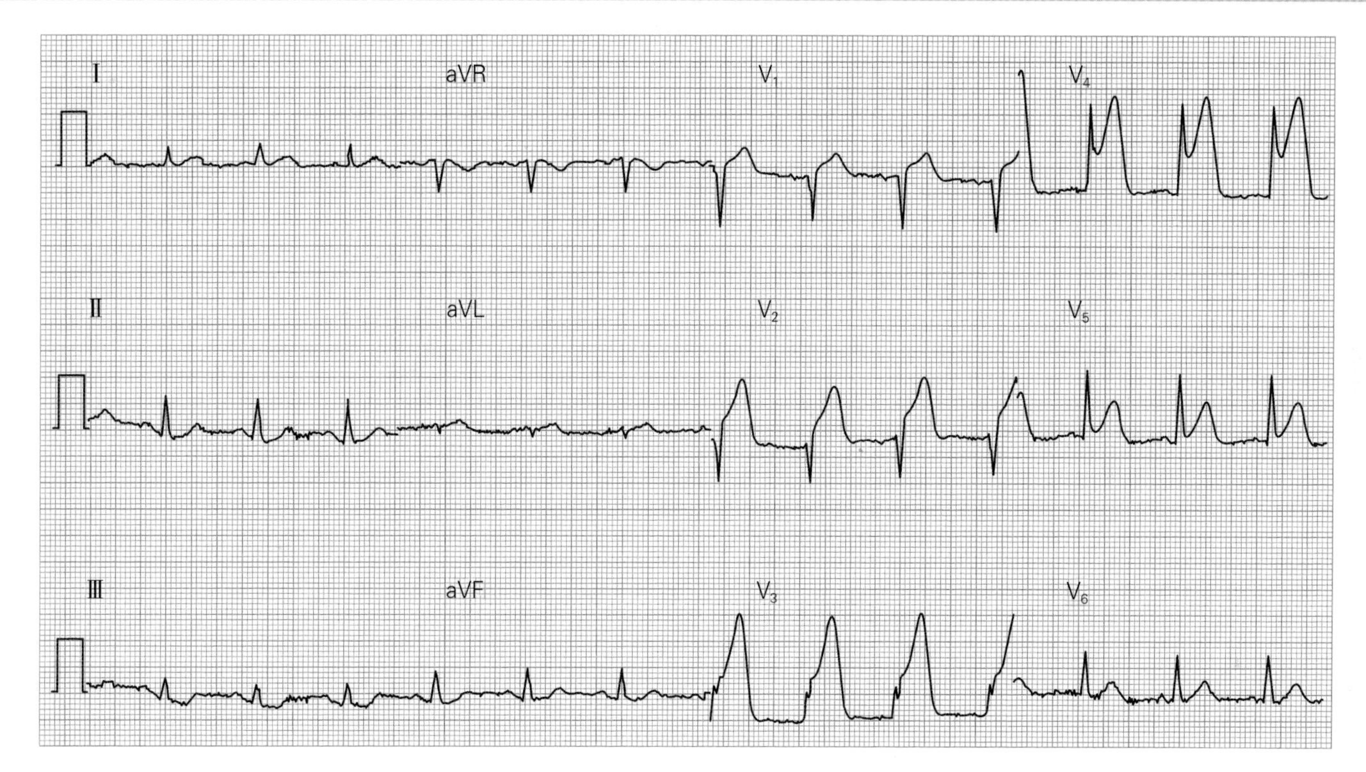

Ⅰ 侧壁	aVR —	V_1 间隔	V_4 前壁
Ⅱ 下壁	aVL 侧壁	V_2 间隔	V_5 侧壁
Ⅲ 下壁	aVF 下壁	V_3 前壁	V_6 侧壁

心率和节律? ______________ 病理性 Q 波? ______________ ST 段抬高? ______________

ST 段压低? ______________ T 波改变? ______________ 镜像改变? ______________

ST 段抬高变异? ______________ 电轴? ______________ 诊断: ______________

图 5.82

下壁：Ⅱ，Ⅲ，aVF | 间隔：V_1，V_2 | 前壁：V_3，V_4 | **侧壁：Ⅰ，aVL，V_5，V_6**

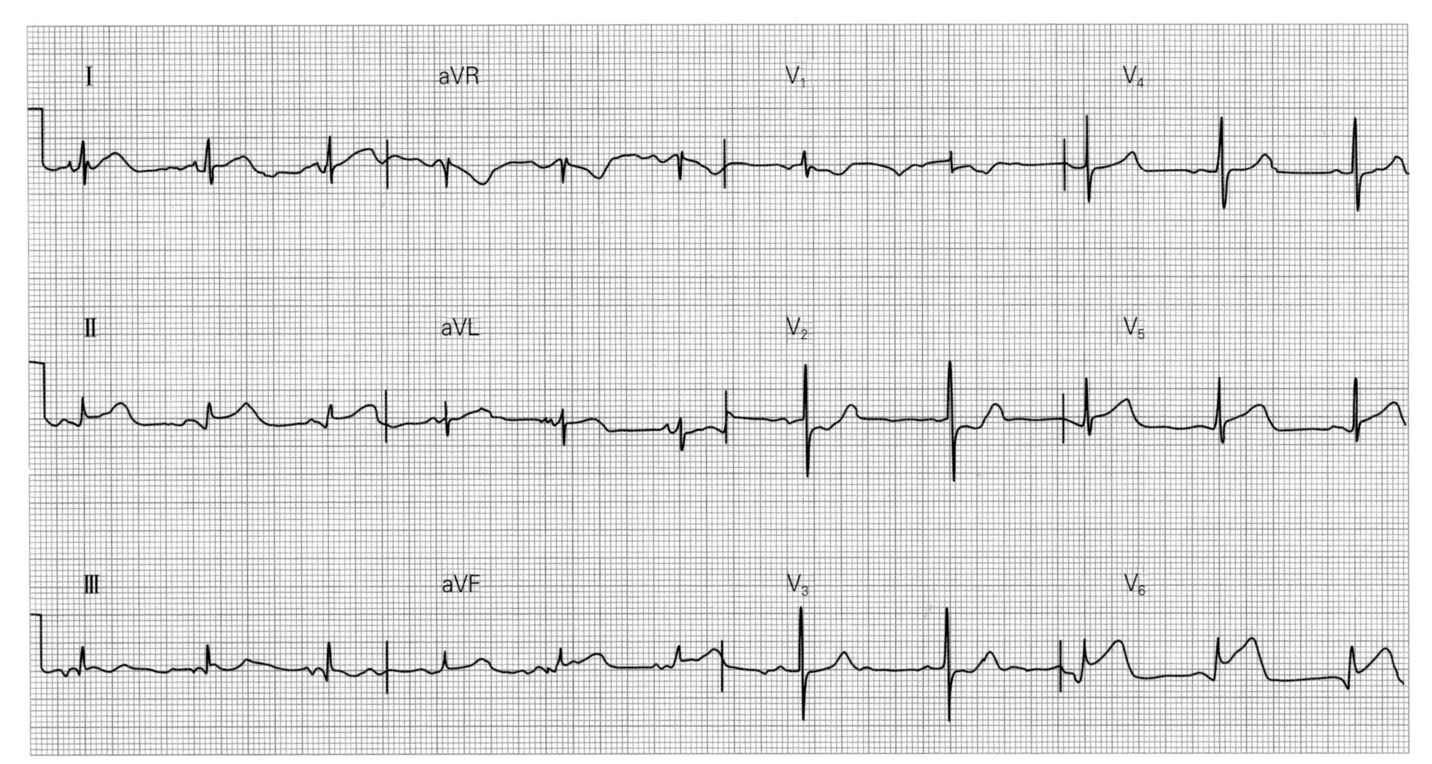

Ⅰ 侧壁	aVR —	V_1 间隔	V_4 前壁
Ⅱ 下壁	aVL 侧壁	V_2 间隔	V_5 侧壁
Ⅲ 下壁	aVF 下壁	V_3 前壁	V_6 侧壁

心率和节律？________ 病理性 Q 波？________ ST 段抬高？________

ST 段压低？________ T 波改变？________ 镜像改变？________

ST 段抬高变异？________ 电轴？________ 诊断：________

图 5.83

下壁：Ⅱ，Ⅲ，aVF | 间隔：V_1，V_2 | 前壁：V_3，V_4 | 侧壁：Ⅰ，aVL，V_5，V_6

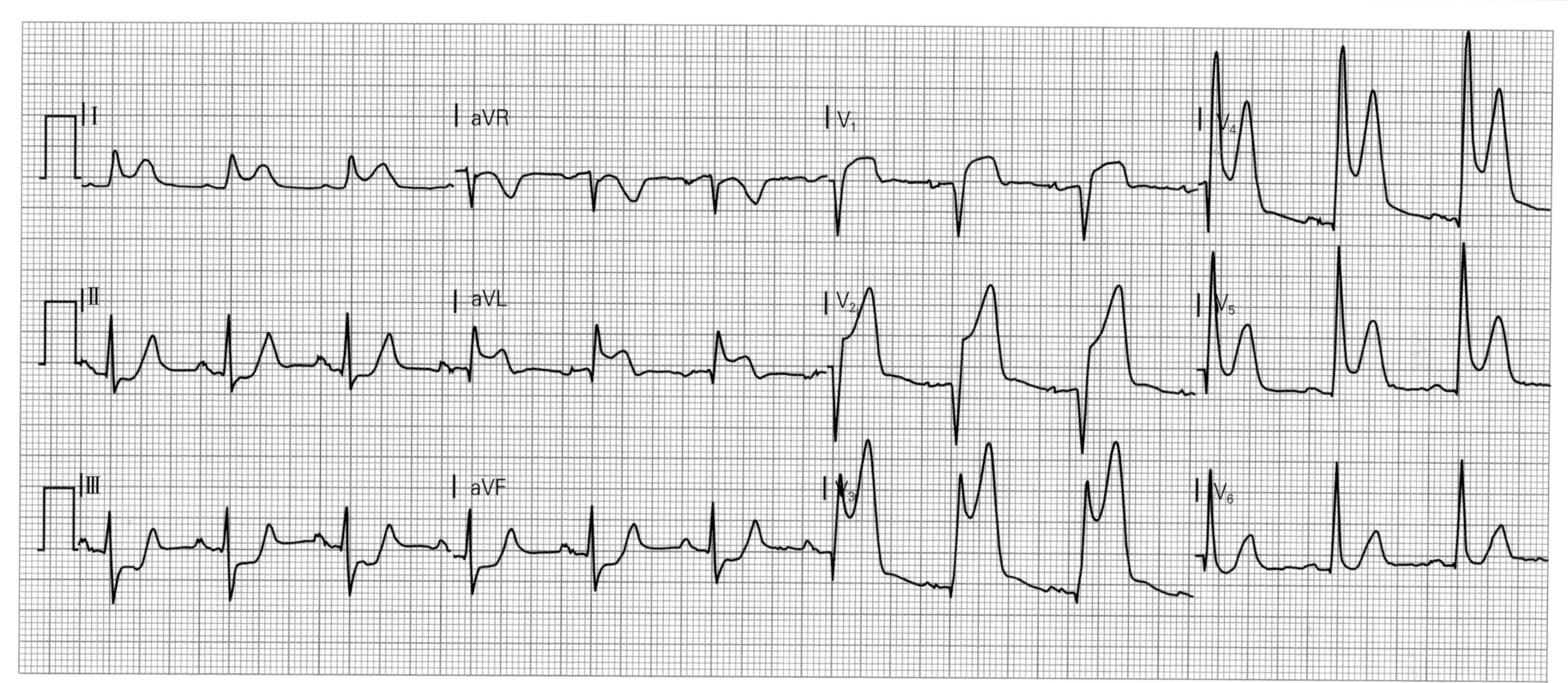

×1.0 0.05~150 Hz 25 mm/s

Ⅰ 侧壁	aVR —	V_1 间隔	V_4 前壁
Ⅱ 下壁	aVL 侧壁	V_2 间隔	V_5 侧壁
Ⅲ 下壁	aVF 下壁	V_3 前壁	V_6 侧壁

心率和节律？________ 病理性 Q 波？________ ST 段抬高？________

ST 段压低？________ T 波改变？________ 镜像改变？________

ST 段抬高变异？________ 电轴？________ 诊断：________

图 5.84

下壁：Ⅱ，Ⅲ，aVF | 间隔：V_1，V_2 | 前壁：V_3，V_4 | 侧壁：Ⅰ，aVL，V_5，V_6

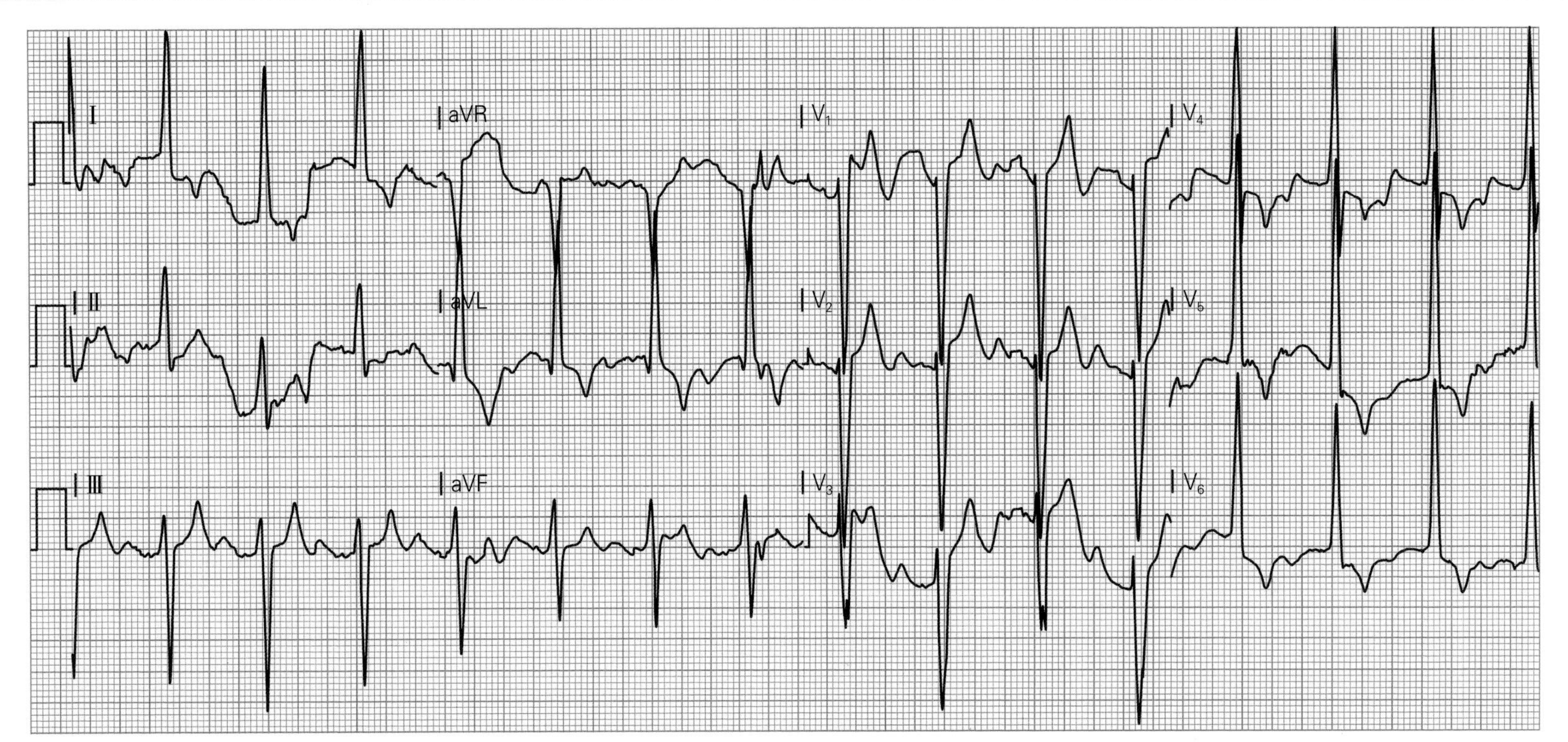

Ⅰ 侧壁	aVR —	V_1 间隔	V_4 前壁
Ⅱ 下壁	aVL 侧壁	V_2 间隔	V_5 侧壁
Ⅲ 下壁	aVF 下壁	V_3 前壁	V_6 侧壁

心率和节律？______ 病理性 Q 波？______ ST 段抬高？______

ST 段压低？______ T 波改变？______ 镜像改变？______

ST 段抬高变异？______ 电轴？______ 诊断：______

图 5.85

下壁：Ⅱ，Ⅲ，aVF | 间隔：V_1，V_2 | 前壁：V_3，V_4 | **侧壁：Ⅰ，aVL，V_5，V_6**

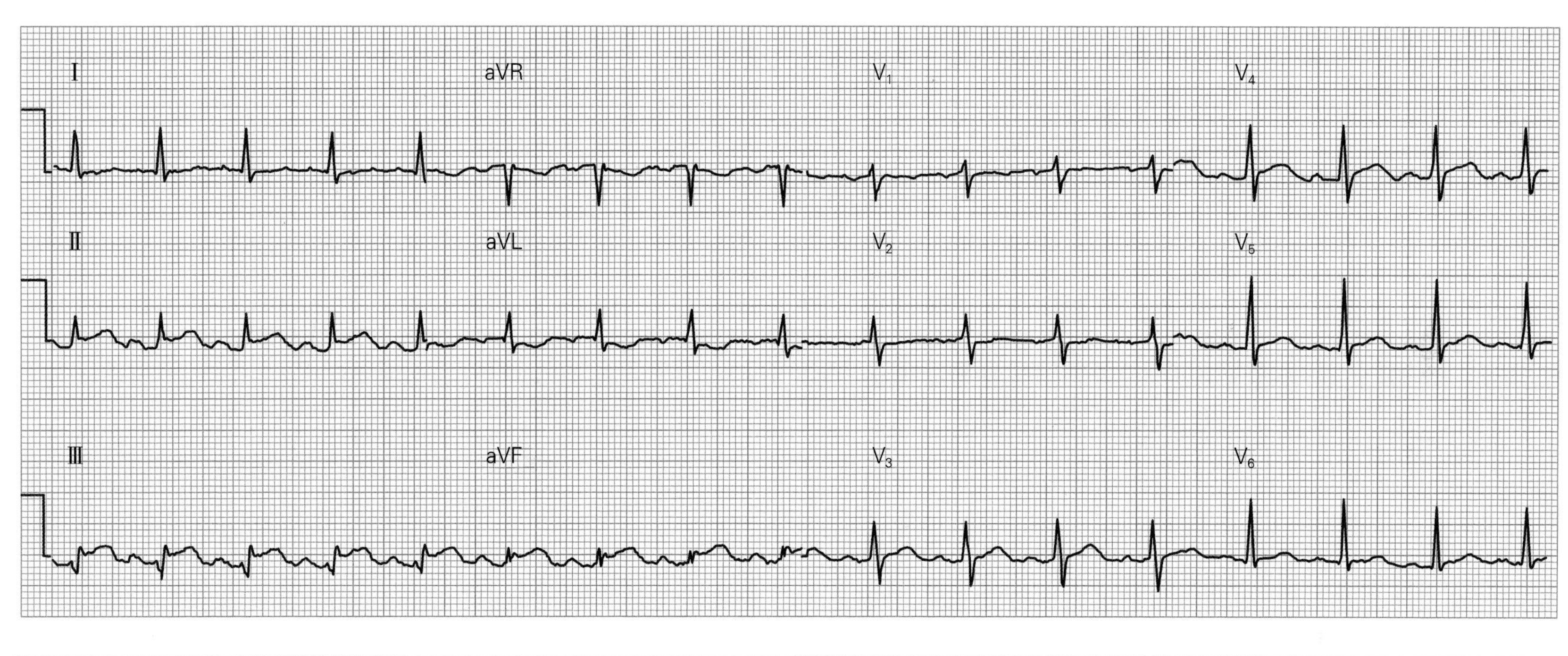

Ⅰ 侧壁	aVR —	V_1 间隔	V_4 前壁
Ⅱ 下壁	aVL 侧壁	V_2 间隔	V_5 侧壁
Ⅲ 下壁	aVF 下壁	V_3 前壁	V_6 侧壁

心率和节律? ____________________ 病理性 Q 波? ____________________ ST 段抬高? ____________________

ST 段压低? ____________________ T 波改变? ____________________ 镜像改变? ____________________

ST 段抬高变异? ____________________ 电轴? ____________________ 诊断: ____________________

图 5.86

下壁：Ⅱ, Ⅲ, aVF | 间隔：V_1, V_2 | 前壁：V_3, V_4 | **侧壁：Ⅰ, aVL, V_5, V_6**

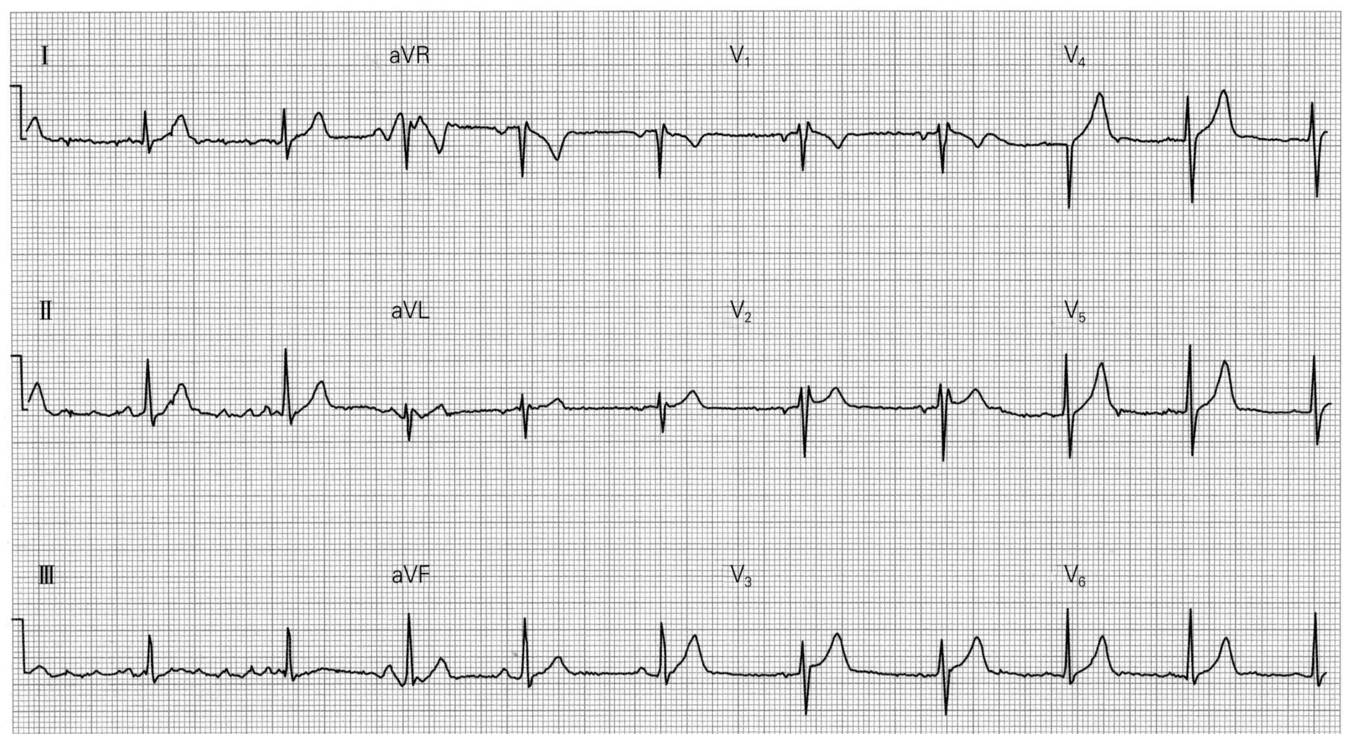

I 侧壁	aVR —	V_1 间隔	V_4 前壁
II 下壁	aVL 侧壁	V_2 间隔	V_5 侧壁
III 下壁	aVF 下壁	V_3 前壁	V_6 侧壁

心率和节律? ______ 病理性 Q 波? ______ ST 段抬高? ______

ST 段压低? ______ T 波改变? ______ 镜像改变? ______

ST 段抬高变异? ______ 电轴? ______ 诊断：______

图 5.87

下壁：II，III，aVF | 间隔：V_1，V_2 | 前壁：V_3，V_4 | 侧壁：I，aVL，V_5，V_6

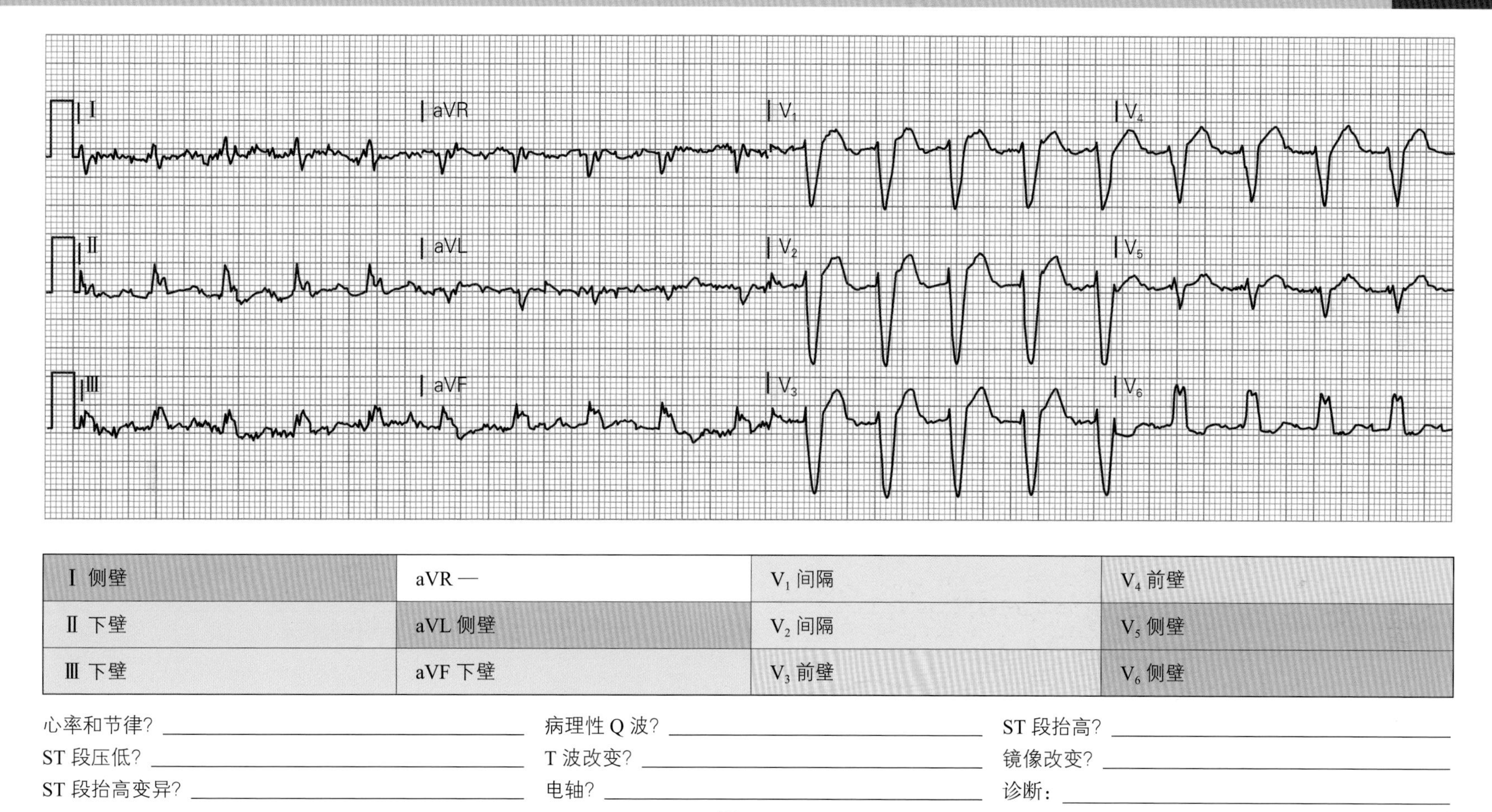

Ⅰ 侧壁	aVR —	V_1 间隔	V_4 前壁
Ⅱ 下壁	aVL 侧壁	V_2 间隔	V_5 侧壁
Ⅲ 下壁	aVF 下壁	V_3 前壁	V_6 侧壁

心率和节律？ ______ 病理性 Q 波？ ______ ST 段抬高？ ______

ST 段压低？ ______ T 波改变？ ______ 镜像改变？ ______

ST 段抬高变异？ ______ 电轴？ ______ 诊断： ______

图 5.88

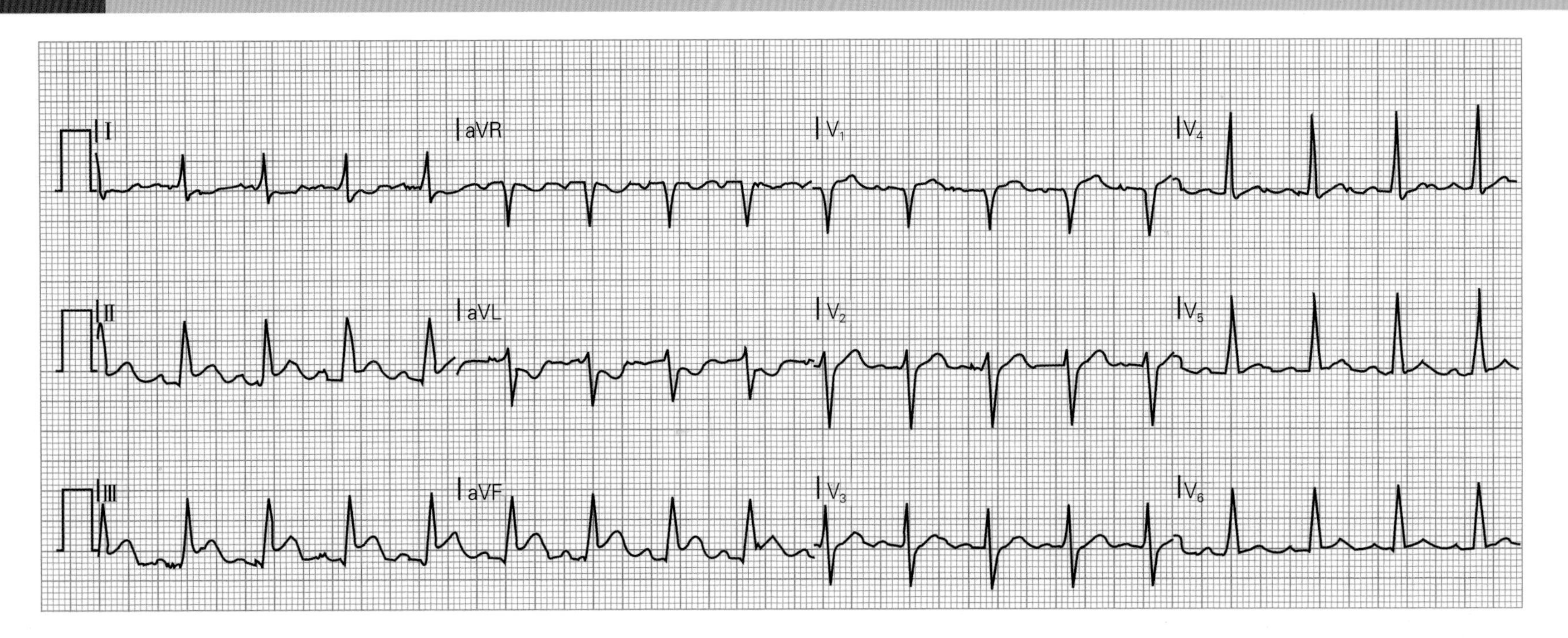

Ⅰ 侧壁	aVR —	V_1 间隔	V_4 前壁
Ⅱ 下壁	aVL 侧壁	V_2 间隔	V_5 侧壁
Ⅲ 下壁	aVF 下壁	V_3 前壁	V_6 侧壁

心率和节律？__________ 病理性 Q 波？__________ ST 段抬高？__________

ST 段压低？__________ T 波改变？__________ 镜像改变？__________

ST 段抬高变异？__________ 电轴？__________ 诊断：__________

图 5.89

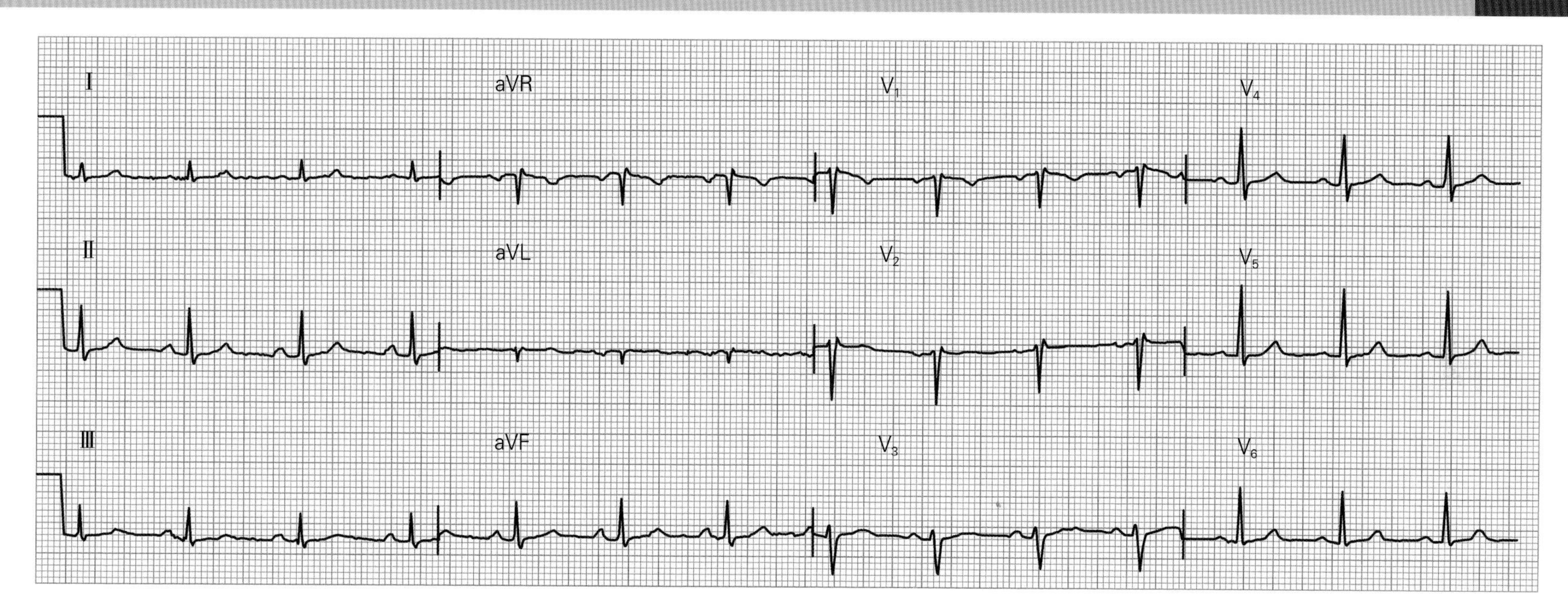

I 侧壁	aVR —	V_1 间隔	V_4 前壁
II 下壁	aVL 侧壁	V_2 间隔	V_5 侧壁
III 下壁	aVF 下壁	V_3 前壁	V_6 侧壁

心率和节律? ______________ 病理性 Q 波? ______________ ST 段抬高? ______________

ST 段压低? ______________ T 波改变? ______________ 镜像改变? ______________

ST 段抬高变异? ______________ 电轴? ______________ 诊断: ______________

图 5.90

下壁：II，III，aVF | 间隔：V_1，V_2 | 前壁：V_3，V_4 | **侧壁：I，aVL，V_5，V_6**

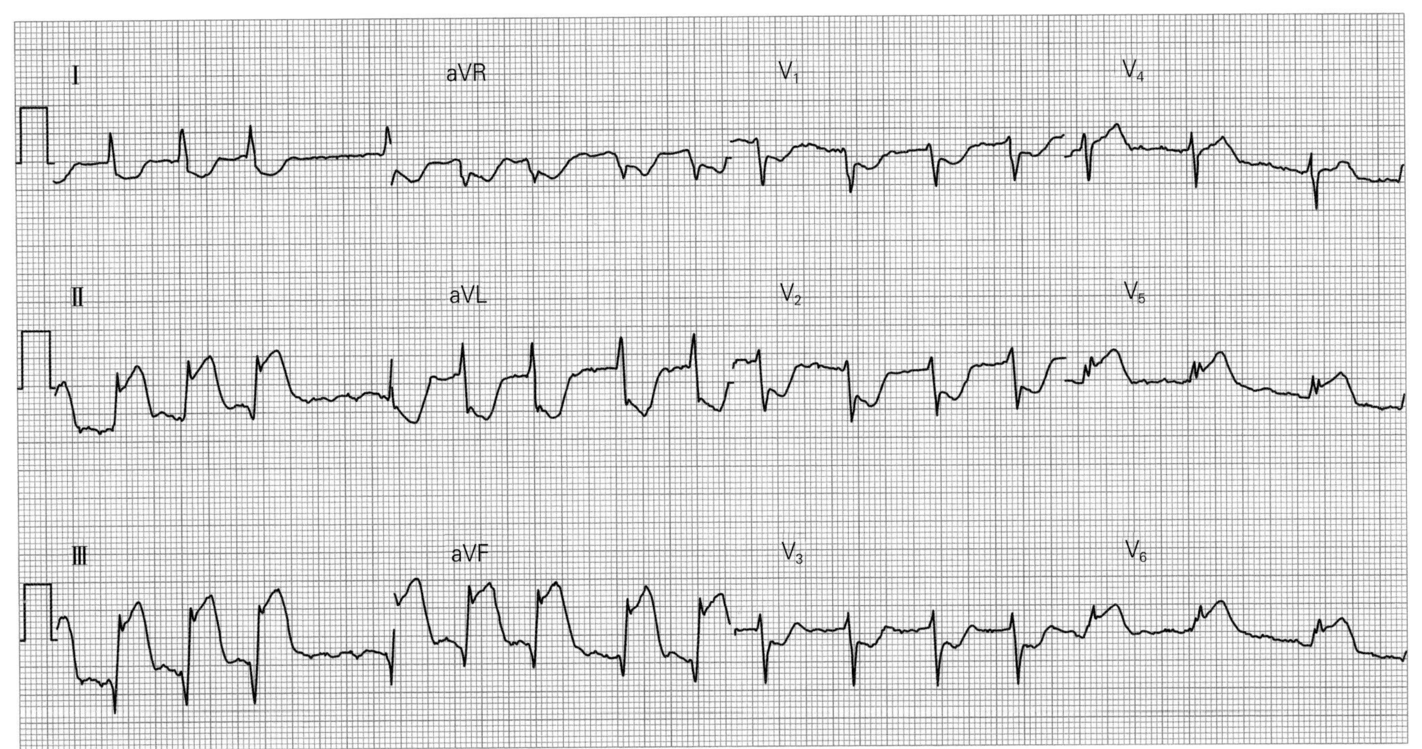

I 侧壁	aVR —	V_1 间隔	V_4 前壁
II 下壁	aVL 侧壁	V_2 间隔	V_5 侧壁
III 下壁	aVF 下壁	V_3 前壁	V_6 侧壁

心率和节律？______ 病理性 Q 波？______ ST 段抬高？______

ST 段压低？______ T 波改变？______ 镜像改变？______

ST 段抬高变异？______ 电轴？______ 诊断：______

图 5.91

下壁：II，III，aVF | 间隔：V_1，V_2 | 前壁：V_3，V_4 | **侧壁：I，aVL，V_5，V_6**

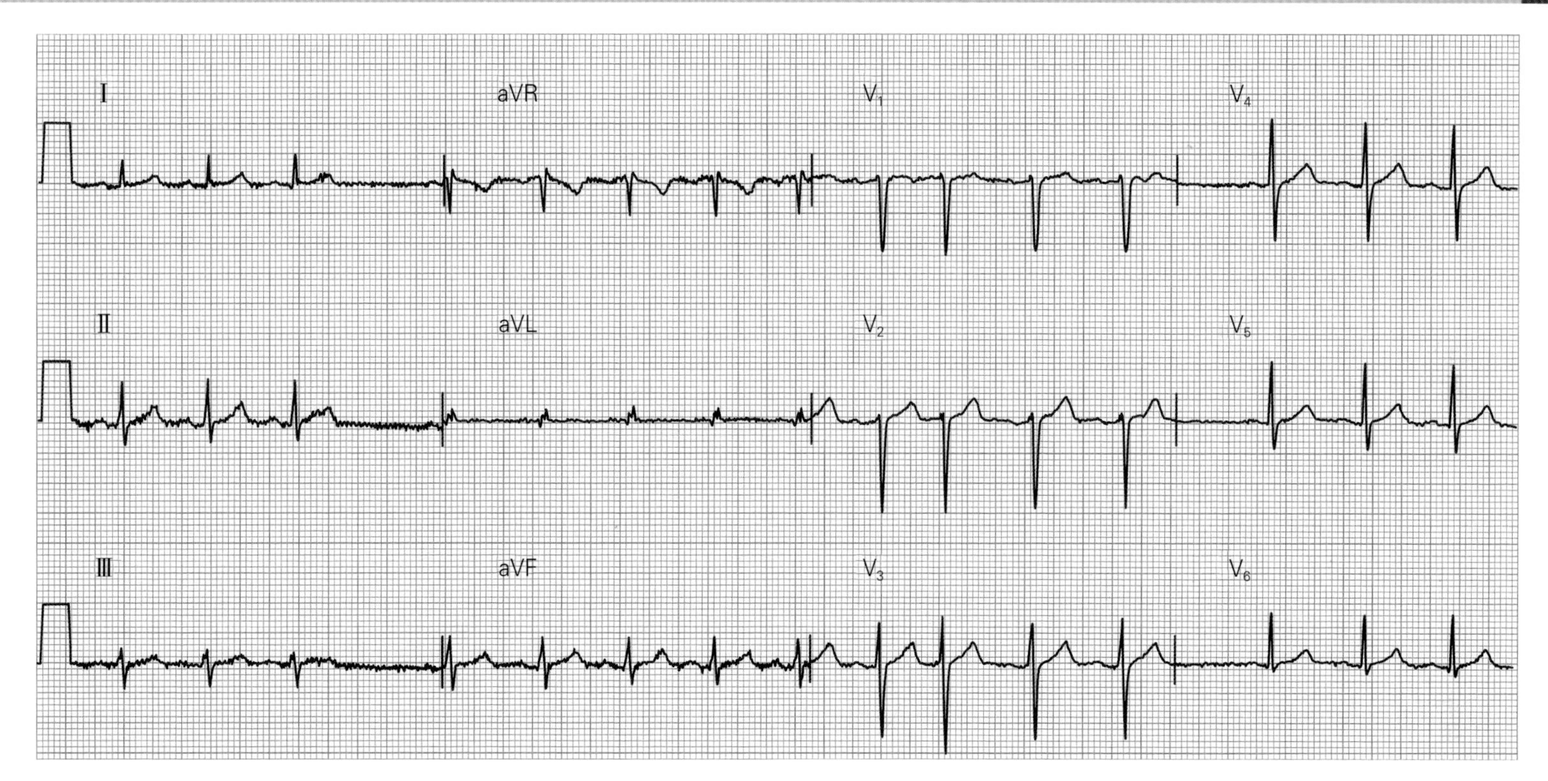

I 侧壁	aVR —	V_1 间隔	V_4 前壁
II 下壁	aVL 侧壁	V_2 间隔	V_5 侧壁
III 下壁	aVF 下壁	V_3 前壁	V_6 侧壁

心率和节律? ______________ 病理性 Q 波? ______________ ST 段抬高? ______________

ST 段压低? ______________ T 波改变? ______________ 镜像改变? ______________

ST 段抬高变异? ______________ 电轴? ______________ 诊断: ______________

图 5.92

下壁：II，III，aVF | 间隔：V_1，V_2 | 前壁：V_3，V_4 | **侧壁：I，aVL，V_5，V_6**

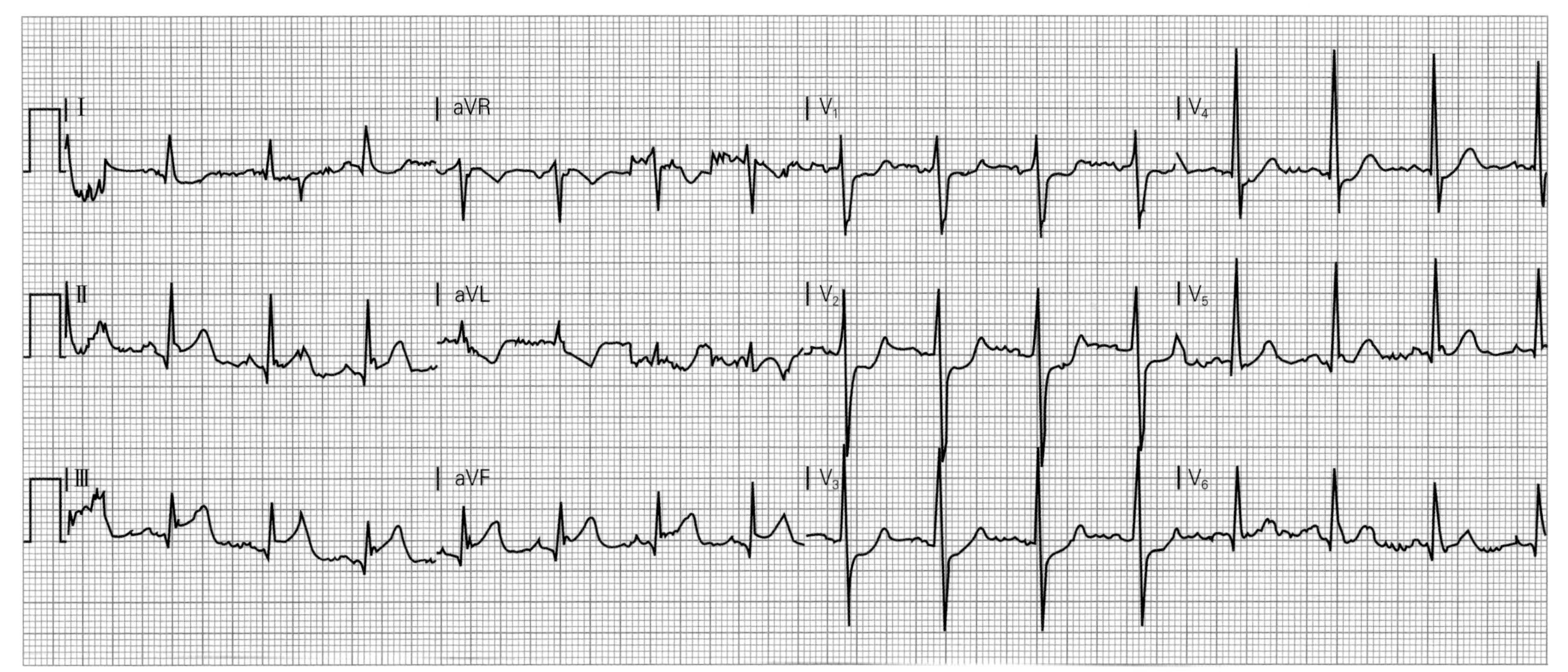

×1.0　0.05~150 Hz　25 mm/s

Ⅰ 侧壁	aVR —	V_1 间隔	V_4 前壁
Ⅱ 下壁	aVL 侧壁	V_2 间隔	V_5 侧壁
Ⅲ 下壁	aVF 下壁	V_3 前壁	V_6 侧壁

心率和节律? ______________　病理性 Q 波? ______________　ST 段抬高? ______________

ST 段压低? ______________　T 波改变? ______________　镜像改变? ______________

ST 段抬高变异? ______________　电轴? ______________　诊断: ______________

图 5.93

下壁：Ⅱ，Ⅲ，aVF ｜ 间隔：V_1，V_2 ｜ 前壁：V_3，V_4 ｜ **侧壁：Ⅰ，aVL，V_5，V_6**

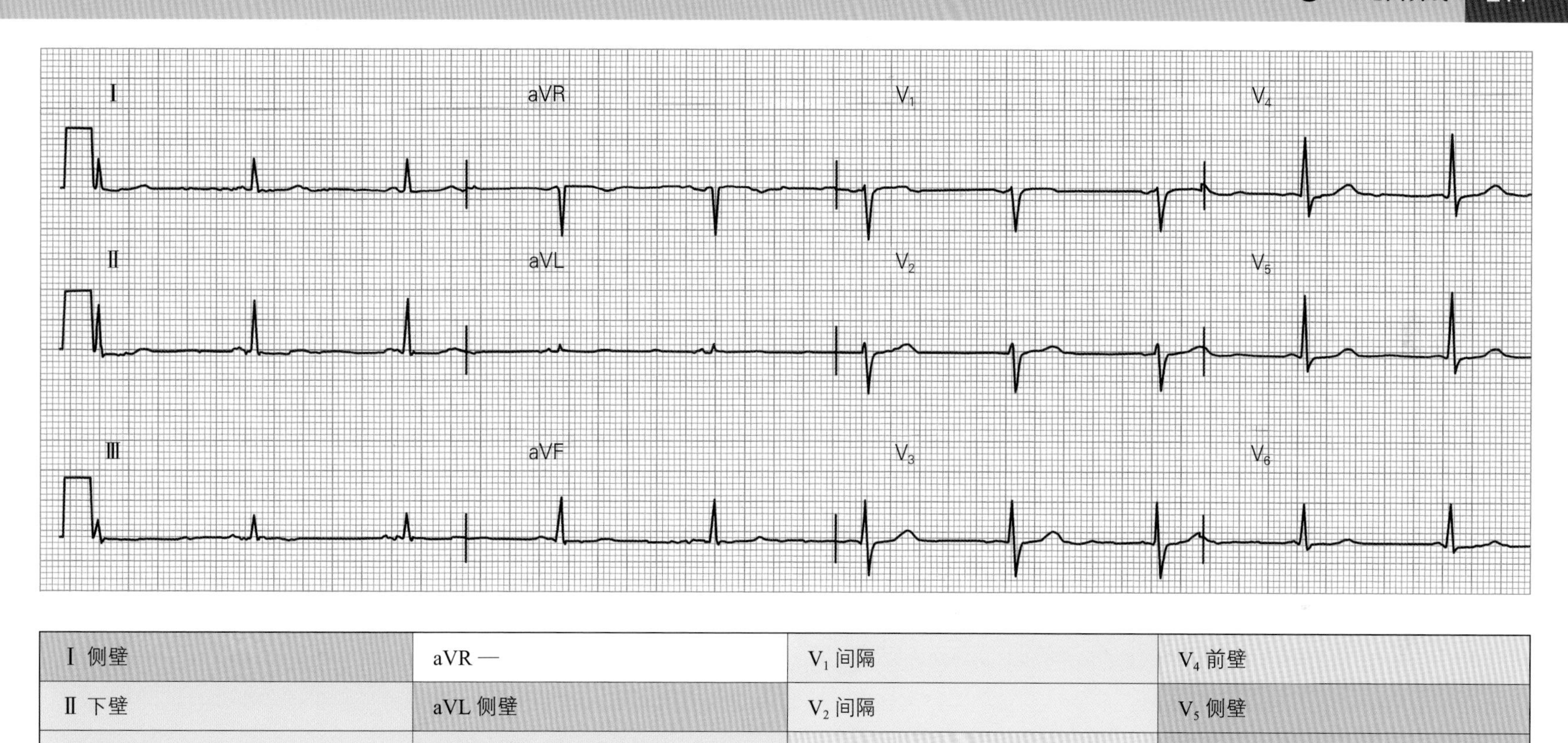

Ⅰ 侧壁	aVR —	V_1 间隔	V_4 前壁
Ⅱ 下壁	aVL 侧壁	V_2 间隔	V_5 侧壁
Ⅲ 下壁	aVF 下壁	V_3 前壁	V_6 侧壁

心率和节律？ ______________________ 病理性 Q 波？ ______________________ ST 段抬高？ ______________________

ST 段压低？ ______________________ T 波改变？ ______________________ 镜像改变？ ______________________

ST 段抬高变异？ ______________________ 电轴？ ______________________ 诊断： ______________________

图 5.94

下壁：Ⅱ，Ⅲ，aVF | 间隔：V_1，V_2 | 前壁：V_3，V_4 | **侧壁：Ⅰ，aVL，V_5，V_6**

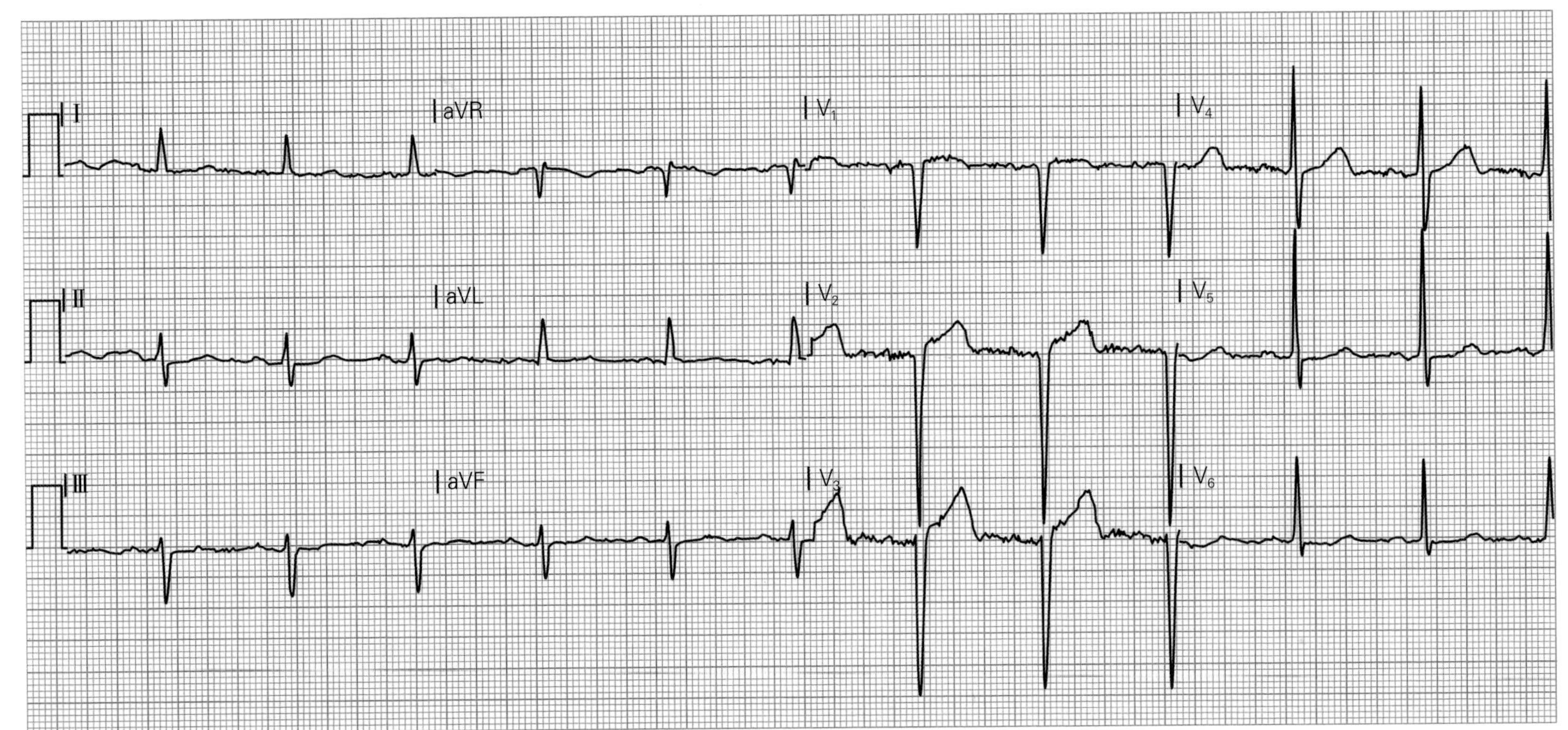

Ⅰ 侧壁	aVR —	V_1 间隔	V_4 前壁
Ⅱ 下壁	aVL 侧壁	V_2 间隔	V_5 侧壁
Ⅲ 下壁	aVF 下壁	V_3 前壁	V_6 侧壁

心率和节律？＿＿＿＿ 病理性 Q 波？＿＿＿＿ ST 段抬高？＿＿＿＿

ST 段压低？＿＿＿＿ T 波改变？＿＿＿＿ 镜像改变？＿＿＿＿

ST 段抬高变异？＿＿＿＿ 电轴？＿＿＿＿ 诊断：＿＿＿＿

图 5.95

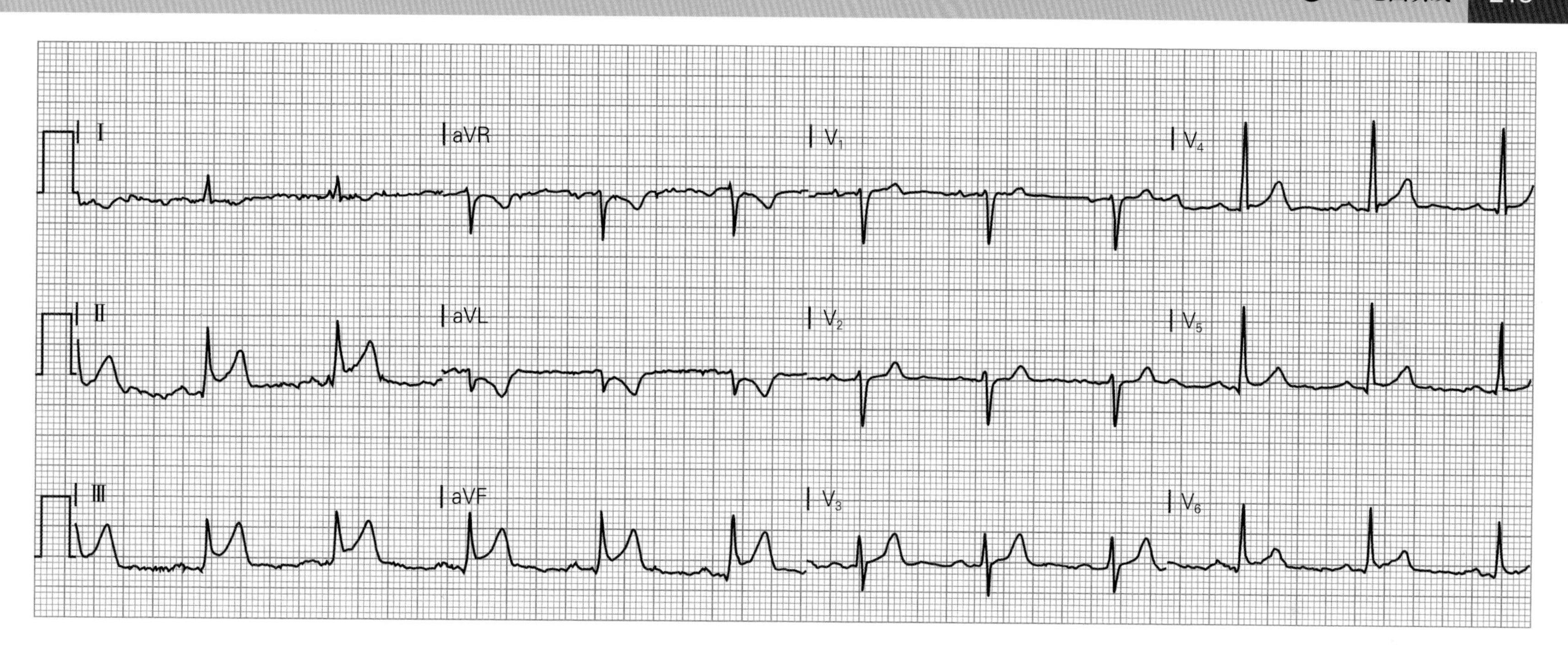

Ⅰ 侧壁	aVR —	V_1 间隔	V_4 前壁
Ⅱ 下壁	aVL 侧壁	V_2 间隔	V_5 侧壁
Ⅲ 下壁	aVF 下壁	V_3 前壁	V_6 侧壁

心率和节律? ______________________ 病理性 Q 波? ______________________ ST 段抬高? ______________________

ST 段压低? ______________________ T 波改变? ______________________ 镜像改变? ______________________

ST 段抬高变异? ______________________ 电轴? ______________________ 诊断: ______________________

图 5.96

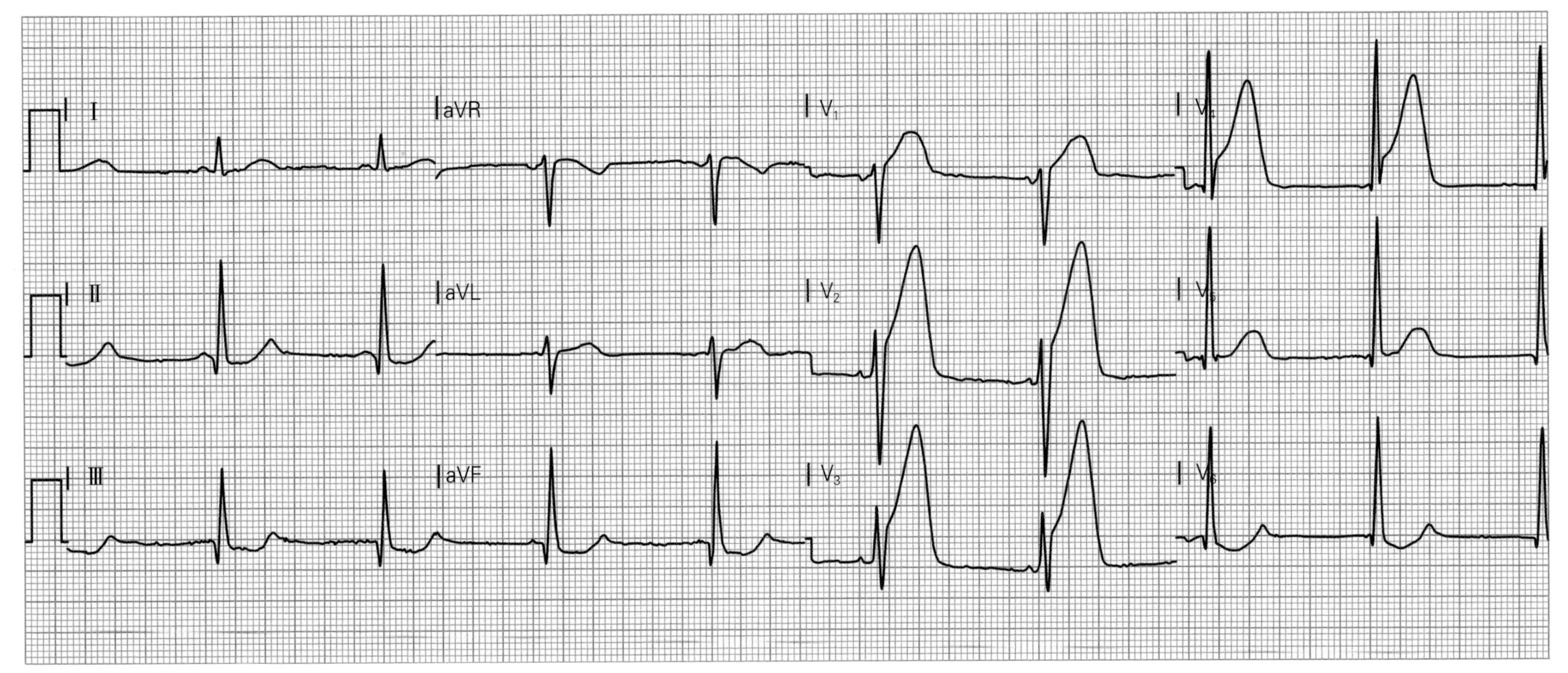

×1.0 0.05~150 Hz 25 mm/s

Ⅰ 侧壁	aVR —	V_1 间隔	V_4 前壁
Ⅱ 下壁	aVL 侧壁	V_2 间隔	V_5 侧壁
Ⅲ 下壁	aVF 下壁	V_3 前壁	V_6 侧壁

心率和节律？＿＿＿＿ 病理性 Q 波？＿＿＿＿ ST 段抬高？＿＿＿＿

ST 段压低？＿＿＿＿ T 波改变？＿＿＿＿ 镜像改变？＿＿＿＿

ST 段抬高变异？＿＿＿＿ 电轴？＿＿＿＿ 诊断：＿＿＿＿

图 5.97

下壁：Ⅱ，Ⅲ，aVF | 间隔：V_1，V_2 | 前壁：V_3，V_4 | **侧壁：Ⅰ，aVL，V_5，V_6**

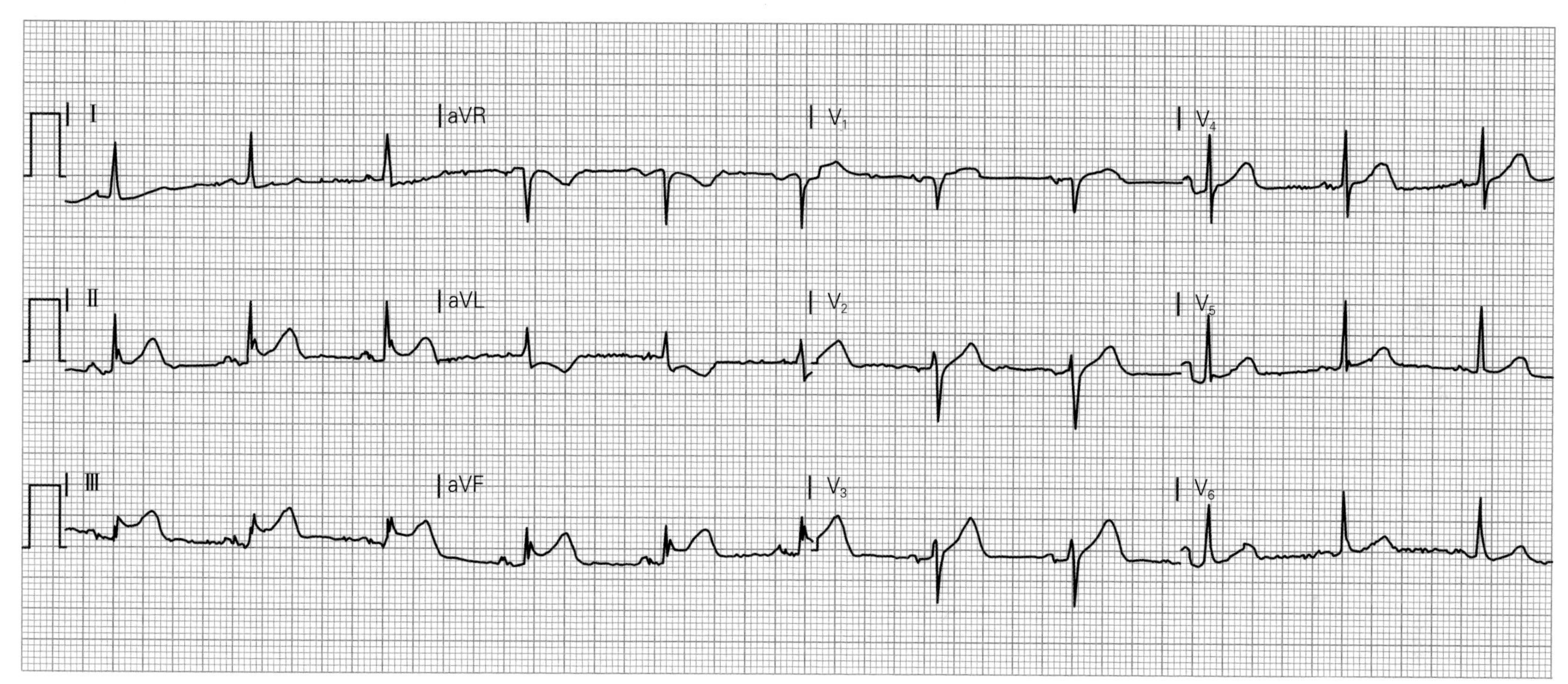

×1.0 0.05~150 Hz 25 mm/s

Ⅰ 侧壁	aVR —	V_1 间隔	V_4 前壁
Ⅱ 下壁	aVL 侧壁	V_2 间隔	V_5 侧壁
Ⅲ 下壁	aVF 下壁	V_3 前壁	V_6 侧壁

心率和节律? ______________________ 病理性 Q 波? ______________________ ST 段抬高? ______________________

ST 段压低? ______________________ T 波改变? ______________________ 镜像改变? ______________________

ST 段抬高变异? ______________________ 电轴? ______________________ 诊断: ______________________

图 5.98

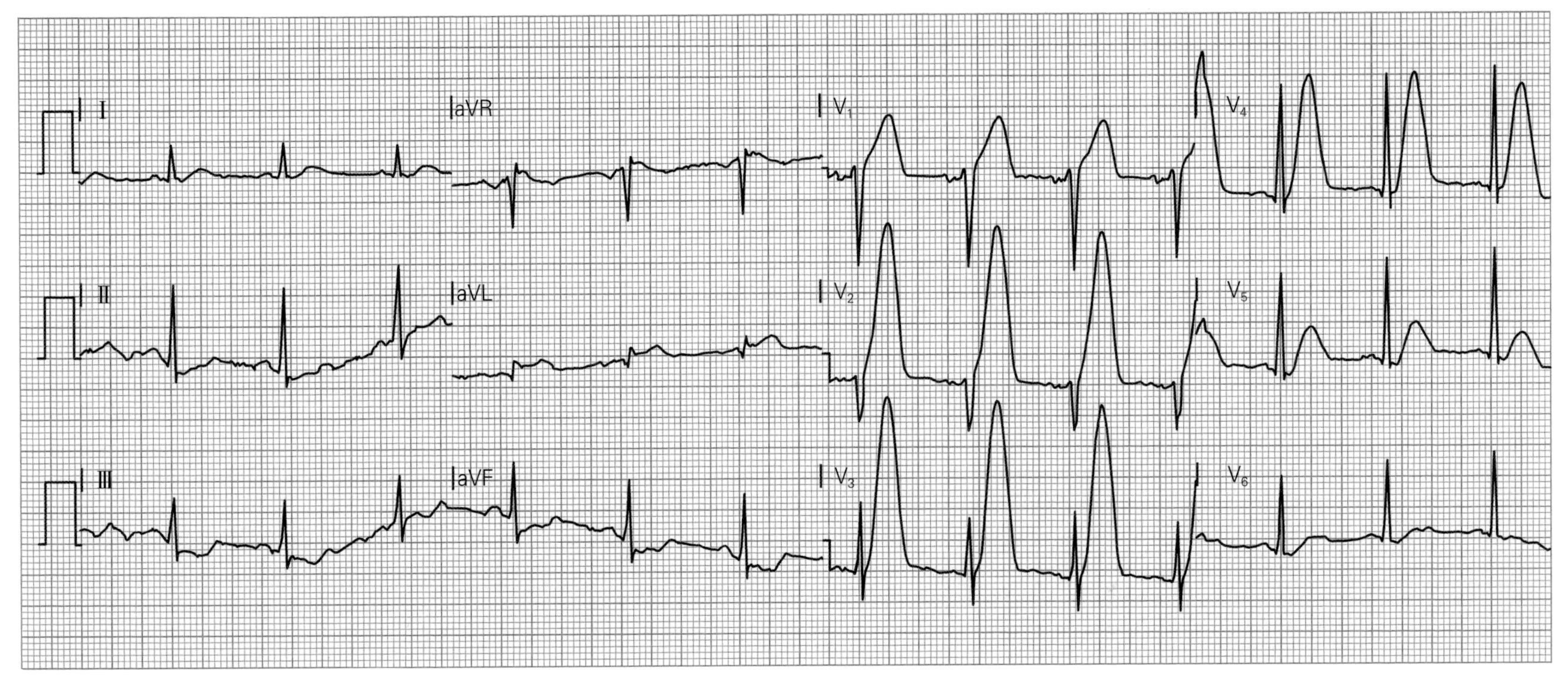

×1.0 0.05~150 Hz 25 mm/s

I 侧壁	aVR —	V_1 间隔	V_4 前壁
II 下壁	aVL 侧壁	V_2 间隔	V_5 侧壁
III 下壁	aVF 下壁	V_3 前壁	V_6 侧壁

心率和节律? ______ 病理性 Q 波? ______ ST 段抬高? ______

ST 段压低? ______ T 波改变? ______ 镜像改变? ______

ST 段抬高变异? ______ 电轴? ______ 诊断: ______

图 5.99

下壁：II，III，aVF | 间隔：V_1，V_2 | 前壁：V_3，V_4 | 侧壁：I，aVL，V_5，V_6

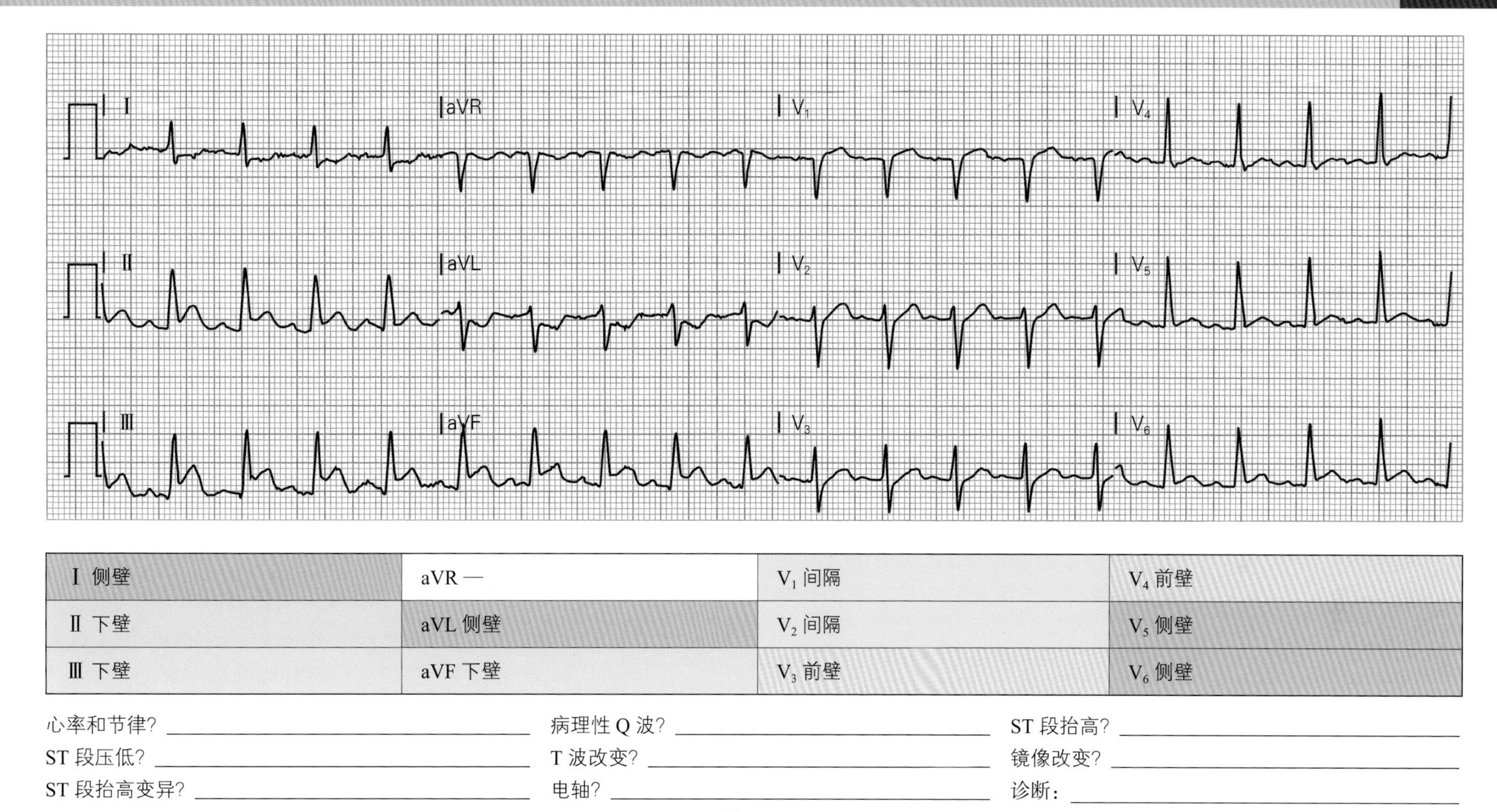

Ⅰ 侧壁	aVR —	V_1 间隔	V_4 前壁
Ⅱ 下壁	aVL 侧壁	V_2 间隔	V_5 侧壁
Ⅲ 下壁	aVF 下壁	V_3 前壁	V_6 侧壁

心率和节律? ______________________ 病理性 Q 波? ______________________ ST 段抬高? ______________________

ST 段压低? ______________________ T 波改变? ______________________ 镜像改变? ______________________

ST 段抬高变异? ______________________ 电轴? ______________________ 诊断: ______________________

图 5.100

心电图实践参考答案

图 5.1

心率和节律：室上性心动过缓，心率 52 次 / 分。

ST 段抬高：Ⅱ、Ⅲ、aVF、V_3、V_4、V_5、V_6。

T 波改变：aVL、V_1、V_2 导联倒置。

镜像改变：aVL。

电轴：正常。

诊断：下侧壁 STEMI，二度Ⅰ型房室传导阻滞，V_1、V_2 导联 R 波高尖及 ST 段压低，提示后壁受累。加做右胸及后壁导联，评估有无右室梗死、后壁梗死。V_3 导联提高，提示可能右冠状动脉供应心尖。

图 5.2

心率和节律：窦性心律，90 次 / 分。

ST 段抬高：aVR 和 V_1 导联轻度抬高。

ST 段压低：Ⅱ、Ⅲ、aVL、aVF、V_3~V_6。

电轴：正常。

诊断：不完全性左束支阻滞（QRS 波 112ms），aVR 和 V_1 导联抬高，合并 8 个及以上导联 ST 段压低，提示左主干或三支病变。

图 5.3

心率和节律：房颤，107 次 / 分。

ST 段压低：V_6 导联。

T 波改变：V_2 导联高尖。

镜像改变：正常。

电轴：不完全性右束支阻滞（V_1 导联呈 RSR 形，时限 90 ms），

诊断：Ⅰ导联和 V_4~V_6 基线漂移，结合临床表现，并多次复查心电图。

图 5.4

心率和节律：窦性心律，66 次 / 分，一度房室传导阻滞。

ST 段抬高：V_3。

T 波改变：aVL 导联直立。

ST 段抬高变异：左心室肥厚。

电轴：左偏。

诊断：左心室肥厚，非特异性室内传导阻滞（QRS 波 126ms）伴电轴左偏。

图 5.5

心率和节律：窦性心动过速，100 次 / 分，伴心室起搏。

病理性 Q 波：Ⅱ、Ⅲ、aVF、V_1~V_4。

ST 段抬高：V_1。

ST 段压低：Ⅰ、aVL，V_5、V_6。

ST 段抬高变异：心室起搏节律。

电轴：左偏。

诊断：心室起搏节律，不满足 Sgarbossa 标。起搏节律可能会掩盖 ST 段抬高。有鉴于此，考虑 STEMI 可能，结合临床表现，并多次复查心电图。

图 5.6

心率和节律：窦性心动过缓，51 次 / 分。

病理性 Q 波：Ⅲ、V_1。

ST 段抬高：aVF、V_2 轻度抬高。

电轴：正常。

诊断：窦性心动过缓，aVF 导联低电压，不然可能是正常心电图。

图 5.7

心率和节律：	窦性心动过缓，51 次 / 分。
ST 段抬高：	Ⅱ、Ⅲ、aVF。
ST 段压低：	Ⅰ、aVL，V_1~V_3。
T 波改变：	Ⅰ、aVL、V_1~V_4 导联 T 波倒置；Ⅱ、Ⅲ、aVF 高尖。
镜像改变：	Ⅰ、aVL。
电轴：	正常。
诊断：	下壁梗死合并非特异性室内阻滞（QRS 波 112 ms），有镜像改变，V_1~V_3 导联 ST 段压低，提示可能合并后壁受累，加做右胸及后壁导联，评估有无右室梗死、后壁梗死。

图 5.8

心率和节律：	窦性心律，71 次 / 分。
ST 段抬高：	V_1~V_3。
ST 段压低：	Ⅱ。
T 波改变：	V_2~V_4 导联 T 波倒置。
电轴：	正常。
诊断：	可能前间壁 STEMI（基线漂移使得鉴别困难）。

图 5.9

心率和节律：	窦性心律，75 次 / 分。
电轴：	正常。
诊断：	QRS 波低电压，R 波递增不良，电轴左偏，V_5 导联基线漂移。

图 5.10

心率和节律：	窦性心律，95 次 / 分。
病理性 Q 波：	Ⅰ。
ST 段抬高：	aVL、V_1~V_4。
ST 段压低：	V_5、V_6。
T 波改变：	Ⅱ、Ⅲ、aVF 导联 T 波高尖，V_2~V_4 导联 T 波倒置。
ST 段抬高变异：	左束支阻滞。
电轴：	正常。
诊断：	前间壁梗死合并左束支阻滞，V_4 导联 J 点抬高，与 QRS 波同向，满足 Sgarbossa 标准。Ⅰ导联低电压，Ⅰ、Ⅱ、Ⅲ、aVL 导联基线漂移。V_2~V_3 导联 R 波递增不良。

图 5.11

心率和节律：	窦性心动过速，109 次 / 分，偶发室性早搏。
ST 段抬高：	Ⅱ、Ⅲ、aVF 导联。
ST 段压低：	Ⅰ、aVL，V_2 导联。
T 波改变：	Ⅰ、aVL 导联 T 波倒置。
镜像改变：	Ⅰ、aVL。
电轴：	正常。
诊断：	下壁 STEMI 伴镜像改变，加做右胸 V_4R 导联，评估有无右室梗死。因为 V_2 导联 ST 段压低，考虑后壁缺血，建议加做后壁导联。

图 5.12

心率和节律： 窦性心律，60 次 / 分。
ST 段抬高： Ⅱ、Ⅲ、aVF 导联。
ST 段压低： aVL。
T 波改变： Ⅱ、Ⅲ、aVF 导联 T 波高尖，aVL 导联 T 波倒置。
镜像改变： aVL。
电轴： 正常。
诊断： 下壁心尖梗死，加做右胸 V_4R 导联，评估有无右室梗死。V_2~V_3 导联 R 波递增不良。Ⅰ、aVL、Ⅰ、Ⅲ、aVF、V_5、V_6 导联有干扰。

图 5.13

心率和节律： 窦性心律，62 次 / 分，伴一度房室传导阻滞。
T 波改变： aVL、V_6 导联。
电轴： 正常。
诊断： 左前分支阻滞（电轴左偏，aVL 导联 qR，QRS 波 116 ms），V_2 导联 QRS 波低电压，R 波递增不良，非特异性 T 波异常。

图 5.14

心率和节律： 窦性心律，98 次 / 分，左束支阻滞。
ST 段抬高： V_1~V_4。
ST 段抬高变异： 左束支阻滞。
电轴： 左偏。
诊断： STEMI 或新发的左束支阻滞（QRS 波 176 ms）。V_2 导联 QRS 电压约 40 mV，ST 段抬高约 7 mm。≥ 5 mm 的 ST 段抬高，满足 Sgarbossa 标准，但不满足修订版的 Sgarbossa 标准。因此，这可能是新发的左束支阻滞，应该结合临床症状和心电图复查进一步评估。

图 5.15

心率和节律： 窦性心律，82 次 / 分。
ST 段抬高： V_1~V_3。
ST 段抬高变异： 良性早复极？心包炎？
电轴： 正常。
诊断： 可能是前间壁 STEMI。良性早复极和心包炎也可能是 ST 段抬高的病因。另外，V_1~V_3 导联 ST 段轻度抬高，可能是正常变异。建议结合临床症状和心电图复查进一步评估。

图 5.16

心率和节律： 窦性心律，75 次 / 分。
ST 段抬高： V_1~V_3。
ST 段压低： Ⅱ、Ⅲ、aVF。
T 波改变： V_2~V_3 导联 T 波高尖。
电轴： 正常。
诊断： 前间壁 STEMI，V_2~V_3 导联 ST 段抬高，伴 T 波高尖。这种 T 波异常还见于高钾血症，但是本次基底较宽的 T 波，提示超急性 T 波改变。

图 5.17

心率和节律： 窦性心律，85 次 / 分。
病理性 Q 波： V_1~V_3。
ST 段抬高： aVL 和 V_4。
ST 段压低： Ⅱ、Ⅲ、aVF。
T 波改变： Ⅱ、Ⅲ、aVF 导联 T 波倒置。
电轴： 右偏。
诊断： Ⅱ、Ⅲ、aVF 和 V_6 导联 QRS 波起始处顿挫，伴 QRS 波增宽（114 ms），提示 WPW 综合征。建议结合临床症状，胸前导联 R 波递增不良。

图 5.18

心率和节律：房颤心律，81 次 / 分。

ST 段抬高：Ⅰ、aVL。

ST 段压低：Ⅱ、Ⅲ、aVF。

镜像改变：Ⅱ、Ⅲ、aVF。

电轴：左偏。

诊断：高侧壁 STEMI，Ⅱ、Ⅲ、aVF 导联出现镜像改变。

图 5.19

心率和节律：心房起搏心律，80 次 / 分。

电轴：正常。

诊断：心房起搏，心室传导正常。ST 段抬高的法则同样适用，建议结合临床症状和心电图复查进一步评估。

图 5.20

心率和节律：窦性心律，85 次 / 分。

ST 段抬高：Ⅱ、Ⅲ、aVF。

ST 段压低：Ⅰ、aVL，V_1~V_6。

T 波改变：Ⅱ、Ⅲ、aVF 导联 T 波高尖，aVL、V_1~V_6 导联倒置。

镜像改变：Ⅰ、aVL。

电轴：正常。

诊断：下壁 STEMI 伴有镜像改变。可能合并后壁梗死。V_2~V_6 导联 R 波递增不良。Ⅰ、aVL 导联基线漂移。建议增加右胸、后壁导联，并且结合临床症状。

图 5.21

心率和节律：房颤，多源室早，心率 82~117 次 / 分。

ST 段抬高：Ⅱ、V_5。

T 波改变：aVL 导联导致。

电轴：左偏。

诊断：右束支传导阻滞及左前分支阻滞。接近左心室肥厚诊断标准。

图 5.22

心率和节律：窦性心律，77 次 / 分，一度房室传导阻滞。

ST 段抬高：Ⅱ、Ⅲ、aVF。

ST 段压低：Ⅰ、aVL、V_1~V_2。

电轴：正常。

诊断：下壁 STEMI 伴镜像改变。R 波递增不良，建议增加右胸、后壁导联。

图 5.23

心率和节律：窦性心律，71 次 / 分，一度房室传导阻滞。

病理性 Q 波：V_1~V_3。

ST 段抬高：V_2、V_3。

ST 段压低：V_5、V_6。

电轴：左偏。

诊断：可能前间壁 STEMI，R 波递增不良，因为干扰，J 点和 TP 段不容易辨认。V_1~V_3 导联呈 QS 形。鉴别诊断是正常变异、陈旧梗死合并室壁瘤；建议联合临床表现并动态观察心电图 ST 段变化。

图 5.24

心率和节律：　窦性心律，91 次 / 分，偶发频发室性早搏。

ST 段抬高：　aVR 导联轻度抬高。

ST 段压低：　Ⅰ、Ⅱ、Ⅲ、aVF、V_2~V_6。

电轴：　正常。

诊断：　下壁和前侧壁缺血，因为多导联 ST 段压低及 aVR 导联 ST 段抬高，考虑左主干或三支病变，建议联合临床表现并动态观察心电图 ST 段变化。

图 5.25

心率和节律：　窦性心动过缓，59 次 / 分。

ST 段抬高：　Ⅰ、Ⅱ、aVL、V_2~V_6。

ST 段压低：　Ⅲ、aVR、aVF。

T 波改变：　V_2~V_5 导联 T 波高尖。

ST 段抬高变异：　心包炎？

电轴：　正常。

诊断：　考虑广泛心肌缺血，Ⅰ、Ⅱ、Ⅲ导联基线漂移。肢体导联低电压，V_1 导联看上去正常。如果患者是 STEMI，则缺血范围累及下壁、间隔、前壁和侧壁。如果是 ST 段变异，可能是心包炎。建议联合临床表现并动态观察心电图 ST 段变化。

图 5.26

心率和节律：　窦性心律，73 次 / 分，频发房早。

电轴：　正常。

诊断：　正常心电图，请结合临床。

图 5.27

心率和节律：　窦性心律，94 次 / 分。

病理性 Q 波：　Ⅲ、aVF。

ST 段抬高：　Ⅱ、Ⅲ、aVF，V_1、V_3~V_5。

ST 段压低：　Ⅰ、aVL。

T 波改变：　Ⅱ、Ⅲ、aVF、V_2 导联 T 波高尖。

镜像改变：　Ⅰ、aVL。

电轴：　正常。

诊断：　下壁 STEMI 伴镜像改变。可疑后壁、右室及心尖梗死，Ⅰ导联有干扰，建议结合临床症状并增加右胸、后壁导联。

图 5.28

心率和节律：　窦性心律，67 次 / 分。

ST 段抬高：　V_3。

电轴：　正常。

诊断：　不完全性右束支阻滞（QRS 波 108ms），患者是一个 16 岁的晕厥男孩，注意 V_2 导联 rSr 形，并伴有 ST 段抬高及 T 波高尖，呈马鞍形。这种情况见于导联放置位置过高、正常变异及 Brugada 综合征。建议仔细评估患者病史和临床表现。

图 5.29

心率和节律：　窦性心律，75 次 / 分。

ST 段抬高：　V_2~V_6。

T 波改变：　V_1 导联 T 波倒置。

电轴：　左偏。

诊断：　前间壁 STEMI 延伸至侧壁。Ⅰ、Ⅱ、Ⅲ、aVF 导联有干扰，使得 ST 段抬高不容易识别。

图 5.30

心率和节律：　窦性心动过缓，54 次 / 分。

病理性 Q 波：　Ⅱ、Ⅲ、aVF。

ST 段抬高：　Ⅱ、Ⅲ、aVF。

ST 段压低：　Ⅰ、aVL。

T 波改变：　Ⅲ、aVF 导联 T 波高尖，V_5、V_6 导联低平，Ⅰ、aVL、

镜像改变：　V_2~V_4 导联倒置。

电轴：　Ⅰ、aVL。

诊断：　正常。

下壁 STEMI 伴镜像改变。可疑后壁梗死及陈旧性前间壁梗死，Ⅱ、Ⅲ、V_1 和 V_6 导联基线漂移。建议结合临床症状并增加右胸、后壁导联。

图 5.31

心率和节律：　窦性心律，74 次 / 分，伴左束支阻滞。

病理性 Q 波：　Ⅲ、V_1、V_2。

ST 段抬高：　V_1~V_3。

ST 段压低：　V_6。

T 波改变：　aVL 导联倒置，V_2~V_4 导联高尖。

ST 段抬高变异：　左束支阻滞。

电轴：　左偏。

诊断：　左束支阻滞（QRS 波 138 ms），不满足 Sgarbossa 诊断标准，建议结合临床症状并动态复查心电图。

图 5.32

心率和节律：　窦性心律，55 次 / 分。

ST 段抬高：　V_5、V_6。

T 波改变：　V_1 导联倒置。

电轴：　正常。

诊断：　V_5~V_6 导联 ST 段临界抬高，Ⅱ、aVF 可疑正常，建议结合临床症状并动态复查心电图。

图 5.33

心率和节律：　房扑，94 次 / 分，房室传导阻滞。

ST 段压低：　V_5、V_6。

T 波改变：　Ⅰ、aVL、V_5、V_6 导联倒置。

ST 段抬高变异：　左心室肥厚。

电轴：　左偏。

诊断：　左心室肥厚（Ⅲ导联 S 波 +aVL 导联 R 波 =21 mm），伴有复极异常。患者是一个 77 岁白人女性。

图 5.34

心率和节律：　窦性心律，78 次 / 分，偶发早搏。

ST 段抬高：　V_1~V_4。

ST 段压低：　Ⅱ、Ⅲ、aVF。

T 波改变：　V_2~V_5 导联 T 波高尖。

电轴：　正常。

诊断：　前间壁 STEMI。

图 5.35

心率和节律：窦性心动过速，107 次 / 分。
T 波改变：Ⅰ、aVL 导联倒置，V_2 导联高尖。
电轴：正常。
诊断：非特异性 T 波异常，大部分导联有干扰，请结合临床症状。

图 5.36

心率和节律：窦性心律，92 次 / 分。
ST 段抬高：Ⅱ、Ⅲ、aVF。
ST 段压低：Ⅰ、aVL、V_2、V_4~V_6。
T 波改变：Ⅱ、Ⅲ、aVF 导联高尖，Ⅰ、aVL、V_1、V_2 倒置。
镜像改变：Ⅰ、aVL。
电轴：正常。
诊断：下壁 STEMI 伴镜像改变，建议结合临床症状并增加右胸、后壁导联。

图 5.37

心率和节律：窦性心律，75 次 / 分，伴左束支阻滞。
ST 段抬高：V_1~V_3。
ST 段压低：V_5~V_6。
ST 段抬高变异：左束支阻滞。
电轴：左偏。
诊断：可能是前间壁 STEMI 或者新发左束支阻滞（QRS 波 144 ms），不满足 Sgarbossa 诊断标准，但不能完全除外梗死。建议结合临床症状并动态复查心电图。

图 5.38

心率和节律：窦性心律，83 次 / 分，伴右束支阻滞及左前分支阻滞。
病理性 Q 波：Ⅰ、aVL、V_3~V_6。
ST 段压低：V_1~V_4。
T 波改变：V_1~V_4 导联 T 波倒置。
电轴：左偏。
诊断：双分支阻滞，请结合临床。

图 5.39

心率和节律：窦性心律，62 次 / 分。
ST 段抬高：Ⅰ、aVL、V_2~V_6。
ST 段压低：Ⅲ、aVF。
T 波改变：V_2~V_5 导联高大。
镜像改变：Ⅲ、aVF。
电轴：左偏。
诊断：广泛前侧壁 STEMI 伴镜像改变。建议结合临床症状并动态复查心电图。

图 5.40

心率和节律：窦性心律，61 次 / 分，伴左束支阻滞。
ST 段抬高：V_1、V_2。
ST 段压低：V_4~V_6。
T 波改变：Ⅰ、aVL 导联 T 波倒置。
ST 段抬高变异：左束支阻滞。
电轴：左偏。
诊断：左束支阻滞，建议结合临床症状并动态复查心电图。

图 5.41

心率和节律：窦性心律，95 次 / 分。

病理性 Q 波：V_2。

ST 段抬高：V_1~V_3。

T 波改变：aVL 导联 T 波倒置。

电轴：左偏。

诊断：前间壁 STEMI（若症状支持），V_5~V_6 导联基线漂移，V_2 导联 QS 形，伴 R 波递增不良。需要和陈旧性梗死相鉴别，建议结合临床症状并动态复查心电图。

图 5.42

心率和节律：窦性心律，91 次 / 分。

病理性 Q 波：Ⅲ、aVF。

电轴：左偏。

诊断：Ⅲ、aVF 导联可见病理性 Q 波，提示下壁梗死，请结合临床症状。

图 5.43 窦性心律，79 次 / 分。

心率和节律：V_2~V_6。

ST 段抬高：Ⅲ、V_1 导联 T 波倒置。

T 波改变：良性早复极？

ST 段抬高变异：正常。

电轴：V_1 导联有干扰，V_2 导联 J 点抬高 1 mm。这是一个 33 岁的

诊断：白人男性，可能的病因是良性早复极。请结合临床症状。

图 5.44

心率和节律：窦性心律，58 次 / 分。

ST 段抬高：V_1~V_3。

ST 段压低：Ⅲ、aVF。

T 波改变：Ⅲ导联 T 波倒置，V_2~V_4 导联高大。

电轴：左偏。

诊断：前间壁 STEMI，建议结合临床症状并动态复查心电图。

图 5.45

心率和节律：窦性心律，65 次 / 分。

ST 段抬高：Ⅱ、Ⅲ、aVF。

ST 段压低：Ⅰ、aVL。

T 波改变：Ⅱ、Ⅲ、aVF、V_3~V_6 导联 T 波高尖，Ⅰ、aVL 导联 T 波倒置。

镜像改变：Ⅰ、aVL。

电轴：正常。

诊断：下壁 STEMI，伴镜像改变，建议增加右胸、后壁导联。

图 5.46

心率和节律：窦性心律，68 次 / 分。

病理性 Q 波：Ⅲ、aVF。

ST 段抬高：Ⅱ、Ⅲ、aVF、V_5、V_6。

ST 段压低：Ⅰ、aVL，V_1~V_4。

T 波改变：Ⅱ、Ⅲ、aVF 导联高尖，Ⅰ、aVL、V_2、V_3 导联倒置。

镜像改变：Ⅰ、aVL。

电轴：正常。

诊断：下壁梗死伴镜像改变，可能有后壁梗死，V_4 和 V_5 导联，R 波递增不良，Ⅰ、Ⅱ导联有干扰。建议结合临床，并增加右胸、后壁导联。

图 5.47

心率和节律：窦性心律，75 次 / 分。
电轴：正常。
诊断：正常心电图，V_1 导联有干扰。

图 5.48

心率和节律：窦性心律，76 次 / 分伴左束支阻滞。
病理性 Q 波：V_1~V_4。
ST 段抬高：Ⅰ、aVL、V_5、V_6 导联倒置。
ST 段抬高变异：左束支阻滞。
电轴：左偏。
诊断：可疑前间壁梗死及新发左束支阻滞（QRS 波 144 ms）。不满足 Sgarbossa 诊断标准，但不能完全除外梗死。建议结合临床症状并动态复查心电图。

图 5.49

心率和节律：窦性心动过速，136 次 / 分，伴 PR 间期缩短（116 ms），短 QT 间期（228 ms）。
ST 段抬高：Ⅱ、Ⅲ、aVF 临界抬高。
ST 段压低：aVL。
T 波改变：aVL 导联倒置。
镜像改变：aVL。
ST 段抬高变异：心包炎？
电轴：正常。
诊断：可能是下壁 STEMI，干扰导致 J 点和基线判断困难。但心包炎可能导致 aVR 导联 PR 段抬高及 aVL 导联改变。建议结合临床症状，加做右胸导联，并动态复查心电图。

图 5.50

心率和节律：窦性心律，83 次 / 分伴一度房室传导阻滞（PR 间期 228 ms，QRS 波 156 ms）。
ST 段抬高：Ⅲ、aVF。
ST 段压低：Ⅰ、aVL、V_4~V_6。
T 波改变：Ⅰ、V_3、V_4~V_6 导联 T 波倒置。
镜像改变：Ⅰ、aVL。
电轴：右偏。
诊断：可能是下壁 STEMI 和右束支阻滞，Ⅲ、aVF 导联 ST 段轻度抬高。右束支阻滞可能导致 ST 段抬高。Ⅲ导联 ST 段与 QRS 波的同向性，提示 STEMI。建议结合临床症状，加做右胸导联，并动态复查心电图。

图 5.51

心率和节律：窦性心律，67 次 / 分。
T 波改变：V_1 导联倒置。
电轴：正常。
诊断：正常心电图，仅Ⅲ导联某一个 QRS 波 ST 段压低，但其他导联没有。

图 5.52

心率和节律：窦性心律，61 次 / 分，偶发室上性早搏。
ST 段抬高：Ⅱ、Ⅲ、V_5、V_6。
ST 段压低：Ⅰ、aVL、V_1、V_2。
镜像改变：Ⅰ、aVL。
电轴：正常。
诊断：下壁梗死伴有镜像改变，建议结合临床症状，加做右胸导联，并动态复查心电图。

图 5.53

心率和节律： 房颤，153 次 / 分，早搏伴差传。

ST 段压低： Ⅰ、Ⅱ、aVL、V_6。

电轴： 左偏。

诊断： ST段非特异性异常，建议结合临床症状，并动态复查心电图。

图 5.54

心率和节律： 窦性心律，86 次 / 分。

ST 段抬高： V_2~V_5。

T 波改变： V_2~V_5 导联高尖，Ⅲ导联倒置。

ST 段抬高变异： 良性早复极?

电轴： 正常。

诊断： 可能是前间壁 STEMI 或者良性早复极。患者是 21 岁白人男性，更可能是良性早复极。建议结合临床症状，并动态复查心电图。

图 5.55

心率和节律： 宽 QRS 波（QRS 波 252ms）心动过速，心率 181 次 / 分。

ST 段抬高变异： 室性心动过速，左束支阻滞。

电轴： 左偏。

诊断： 宽 QRS 波心动过速（可能是房颤伴左束支阻滞）。室上速伴差传及室性心动过速，都可能导致 ST 段抬高。建议结合临床症状，并动态复查心电图。

图 5.56

心率和节律： 交界性心动过速，55 次 / 分。

ST 段抬高： Ⅱ、Ⅲ、aVF。

ST 段压低： Ⅰ、aVL、V_1~V_4。

T 波改变： aVL、V_1 导联倒置。

镜像改变： aVL。

电轴： 正常。

诊断： 下壁 STEMI，可能后壁也受累。建议加做右胸及后壁导联，并且结合临床症状。

图 5.57

心率和节律： 窦性心律，93 次 / 分。

ST 段抬高： Ⅱ、Ⅲ、aVF、V_4~V_6。

ST 段压低： aVL、V_1~V_3。

镜像改变： aVL。

电轴： 正常。

诊断： 下壁 STEMI，V_1~V_3 压低提示后壁也受累。建议加做右胸及后壁导联，并且结合临床症状。

图 5.58

心率和节律：窦性心动过速，153 次 / 分，左前分支阻滞。

病理性 Q 波：Ⅱ、V_1~V_3。

ST 段抬高：Ⅲ、aVF、V_3、V_4。

ST 段压低：aVL、V_5、V_6。

T 波改变：V_5、V_6 导联倒置。

镜像改变：aVL。

电轴：左偏。

诊断：可能是下壁 STEMI，左前分支阻滞，前间隔梗死，年龄未知。大部分导联都有干扰，满足左心室肥厚标准，建议加做右胸导联，并且结合临床症状，动态复查。

图 5.59

心率和节律：窦性心律，73 次 / 分，左束支阻滞。

ST 段抬高：V_1、V_2。

ST 段压低：Ⅰ、Ⅱ、aVL、aVF、V_5、V_6。

ST 段抬高变异：左束支阻滞。

电轴：左偏。

诊断：可能是前间壁梗死或者新发左束支阻滞。不满足 Sgarbossa 诊断标准，但不能完全除外梗死。建议结合临床症状并动态复查心电图。

图 5.60

心率和节律：窦性心律，74 次 / 分。

ST 段抬高：V_5、V_6。

T 波改变：aVL 导联倒置。

电轴：正常。

诊断：可能是侧壁 STEMI。V_6 导联 ST 段抬高，但 V_5 仅临界抬高。心电图质量不佳，不能有效分析 V_5。结合临床症状，动态复查。

图 5.61

心率和节律：起搏节律，91 次 / 分。

ST 段抬高：Ⅱ、Ⅲ、aVF。

ST 段压低：Ⅰ、aVL、V_2~V_4。

T 波改变：Ⅱ、Ⅲ、aVF 导联 T 波高尖，Ⅰ、aVL 导联倒置。

镜像改变：Ⅰ、aVL。

ST 段抬高变异：起搏节律。

电轴：左偏。

诊断：可能是下壁 STEMI。可见宽 QRS 波及心室起搏。心室起搏可以导致 ST 段抬高，但不能除外合并梗死的可能性。起搏节律下，ST 段抬高 5 mm 以上，提示 STEMI。该患者Ⅱ、Ⅲ导联可能满足标准。ST 段压低同向性，也提示 STEMI。建议加做右胸导联，并且结合临床症状，动态复查。

图 5.62

心率和节律：窦性心律，89 次 / 分。

电轴：正常。

诊断：非特异性 T 波异常，V_5 和 V_6 导联基线不稳，大部分肢体导联有干扰，请结合临床症状。

图 5.63

心率和节律：窦性心律，82 次 / 分。

ST 段抬高：V_1~V_3。

T 波改变：Ⅲ导联倒置，V_2、V_3 导联高尖。

电轴：正常。

诊断：V_1~V_3 导联临界性 ST 段抬高，尤其是 V_2。目前无 STEMI 证据，建议结合临床症状，动态复查。

图 5.64

心率和节律：窦性心律，99 次 / 分。

ST 段抬高：Ⅰ、aVL、V_2~V_6。

ST 段压低：Ⅱ、Ⅲ、aVF。

T 波改变：Ⅱ、Ⅲ、aVF。

电轴：正常。

诊断：前侧壁 STEMI，Ⅰ、Ⅲ导联基线漂移。大部分肢体导联有干扰，建议结合临床症状。

图 5.65

心率和节律：窦性心律，58 次 / 分。

ST 段抬高：Ⅰ、aVL、V_4~V_6。

ST 段压低：Ⅱ、Ⅲ、aVF。

镜像改变：Ⅱ、Ⅲ、aVF。

电轴：正常。

诊断：广泛前侧壁梗死，建议结合临床症状，动态复查。

图 5.66

心率和节律：窦性心律，56 次 / 分。

T 波改变：V_1 导联 T 波倒置。

电轴：正常。

诊断：窦性心动过缓，余未见异常，请结合临床。

图 5.67

心率和节律：窦性心律，71 次 / 分。

ST 段抬高：Ⅱ、Ⅲ、aVF。

ST 段压低：V_2~V_4。

T 波改变：V_1 导联 T 波倒置。

镜像改变：aVL。

电轴：正常。

诊断：下壁 STEMI，肢体导联低电压，V_2~V_4 导联 ST 段压低提示后壁也受累。建议加做右胸及后壁导联，并且结合临床症状，动态复查。

图 5.68

心率和节律：窦性心律，71 次 / 分，左束支阻滞。

ST 段抬高：V_1~V_4。

ST 段压低：Ⅰ、aVL、V_5、V_6。

ST 段抬高变异：左束支阻滞。

电轴：左偏。

诊断：可能是前间壁梗死或者新发左束支阻滞。不满足 Sgarbossa 诊断标准，但不能完全除外梗死。建议结合临床症状并动态复查心电图。

图 5.69

心率和节律：窦性心律，74 次 / 分，右束支阻滞。

ST 段抬高：Ⅲ、aVF。

T 波改变：V_1、V_2 导联倒置。

电轴：左偏。

诊断：右束支阻滞（QRS 波 130 ms），无心肌梗死证据，ST 段抬高和右束支阻滞有关。建议结合临床症状。肢体导联、V_1 导联有干扰，V_1~V_2 导联基线漂移。

图 5.70

心率和节律：窦性心律，86 次 / 分。

ST 段抬高：V_1~V_4。

T 波改变：Ⅲ导联倒置，V_2~V_4 导联高尖。

电轴：正常。

诊断：前间壁 STEMI，V_6 导联基线漂移，建议结合临床症状并动态复查心电图。

图 5.71

心率和节律：窦性心律，74 次 / 分。

T 波改变：V_1~V_4 导联 T 波高尖。

电轴：正常。

诊断：虽然没有满足 STEMI 诊断标准，但 V_1~V_4 导联 T 波高尖可能是超急性改变，建议结合临床症状并动态复查心电图。

图 5.72

心率和节律：房颤伴右束支阻滞，87 次 / 分。

电轴：右偏。

诊断：右束支阻滞（QRS 波 136 ms），右心室肥厚，请结合临床。

图 5.73

心率和节律：窦性心律，78 次 / 分。

病理性 Q 波：Ⅱ、Ⅲ、aVF。

ST 段抬高：Ⅰ、aVL、V_2~V_5。

ST 段压低：Ⅱ、Ⅲ、aVF。

T 波改变：Ⅱ、Ⅲ、aVF 导联 T 波倒置。

镜像改变：Ⅱ、Ⅲ、aVF。

电轴：左偏。

诊断：考虑广泛前侧壁 STEMI，V_1、V_2 导联 RSR 形态提示右心室内传导延迟。建议结合临床症状并动态复查心电图。

图 5.74

心率和节律：窦性心律，95 次 / 分。

ST 段压低：V_2~V_5。

T 波改变：Ⅲ导联 T 波倒置。

电轴：正常。

诊断：考虑孤立性后壁梗死，建议增加导联。非特异性室内传导阻滞，建议结合临床。

图 5.75

心率和节律：室上性心动过缓，42 次 / 分。

ST 段抬高：Ⅱ、Ⅲ、aVF、V_2~V_6。

ST 段压低：Ⅰ、aVL。

镜像改变：Ⅰ、aVL。

电轴：正常。

诊断：下壁心肌梗死合并镜像改变，肢体导联基线漂移，建议加做右胸及后壁导联，并且结合临床症状，动态复查。

图 5.76

心率和节律：窦性心动过速，140 次 / 分，偶发早搏，左束支阻滞。

ST 段抬高：Ⅰ、aVL，V_4~V_6。

ST 段压低：Ⅱ、Ⅲ、aVF。

镜像改变：Ⅱ、Ⅲ、aVF。

ST 段抬高变异：左束支阻滞。

电轴：左偏。

诊断：侧壁 STEMI，V_4~V_6 导联 ST 段同向抬高。可能有左心房扩大。P 波不清晰，可能有心房扑动导致的 J 点抬高。大部分导联基线漂移，建议结合临床症状，动态复查。

图 5.77

心率和节律：窦性心动过缓，55 次 / 分。

ST 段抬高：Ⅱ、Ⅲ、aVF、V_2~V_6。

ST 段压低：aVL。

T 波改变：Ⅱ、aVF、V_2~V_6 导联高尖。

镜像改变：aVL。

ST 段抬高变异：心包炎？

电轴：正常。

诊断：广泛 ST 段抬高，心肌炎是一个重要的病因，但是 aVL 导联 ST 段压低，提示 STEMI。大部分肢体导联有干扰，胸导联基线漂移。建议结合临床症状，动态复查。

图 5.78

心率和节律：窦性心动过缓，54 次 / 分。

ST 段抬高：V_1~V_4。

ST 段抬高变异：左束支阻滞。

电轴：正常。

诊断：左束支阻滞的 ST 段抬高，多见于 V_1~V_3，偶尔累及 V_4。该心电图就是这种情形。Ⅲ、aVL、V_4~V_6 导联有干扰。请结合临床。

图 5.79

心率和节律：窦性心动过速，136 次 / 分。

病理性 Q 波：V_1~V_4。

电轴：正常。

诊断：QRS 波低电压，Ⅰ、Ⅲ、V_6 导联基线偏移，请结合临床。

图 5.80

心率和节律：窦性心动过缓，50 次 / 分，PR 间期缩短（104 ms）。
ST 段压低：Ⅱ、Ⅲ、aVF，V_4~V_6。
T 波改变：V_3 导联 T 波双向，V_4~V_6 导联 T 波倒置。
电轴：右偏。
诊断：前侧壁缺血。建议结合临床症状，动态复查。

图 5.81

心率和节律：窦性心律，78 次 / 分，一度房室传导阻滞，PR 间期缩短（220 ms）。
ST 段抬高：V_2。
ST 段压低：Ⅰ、aVL、V_4~V_6。
T 波改变：Ⅰ、aVL、V_4~V_6 导联 T 波倒置。
ST 段抬高变异：左心室肥厚。
电轴：左偏。
诊断：可能侧壁缺血，符合左心室肥厚标准。建议结合临床症状，动态复查。

图 5.82

心率和节律：窦性心律，81 次 / 分。
病理性 Q 波：V_1、V_2。
ST 段抬高：V_1~V_4。
ST 段压低：Ⅱ、Ⅲ、aVF。
T 波改变：V_2~V_4 导联高尖。
电轴：正常。
诊断：前侧壁 STEMI，建议结合临床症状，动态复查。

图 5.83

心率和节律：窦性心律，64 次 / 分。
病理性 Q 波：
ST 段抬高：Ⅱ、aVF、V_5、V_6。
ST 段压低：V_2。
T 波改变：V_1 导联 T 波倒置。
ST 段抬高变异：心包炎。
电轴：正常。
诊断：下侧壁 STEMI，未见镜像改变，可以考虑心包炎，但心电图有定位，所以也不符合。建议增加右胸导联，结合临床症状，动态复查。

图 5.84

心率和节律：窦性心律，73 次 / 分。
病理性 Q 波：V_2、V_4。
ST 段抬高：Ⅰ、aVL、V_1~V_5。
ST 段压低：Ⅱ、Ⅲ、aVF。
T 波改变：V_1~V_5 导联高尖。
镜像改变：Ⅱ、Ⅲ、aVF。
电轴：正常。
诊断：广泛前侧壁 STEMI。建议结合临床症状，动态复查。

图 5.85

心率和节律：室上性心律，91 次 / 分。

ST 段抬高：V_1~V_3。

ST 段压低：Ⅰ、Ⅱ、aVL、V_4~V_6。

ST 段抬高变异：左心室肥厚。

电轴：左偏。

诊断：心电图质量差，可能是前侧壁 STEMI。电压符合左心室肥厚标准。建议结合临床症状，动态复查。

图 5.86

心率和节律：窦性心律，100 次 / 分。

病理性 Q 波：Ⅲ。

ST 段抬高：Ⅲ、aVF、Ⅱ导联临界性抬高。

ST 段压低：aVL。

T 波改变：aVL。

镜像改变：aVL。

电轴：正常。

诊断：下壁 STEMI 伴镜像改变。建议加做右胸及后壁导联，并且结合临床症状。

图 5.87

心率和节律：窦性心律，69 次 / 分，偶发早搏。

T 波改变：V_4、V_5 导联高尖。

电轴：正常。

诊断：V_1、V_2 导联 RSR，提示右心室内传导延迟（QRS 波 110 ms）。建议结合临床症状。

图 5.88

心率和节律：窦性心动过速，113 次 / 分，一度房室传导阻滞，PR 间期 332 ms，左束支阻滞。

ST 段抬高：V_1~V_3。

ST 段压低：V_6。

ST 段抬高变异：左束支阻滞。

电轴：正常。

诊断：可能是前间壁 STEMI，但也有 QRS 波增宽和左束支阻滞。肢体导联有干扰。建议结合临床症状，动态复查。

图 5.89

心率和节律：窦性心动过速，107 次 / 分。

ST 段抬高：Ⅱ、Ⅲ、aVF。

ST 段压低：Ⅰ、aVL。

T 波改变：Ⅰ、aVL 导联 T 波倒置。

镜像改变：Ⅰ、aVL。

电轴：正常。

诊断：下壁 STEMI 伴镜像改变。建议加做右胸导联，结合临床症状，动态复查。

图 5.90

心率和节律：窦性心律，84 次 / 分。

电轴：正常。

诊断：正常心电图，建议结合临床。

图 5.91

心率和节律：房颤，115 次 / 分。

病理性 Q 波：Ⅲ、aVF。

ST 段抬高：Ⅱ、Ⅲ、aVF、V_5、V_6。

ST 段压低：Ⅰ、aVL、aVF、V_1~V_3。

T 波改变：V_1、V_2 导联 T 波倒置。

镜像改变：Ⅰ、aVL。

电轴：右偏。

诊断：下侧壁 STEMI 伴镜像改变。V_1~V_3 导联 ST 段压低提示后壁受累。建议加右胸和后壁导联，结合临床症状，动态复查。

图 5.92

心率和节律：窦性心律，92 次 / 分，房早未下传。

电轴：正常。

诊断：窦性心律伴房早未下传，除此之外未见异常。肢体导联有干扰，建议结合临床。

图 5.93

心率和节律：窦性心律，92 次 / 分。

病理性 Q 波：Ⅱ、Ⅲ、aVF。

ST 段抬高：Ⅱ、Ⅲ、aVF。

ST 段压低：Ⅰ、aVL、V_1~V_4。

镜像改变：Ⅰ、aVL。

电轴：正常。

诊断：下壁 STEMI 伴镜像改变。V_1~V_4 导联 ST 段压低提示后壁受累。Ⅰ、Ⅱ、Ⅲ导联基线漂移。建议加右胸和后壁导联，结合临床症状，动态复查。

图 5.94

心率和节律：窦性心律，84 次 / 分。

电轴：正常。

诊断：正常心电图，建议结合临床。

图 5.95

心率和节律：窦性心律，71 次 / 分，一度房室传导阻滞（PR 间期 212 ms）。

病理性 Q 波：V_1、V_2。

ST 段抬高：V_2、V_3。

电轴：左偏。

诊断：前侧壁 STEMI，V_2、V_3 导联可见 ST 段抬高。V_3 导联 R 波递增不良。V_1~V_3 导联 ST 段轻度抬高可能是正常变异。基本满足左心室肥厚标准。尽管满足 STEMI 诊断标准，需要严密结合临床，并且动态复查。

图 5.96

心率和节律：窦性心律，69 次 / 分。

ST 段抬高：Ⅱ、Ⅲ、aVF。

ST 段压低：aVL。

T 波改变：Ⅰ、aVL。

电轴：正常。

诊断：下壁 STEMI 伴镜像改变。建议加右胸和后壁导联，结合临床症状，动态复查。

图 5.97

心率和节律：　窦性心律，56 次 / 分，短 PR 间期（116 ms）。

ST 段抬高：　V_1~V_4。

ST 段压低：　Ⅱ、Ⅲ、aVF。

T 波改变：　V_1~V_4 导联 T 波高尖。

电轴：　正常。

诊断：　前间壁 STEMI，结合临床症状，动态复查。

图 5.98

心率和节律：　窦性心律，65 次 / 分。

ST 段抬高：　Ⅱ、Ⅲ、aVF。

ST 段压低：　aVL。

T 波改变：　aVL 导联 T 波倒置。

镜像改变：　aVL。

电轴：　正常。

诊断：　下壁 STEMI 伴镜像改变。Ⅰ、Ⅲ导联基线漂移。建议加做右胸和后壁导联，结合临床症状，动态复查。

图 5.99

心率和节律：　窦性心律，81 次 / 分。

ST 段抬高：　aVL、V_1~V_2。

ST 段压低：　Ⅱ、Ⅲ、aVF。

T 波改变：　Ⅲ导联 T 波倒置，V_1~V_4 导联 T 波高尖。

电轴：　正常。

诊断：　间隔 STEMI，V_1~V_2 导联 ST 段抬高。大部分肢体导联基线漂移。建议结合临床症状，动态复查。

图 5.100

心率和节律：　窦性心动过速，114 次 / 分。

ST 段抬高：　Ⅱ、Ⅲ、aVF。

ST 段压低：　Ⅰ、aVL。

镜像改变：　Ⅰ、aVL。

电轴：　正常。

诊断：　下壁 STEMI 伴镜像改变。V_5 和 V_6 导联潜在 ST 段改变，Ⅰ、Ⅲ导联基线漂移。建议加做右胸和后壁导联，结合临床症状，动态复查。